149

Anaesthesiologie und Intensivmedizin
Anaesthesiology
and Intensive Care Medicine

vormals „Anaesthesiologie und Wiederbelebung"
begründet von R. Frey, F. Kern und O. Mayrhofer

Herausgeber:
H. Bergmann · Linz (Schriftleiter)
J.B. Brückner · Berlin   M. Gemperle · Genève
W.F. Henschel · Bremen   O. Mayrhofer · Wien
K. Peter · München

Inhalationsanaesthesie heute und morgen

Herausgegeben von
K. Peter und F. Jesch

Übersetzungen aus dem Englischen von Erica Mertens-Feldbausch

Mit 126 Abbildungen und 19 Tabellen

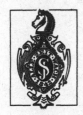

Springer-Verlag
Berlin Heidelberg NewYork 1982

Prof. Dr. K. Peter
Ludwig-Maximilians-Universität München
Klinikum Großhadern
Institut für Anaesthesiologie
Marchioninistraße 15
D-8000 München 70

PD Dr. F. Jesch
Ludwig-Maximilians-Universität München
Klinikum Großhadern
Institut für Anaesthesiologie
Marchioninistraße 15
D-8000 München 70

ISBN-13:978-3-540-11756-8   e-ISBN-13:978-3-642-68712-9
DOI: 10.1007/978-3-642-68712-9

CIP-Kurztitelaufnahme der Deutschen Bibliothek
Inhalationsanaesthesie heute und morgen / hrsg. von K. Peter u. F. Jesch. —
Berlin; Heidelberg; New York: Springer 1982.
(Anaesthesiologie und Intensivmedizin; 149)
Engl. Ausg. u.d.T.: Inhalation anaesthesia today and tomorrow
ISBN-13:978-3-540-11756-8

NE: Peter, Klaus [Hrsg.]; GT

Satz: Schreibsatz-Service Weihrauch, Würzburg

2119/3321-543210

Vorwort

Die Inhalationsanaesthetika Halothan (Fluotane), Enflurane und in
neuerer Zeit Forane haben in der klinischen Anaesthesie eine Phase
der Renaissance. Die Gründe sind einmal die Vorteile volatiler
Anaesthetika, zum anderen die Kenntnis der Pharmakodynamik
und Pharmakokinetik intravenöser Anaesthetika, die negative
Aspekte dieser Substanzen zeigen.

Es war daher das Ziel dieses Symposiums, den heutigen Wissensstand über Inhalationsanaesthetika möglichst aktuell, kritisch
und umfassend darzustellen. Darüber hinaus sollten die jüngsten Erkenntnisse der Grundlagenwissenschaften wertend dargestellt werden. In dem ersten Teil der Darstellung wird insbesondere auf die
Frage der Toxizität der volatilen Anaesthetika sowie auf deren Wirkungsmechanismus eingegangen. In einem zweiten Hauptteil wird
die Beeinflussung des Herz-Kreislauf-Systems und der Mikrozirkulation diskutiert. Neben der ausführlichen Behandlung der Erkenntnis der kardiovaskulären Pathophysiologie stehen im Mittelpunkt
die Beiträge zur Anaesthesie bei koronarer Herzerkrankung und
Herzinsuffizienz sowie die Wechselwirkungen von Inhalationsanaesthetika mit kardiovaskulär wirksamen Medikamenten.

In einem dritten und vierten Thementeil werden die Beeinflussung zerebraler, hepatischer, renaler und pulmonaler Funktionen
durch volatile Anaesthetika sowie Fragen der klinischen Anwendung diskutiert. Besondere Aufmerksamkeit wird der wichtigen
Problematik der Indikationsstellung in extremen Altersgruppen
gewidmet. Der Beitrag „Balanced anaesthesia als Alternative" wertet rück- und ausblickend die Stellung der volatilen Anaesthetika.

Die Herausgeber danken den Vorsitzenden und Vortragenden
des Symposiums, daß sie sich dieser Aufgabe gestellt haben.

Für ihre wertvolle Assistenz bei Fertigstellung dieses Buches
danken die Herausgeber Dr. C. Brendel, Dr. C. Sirtl und Frau
B. Seidel. Die Herausgeber sind auch dem Springer-Verlag für die
Zusammenarbeit bei Herausgabe dieses Buches und der Deutschen
Abbott GmbH Wiesbaden für die großzügige Unterstützung des
Symposiums zu Dank verpflichtet.

K. Peter, F. Jesch

Inhaltsverzeichnis

Mitarbeiterverzeichnis

Van Ackern, K., Professor, Institut für Anaesthesiologie, Klinikum Großhadern, D-8000 München 70, Bundesrepublik Deutschland

Bjaertneas, L., M.D., Institut of Physik, University of Oslo, Karl-Johansgt 47, Oslo 1/Norwegen

Black, G.W., M.D., FRCPI, FFARCS, Consultant Anaesthetist, The Royal Belfast Hospital for Sick Children, Belfast BT 12 6BE Nordirland

Brown, B.R., Jr., M.D., Ph.D., Professor and Head, Department of Anaesthesiology, University of Arizona, Health Sciences Center, Tucson, Arizona 85724/USA

Brückner, U., Professor, Abteilung für Experimentelle Chirurgie, Chirurgisches Zentrum, Ruprecht-Karls-Universität Heidelberg, Im Neuenheimer Feld 347, D-6900 Heidelberg 1, Bundesrepublik Deutschland

Campbell, D., Professor, Institut of Anaesthesia, University of Glasgow, Hon. Consultant Anaesthesist, Royal Infirmary, Glasgow, Großbritannien

Crul, J.F., M.D., Professor and Head, Dept. of Anaesthesiology, Akademisch Ziekehuis, Radbout, Geert Grooteplein zuid 12 Nijmegen, N-6525 GA-Nijmegen, Niederlande

Cunitz, G., Professor, Knappschaftskrankenhaus, Klinikum der Ruhr-Universität, Bochum-Langendreer, D-4630 Bochum 7, Bundesrepublik Deutschland

Dudziak, R., Professor, Zentrum für Anaesthesiologie der Universitätskliniken Frankfurt, Theodor-Stern-Kai 7, D-6000 Frankfurt 70, Bundesrepublik Deutschland

Dundee, J.W., Professor, Institut of Anaesthetics, Queen's University of Belfast, Nordirland

Endrich, B., M.D., Institut für Chirurgische Forschung der Universität München, Klinikum Großhadern, D-8000 München 70, Bundesrepublik Deutschland

Fee, J.P.H., M.D., FFARCS, The Royal Belfast Hospital for Sick Children, Belfast BT12 6BE, Nordirland

Fitch, W., M.D., FFARCS, Institut of Anaesthesia, University of Glasgow, Royal Infirmary, Glasgow/Großbritannien

Foëx, P., M.D., Nuffield Dept. of Anaesthesiology, Radcliffe Infirmary, Oxford/Großbritannien

Franke, N., M.D., Institut für Anaesthesiologie der Universität München, Klinikum Großhadern, D-8000 München 70, Bundesrepublik Deutschland

Gemperle, M., Professor, Institut universitaire d'Anesthesiologie, Hôpital Cantonal de Genève, CH-1211 Genève, Schweiz

Göthert, M., Professor, Universitätsklinikum der Gesamthochschule Essen, Pharmakologisches Institut, D-4300 Essen 1, Bundesrepublik Deutschland

Haldemann, G., M.D., Institut für Anaesthesiologie und Intensivmedizin, Kantonspital Aarau, CH-5000 Aarau, Schweiz

Hilfiker, O., M.D., Zentrum für Anaesthesiologie der Universität Göttingen, Robert-Koch-Straße 40, D-3400 Göttingen, Bundesrepublik Deutschland

Irestedt, L., M.D., Department of Anaesthesia, Karolinska, Institutet, S-10401 Stockholm, Schweden

Jaernberg, P.O., M.D., Department of Anaesthesia, Karolinska Instituted, S-10401 Stockholm, Schweden

Jeretin, St., M.D., Klinik Center Ljubljana, Ferberjeva 37, Ljubljana/Jugoslawien

Kettler, D., Professor, Institut für Anaesthesiologie der Universität Göttingen, Robert-Koch-Straße 40, D-3400 Göttingen, Bundesrepublik Deutschland

Lappas, D., Professor and Head, Department of Anaesthesiology, Medical School, Aristoteles University, Thessaloniki/Griechenland

Larsen, R., Professor, Institut für Anaesthesiologie der Universität Göttingen, Robert-Koch-Str. 40, D-3400 Göttingen, Bundesrepublik Deutschland

Lauven, P., M.D., Institut für Anaesthesiologie, Universität Bonn, Rheindorfer Straße 50, D-5300 Bonn, Bundesrepublik Deutschland

Madler, Ch., Dr., Institut für Anaesthesiologie der Universität München, Klinikum Großhadern, D-8000 München 70, Bundesrepublik Deutschland

Martani, C., Dr., Ospedale San Raffaele, Via Olgettina, I-20134 Milano, Italien

Meßmer, K., Professor, Abteilung für Experimentelle Chirurgie, Chirurgisches Zentrum, Ruprecht-Karls-Universität Heidelberg, Im Neuenheimer Feld 347, D-6900 Heidelberg 1, Bundesrepublik Deutschland

Mittmann, U., Professor, Fa. Dr. Karl Thomae GmbH, Biologische Forschung, Birkendorferstr. 65, D-7950 Biberach a.d. Riß, Bundesrepublik Deutschland

Norlander, O., M.D., Professor and Chairman, Department of Anaesthesia, Karolinska Institutet, S-10401 Stockholm, Schweden

Perotti, V., Dr., Ospedale San Raffaele, Via Olgettina, I-20134 Milano, Italien

Rietbrock, I., Professor, Institut für Anaesthesiologie, Universität Würzburg, Josef-Schneider-Straße 2, D-8700 Würzburg, Bundesrepublik Deutschland

Rouge, J.C., M.D., Institut universitaire d'Anesthesiologie, Hôpital Cantonal de Genève, CH-1211 Genève 4, Schweiz

Schmidt, H., Privatdozent, Zentrum für Anaesthesiologie der Universitätskliniken Frankfurt, Theodor-Stern-Kai 7, D-6000 Frankfurt 70, Bundesrepublik Deutschland

Schwilden, H., M.D., Institut für Anaesthesiologie, Universität Bonn, Rheindorfer Straße 50, D-5300 Bonn, Bundesrepublik Deutschland

Smith, G., M.D., Professor of Anaesthesia, Leicester General Hospital, University of Leicester, Leicester/Großbritannien

Sonntag, H., Professor, Institut für Anaesthesiologie der Universität Göttingen, Robert-Koch-Str. 40, D-3400 Göttingen, Bundesrepublik Deutschland

Steen, P.A., M.D., Ullevaal Hospital, Bjerkebakken 69 E, Oslo 7/ Norwegen

Stoeckel, H., Professor, Institut für Anaesthesiologie der Universität Bonn, D-5300 Bonn-Venusberg, Bundesrepublik Deutschland

Strauer, B., Professor, Medizinische Klinik I, Klinikum Großhadern, D-8000 München 70, Bundesrepublik Deutschland

Taeger, K., M.D., Institut für Anaesthesiologie, Klinikum Großhadern, D-8000 München 70, Bundesrepublik Deutschland

Teichmann, J., Professor, Institut für Anaesthesiologie der Universität Göttingen, Robert-Koch-Str. 40, D-3400 Göttingen, Bundesrepublik Deutschland

Torri, G., Professor, Ospedale San Raffaele, Via Olgettina,
I-20134 Mailand, Italien

Trudell, J.R., M.D., Department of Anaesthesiology, Stanford
University, School of Medicine, Stanford, California 94305/USA

Vetter, H.O., Dr., Institut für Anaesthesiologie der Universität München, Klinikum Großhadern, D-8000 München 70, Bundesrepublik
Deutschland

Victor, H., Dipl.-Phys., Abteilung für Experimentelle Chirurgie,
Chirurgisches Zentrum, Ruprecht-Karls-Universität Heidelberg, Im
Neuenheimer Feld 347, D-6900 Heidelberg 1, Bundesrepublik
Deutschland

Grundlagen der Biotransformation

I. Rietbrock

Einleitung

Ohne eine vorherige biochemische Umwandlung in stärker wasserlösliche Derivate können lipophile Pharmaka, zu denen die Anaesthetika gehören, nicht ausgeschieden werden. Sie würden daher im Körperfett und in den Membranen akkumulieren, wo sie über längere Zeiträume verbleiben und wahrscheinlich den normalen Zellstoffwechsel stören würden. Selbst solche Anaesthetika, die weitgehend ausgeatmet werden, unterliegen einem in Abhängigkeit von ihrer jeweiligen Fettlöslichkeit ablaufenden Stoffwechsel. Inhalationsanaesthetika hoher Lipidlöslichkeit werden stärker metabolisiert als polarere Inhalationsanaesthetika. Der Stoffwechsel stellt daher den Verknüpfungspunkt zwischen der Verteilung in den Körpergeweben einerseits und der Ausscheidung andererseits dar.

Die zwei Phasen des Pharmakonstoffwechsels

Der Abbau der meisten Pharmaka (einschließlich der Anaesthetika) erfolgt in 2 Abschnitten (Abb. 1). Am häufigsten erfolgt in der Phase I eine Oxidation [3], wodurch die Struktur des Pharmakons so verändert wird, daß die in Phase II ablaufenden Konjugationsreaktionen erleichtert werden. Die Reaktionen in Phase I können sowohl zur Bildung von aktiven als auch von inaktiven Zwischenprodukten führen, während die in der Phase II gebildeten Verbindungen fast immer inaktiv sind. Bei der Anwendung von Anaesthetika sprechen heute zahlreiche Befunde dafür, daß die interindividuellen Unterschiede hinsichtlich der Wirksamkeit dieser Pharmaka oft mit unterschiedlichen Stoffwechselraten zusammenhängen [1, 26]; d.h. eine ungewöhnlich schnelle oder ungewöhnlich langsame Stoffwechselrate kann für unerwünschte Wirkungen verantwortlich sein, die auf der pharmakologischen Aktivität der jeweiligen gebildeten Metabolite beruhen. Hinsichtlich der Entstehung solcher unerwünschter Wirkungen spielt die Phase I die wichtigste Rolle. Die Schlüsselenzyme der Phase I bilden das mikrosomale Monooxygenasesystem, das aus verschiedenen eisenhaltigen Enzymen der Zytochrom-P-450-Gruppe besteht, die besonders in der Leber, aber auch in der Lunge, im Dünndarm und in der Niere vorkommen [36, 37].

Faktoren, welche die Oxidationsrate von Pharmaka beim Menschen kontrollieren

Betrachten wir zunächst die Faktoren, welche die enzymatische Oxidation von Pharmaka beim Menschen verändern können. Abgesehen von den Faktoren, die die Menge eines Enzymproteins im Körper beeinflussen können, z.B. Induktoren wie Phenobarbital, gibt es Fak-

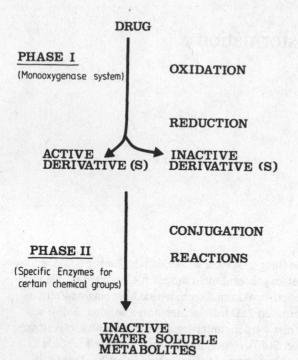

DRUG

PHASE I
(Monooxygenase system)

OXIDATION

REDUCTION

**ACTIVE
DERIVATIVE (S)**   **INACTIVE
DERIVATIVE (S)**

CONJUGATION

PHASE II
(Specific Enzymes for
certain chemical groups)

REACTIONS

**INACTIVE
WATER SOLUBLE
METABOLITES**

Abb. 1. Die zwei Phasen
des Pharmakonstoffwechsels

toren, die die spezifische Aktivität der Enzyme, d.h. die katalytische Aktivität pro Milligramm Protein, verändern können. Allerdings kann man nicht einfach von den Ergebnissen aus Zytochrom-P-450-Untersuchungen an Zellhomogenaten auf die Vorgänge im intakten Körper schließen. So berücksichtigen solche Untersuchungen an Zellhomogenaten nicht den Einfluß von Veränderungen in der Leberdurchblutung, die den Pharmakonstoffwechsel dadurch kontrollieren, daß die Versorgung der Zelle mit Sauerstoff und die Geschwindigkeit, mit der das Pharmakon zu der Zelle gelangt, verändert wird. Die Pharmakonoxidation hängt daher beim Menschen sowohl von den Änderungen der Leberdurchblutung als auch von Änderungen der Aktivität der biotransformierenden Enzyme selbst ab [46].

Die Geschwindigkeit der Pharmakonoxidation kann durch Änderungen des Schweregrads, der Intensität und Dauer der Erkrankung von Tag zu Tag variieren, ja selbst die angewandte Therapie mit dem Pharmakon kann sie beeinflussen. Es ist bekannt, daß die Anzahl der verwendeten Pharmaka exponentiell mit dem Schweregrad der Erkrankung zunimmt [26, 32]. Zur Beschreibung dieses Phänomens können wir Hexobarbital als Beispiel heranziehen [2, 14, 27, 48] (Abb. 2). Die Hexobarbitalclearance, die natürlich mit dem Hexobarbitalstoffwechsel zusammenhängt, ist bei Patienten mit Lebererkrankungen um 30–60% vermindert. Diese Clearancereduktion ist bei den schweren Fällen, wie bei der dekompensierten Leberzirrhose, am stärksten ausgeprägt. Im Gegensatz zu den Patienten der Intensivstation befinden sich diese zuvor genannten Patienten in einem klinisch stabilen Zustand, und für die Hexobarbitalclearance werden relativ einheitliche Werte gemessen, die nur um den Faktor 5 variieren (bei gesunden Probanden um den Faktor 3). Patienten der Intensivstation sind dagegen charakteristischer Weise in einem klinisch instabilen Zustand, was sich in Veränderungen der Hexobarbitalclearance ausdrückt. Zu Therapiebeginn kann die Hexobarbitalstoffwechselrate niedriger als normal sein (Gruppe I). Während der ersten Woche findet jedoch

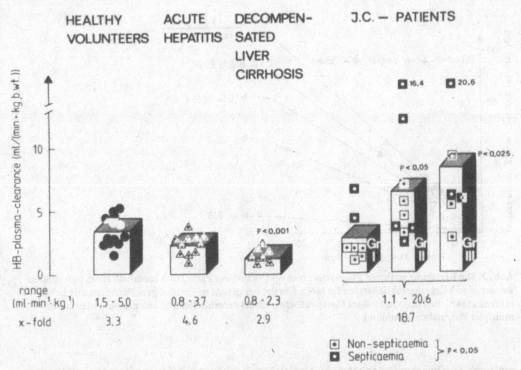

Abb. 2. Hexobarbitalclearance im Plasma gesunder Freiwilliger, Patienten mit akuter Hepatitis, dekompensierter Leberzirrhose und Intensivpatienten. Letztere wurden in drei Gruppen geteilt: Gruppe I enthält die Ergebnisse von Patienten am 3. und 4. Tag. Gruppe II zwischen 5. und 8. Tag und Gruppe III zwischen 13. und 29. Tag nach Beginn der Intensivtherapie

ein rascher Anstieg statt (um 87%, Gruppe II), der in den folgenden 2 oder 3 Wochen noch höhere Werte erreichen kann (+143%, Gruppe III). Diese Veränderungen sind so groß, daß bei Intensivpatienten die gemessene Hexobarbitalclearance um den Faktor 19 variieren kann. Dieser progressive Anstieg der Stoffwechselgeschwindigkeit von Hexobarbital hängt mit dem Ausmaß einer multiplen Pharmakotherapie zusammen, wobei die Induktionswirkungen auf die Enzymaktivität allmählich sichtbar werden. Bei einer Septikämie findet man gewöhnlich eine erhöhte Hexobarbitalclearance, obwohl dies zunächst überrascht, weil Endotoxine an isolierten Lebermonooxygenasepräparationen die katalytische Aktivität hemmen [24]. Bei Patienten mit Septikämie führt die Behandlung mit Pharmaka zu Veränderungen der Leberzellmembranen in vivo, so daß sogar sog. kapazitätsbegrenzte Pharmaka wie Hexobarbital nun leicht in die Zellen penetrieren können. Wenn bei diesen Patienten die Plasmaclearance größer als 8 l/min und kg KG wird, muß man Hexobarbital als ein Pharmakon mit hoher Clearance ansehen, etwa vergleichbar mit Lidocain oder Propanolol. Bei diesen Patienten ist die Hexobarbitalausscheidung von der Leberdurchblutung abhängig [27].

Einen besseren Einblick in die Auswirkungen schwerer und komplizierter Erkrankungen, die eine Behandlung auf der Intensivstation und eine multiple Pharmakotherapie notwendig machen, erhält man, wenn man die Parameter der eigentlichen pharmakonmetabolisierenden Aktivität verfolgt [7]. Der Ausdruck „intrinsic activity" der Leber bezieht sich auf die enzy-

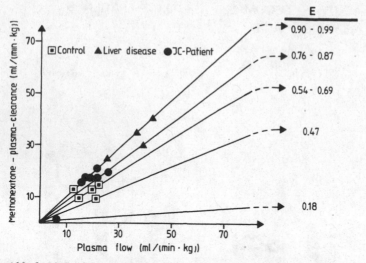

Abb. 3. Die Beziehung zwischen Plasmaclearance und virtuellem Plasmafluß innerhalb eines bestimmten Bereiches von Leberextraktionsraten für Methohexital bei gesunden Freiwilligen, Patienten mit Leber-erkrankungen, die Phenobarbital zu therapeutischen Zwecken erhielten und Intensivpatienten unter multipler Pharmakonbehandlung

matische Stoffwechselkapazität der Gesamtleber und hängt mit der In-vitro-Aktivität mikro-somaler Enzympräparationen zusammen. Mathematisch läßt sie sich als

Systemische Clearance
  Leberextraktion

definieren, wobei vorausgesetzt wird, daß das Pharmakon nur über die Leber eliminiert wird. Wir haben die Intrinsic clearance für Methohexital aus der Leberextraktionsrate bestimmt. Die Leberextraktionsrate wurde direkt durch Einlegen eines Katheters in die Femoralarterie und in die Lebervene bestimmt oder indirekt aus der Fläche unter der Konzentrations-Zeit-Kurve (AUC) ermittelt, die nach oraler und intravenöser Applikation beim gleichen Patien-ten erhalten wurde. Diese zuletzt genannte indirekte Methode schließt die Anwendung der Gleichung für ein perfusionsbegrenztes Modell ein, die von Gibaldi et al. [12] und von Row-land [29] abgeleitet wurde.

Abbildung 4 zeigt für Methohexital den Zusammenhang zwischen Plasmaclearance, In-trinsic clearance und dem virtuellen Plasmafluß [28]. Bei den untersuchten Personen handelt es sich um gesunde Freiwillige, um Patienten mit Lebererkrankungen, die Phenobarbital zu dem Zweck erhielten, die funktionelle Leberkapazität zu erhöhen, und um Patienten der In-tensivstation, die unter einer multiplen Pharmakobehandlung bei künstlicher Beatmung stan-den.

Die Werte für die Intrinsic clearance bewegten sich bei gesunden Freiwilligen im Bereich zwischen 18 und 144 ml/min/kg KG. Diese große Variationsbreite spiegelt die Möglichkeit wieder, daß bei einigen dieser gesunden Probanden ein induzierter Stoffwechsel vorliegt. Bei Patienten der Intensivstation und solchen mit Lebererkrankungen war die Variationsbreite für die Intrinsic clearance noch größer und lag zwischen 1,4 und 2582 ml/min/kg KG. Die

Extraktionsraten waren mit Werten zwischen 0,18 und 0,99 höher, als sie bei gesunden Probanden normalerweise gefunden werden. Das Diagramm (Abb. 4) zeigt, daß alle Personen und Patienten entsprechend ihrer Intrinsic clearance in Gruppen zusammengefaßt werden können. Die durchgezogene Linie stellt einen Näherungswert zum theoretischen Zusammenhang zwischen Plasmaclearance und Plasmafluß für die einzelnen Bereiche der Intrinsic clearance dar. Im Falle der gesunden Probanden war bei dieser Untersuchung die Intrinsic clearance proportional zur Extraktionsrate.

Unterschiede zwischen den oxidativen und reduktiven Stoffwechselwegen für Inhalationsanaesthetika

Der Pharmakonstoffwechsel ist nicht nur für die Eliminationskinetik des verabreichten Pharmakons therapeutisch wichtig, sondern auch für die pharmakologische Aktivität und Menge jedes gebildeten Metaboliten. Die Aktivierung molekularen Sauerstoffs stellt die Hauptfunktion des Monooxygenasesystems im Verlauf der Biotransformation entsprechend der in Abb. 4 gezeigten Gleichung dar [16].

$$RH + O_2 + DH_2 \rightarrow R\text{-}OH + H_2O + D$$

Abb. 4. Aktivierung von molekularem Sauerstoff. RH, Substrat; DH_2, reduzierter Elektronendonator

Um den Weg besser zu verstehen, mit dem die toxischen Nebenwirkungen auf zellulärer und molekularer Ebene durch Zytochrom P 450 in vivo kontrolliert und reguliert werden, müssen wir die Einzelheiten der Mechanismen für diese Vorgänge noch weiter kennen lernen. Zytochrom P 450 stellt tatsächlich eine Familie ähnlicher, funktionell aber verschiedener terminaler Oxidasen dar, die hinsichtlich ihrer Substratbindungsspektren geringe Unterschiede aufweisen [9, 13, 40, 44]. Diese Unterschiede in den Bindungscharakteristika spiegeln die breite Spezifität dieses Enyzmsystems wieder.

Der Wirkungsmechanismus scheint für alle Zytochrom P 450-Spezies identisch zu sein [35, 36] (Abb. 5). Das Fe^{++}-Ion im Zytochrom P 450 kann man als den „katalytisch aktiven Ort" ansehen, an dem die Sauerstoffbindung und die reversible Hemmung der Monooxygenasen durch Kohlenmonoxid stattfinden [21]. Zytochrom P 450 enthält ein Molekül Häm pro Polypeptidkette. Zytochrom P 450 und das Polypeptid sind über eine Thiolatgruppe eines Zysteinrests miteinander verknüpft. Diese Bindung ist für die Hydroxylierungsaktivität essentiell. Der „aktive Bereich" des Enzyms, an dem die Substratbindung erfolgt, befindet sich in der Nähe des katalytisch aktiven Orts an der Stelle des 6. Liganden gegenüber dem Thiolatliganden. Beim ersten Schritt des Pharmakonabbaus bindet Zytochrom P 450 das Substrat in der oxidierten Form, wobei ein bislang unbekannter endogener Ligand abgelöst wird, bei dem es sich möglicherweise um ein Wassermolekül handelt [20, 36] (Abb. 6).

Im zweiten Schritt erfolgt die Reduktion des Enzym-Substrat-Komplexes durch ein Elektron, das hauptsächlich von NADPH mit Hilfe eines als Zytochrom-P-450-Reduktase bezeichneten Flavoproteins übertragen wird (Abb. 6). Das reduzierte Häm reagiert rasch mit molekularem Sauerstoff unter Bildung eines Dioxykomplexes. Ein zweites Elektron aus der Reduktase bildet anschließend einen Peroxokomplex. Nach Anlagerung eines Protons spaltet

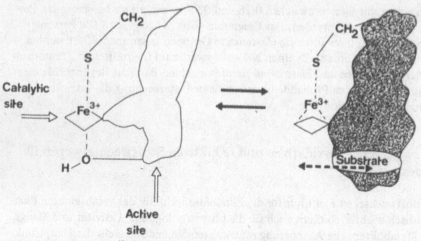

Abb. 5. Darstellung des Übergangsstadiums der von Zytochrom p-450 katalysierten Mono-Oxygenation

der Komplex Wasser ab und bildet den reaktiven Zwischenkomplex [FeO], der entweder das Substrat zu hydroxylieren vermag oder Epoxide bilden kann [11, 35, 36, 39] (Abb. 6).

Der häufigste Stoffwechselweg für Inhalationsanaesthetika verläuft über den oxidativen Weg. Während der Oxidation werden sie dehalogeniert und/oder an der Ätherbrücke O-dealkyliert [8]. Halothan wird nur unter Bildung von Bromid, Chlorid und Trifluoressigsäure dehalogeniert. Dagegen schließt der Stoffwechsel eines halogenierten Äthers, wie Enfluran oder Methoxyfluran, beide Reaktionen ein. Im Gegensatz zu Methoxyfluran läuft im Fall von Enfluran wegen des hohen Fluorgehalts des Moleküls der Stoffwechsel nur begrenzt ab. Dies ist klinisch wichtig, da eine geringere Fluoridfreisetzung aus Enfluran eine geringere renale Schädigung im Vergleich zu Methoxyfluran bewirkt.

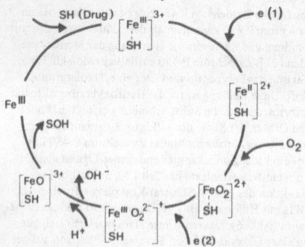

Abb. 6. Darstellung der Elektronenübertragung bei der Pharmakonoxydation

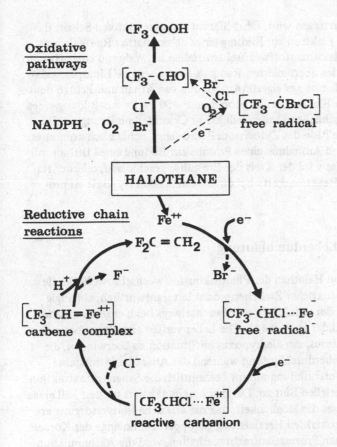

Abb. 7. Stoffwechsel für Halothan

Aus unserer Kenntnis der Mechanismen der Biotransformation folgt, daß die Bildung aktiver Radikale und Zwischenprodukte vor der Entstehung der Endprodukte der Reaktion erfolgt. Aktive Radikale und einige aktive Zwischenprodukte haben insofern klinische Bedeutung, weil sie unter bestimmten Bedingungen die Eigenschaft aufweisen, sich an Zellbestandteile zu binden und dabei Zellschädigungen, wie z.B. Lebernekrosen, zu verursachen. Es ist schon lange bekannt, daß solche Reaktionen im Falle von Chloroform ablaufen [22, 23, 47]. Sie kommen aber auch mit Halothan vor [33, 41], und zwar besonders während des reduktiven Stoffwechsels [5, 6, 10, 17, 31, 34, 45] (Abb. 7). Ist die Sauerstoffversorgung allerdings während des oxidativen Halothanstoffwechsels ausreichend, so vereinigen sich glücklicherweise diese aktiven Zwischenprodukte und aktiven Radikale mit Sauerstoff statt mit den Zellkomponenten, wobei sie gleichzeitig entgiftet werden. Der oxidative Stoffwechselweg muß als wirklicher Entgiftungsprozeß angesehen werden [25]. Dies konnte nach Durchführung von kovalenten Bindungsstudien mit Gewebekomponenten und ^{14}C-markiertem Halothan bestätigt werden [43].

Im Falle der polyhalogenierten Kohlenwasserstoffe wie Halothan wird der reduktive Stoffwechselweg ebenfalls durch Zytochrom P 450 katalysiert, wobei die Elektronen zur reduktiven Eliminierung von Chlorid und Bromid dienen (Abb. 9). Während dieses Vorgangs übernehmen die halogenierten Kohlenwasserstoffe die Elektronen vom Fe^{++}-Ion des Zytochrom P 450 [38]. Im Gegensatz zum oxidativen Stoffwechselweg, bei dem das Elektron auf den molekularen Sauerstoff übertragen wird, führt hier im ersten reduktiven Schritt das vom Zytochrom P 450 stammende Elektron zur Bildung eines debromierten Radikals, was als Schlüsselschritt im reduktiven Halothanstoffwechsel anzusehen ist. Während einer Hypoxie läuft die kovalente Bindung des debromierten Radikals ab, wobei eine Lipidperoxidation stattfindet [4]. Dies wird durch eine gesteigerte Ausatmung von Äthan und Pentan deutlich. Die Übertragung eines zweiten Elektrons aus Zytochrom P 450 dürfte zur Bildung eines Carbanions führen [15, 19], das anschließend unter reduktiver Chlorideliminierung zur Bildung eines Carbenkomplexes am Fe^{++}-Ion des Zytochrom P 450 führt. Schließlich kommt es nach ß-Eliminierung von Fluorid und Aufnahme eines Protons zur Bildung eines Difluoroolefins [15, 19, 38, 42]. Auf diese Weise wird der Kreis der Ereignisse geschlossen, d.h. der Halothanstoffwechsel führt über eine Reaktionskette bei einer bestehenden Hypoxie zu progressiver Leberschädigung (Abb. 7).

Regulationsmechanismen der Leberdurchblutung

Wie ich gezeigt habe, ist im Falle von Halothan der Pharmakonstoffwechsel sowohl für die Entgiftung als auch für die Bildung toxischer Zwischenprodukte verantwortlich, abhängig von der Bedeutung des oxidativen oder reduktiven Stoffwechselwegs beim einzelnen Patienten. Dies wiederum hängt vom Grad der Hypoxie ab. Die Leber verfügt allerdings über mehr als einen homöostatischen Mechanismus, um die hypoxische Situation zu überwinden, die z.B. durch die Verminderung der Leberdurchblutung während der Anaesthesie entsteht. Während des Rückgangs der Leberdurchblutung nimmt bekanntlich die Sauerstoffextraktion sowohl im portalen als auch im arteriellen Blut zu. Darüber hinaus existiert für den Fall eines gefährdeten portalen Blutdurchflusses die Möglichkeit, daß die arterielle Blutversorgung erhöht werden kann, was mit einer verstärkten Herzleistung gekoppelt ist. Solange der Körper in der Lage ist, diese homöostatischen Prozesse aufrechtzuerhalten, wird die Akkumulation von schädlichen Stoffwechselprodukten aus dem reduktiven Stoffwechsel verhindert. Der Zusammenbruch dieses homöostatischen Prozesses ist daher als Ursache für die Leberschädigung durch eine Halothananaesthesie anzusehen. Ob ein Anstieg der Intrinsc clearance eine Leberschädigung verursacht oder nicht, läßt sich ohne weitere Informationen bezüglich der Beziehung zwischen Intrinsic clearance der Inhalationsanaesthetika und der Konzentration der reaktiven, leberschädigenden Stoffwechselzwischenprodukte noch nicht abschätzen. Unter normalen Bedingungen haben wir festgestellt, daß ein Anstieg der Intrinsic clearance mit einem Anstieg des Plasmaflusses und damit mit einem Anstieg des Sauerstoffangebots verbunden ist. Eine hohe Intrinsic clearance für sich allein scheint daher noch keine Gefahr darzustellen.

Literatur

1. Breckenridge A, Bending MR, Brunner G (1977) Impact of drug monocygenases in clinical pharmacology. In: Ullrich V, Roots I, Hildebrandt A, Estabrook RW, Conney AH (eds) Microsomes and drug oxidations. Pergamon Press, Frankfurt, p 385
2. Breimer DD, Zilly W, Richter E (1975) Pharmacokinetics of hexobarbital in acute hepatitis and after apparent recovery. Clin Pharmacol Ther 18:433
3. Brodie BB, Gillette JR (1971) Concepts in biochemical pharmacology. 2. In: Handbook of experimental pharmacology. Springer, Berlin Heidelberg New York

4. Brown BR (1972) Hepatic microsomal lipoperoxidation and inhalation anesthetics: a biochemical and morphologic study on the rat. Anesthesiology 36:458
5. Brown BR, Sipes IG (1977) Biotransformation and hepatotoxicity of halothane. Biochem Pharmacol 26:2091–2094
6. Brown BR Jr, Sipes IG, Baker RK (1977) Halothane hepatotoxicity and the reduced derivative, 1,1,1-trifluoro-2-chloroethane. Environ Health Perspect 21:185–188
7. Cobby J, Makoid MC (1980) The use of marker drugs to measure organ function: a theoretical interpretation. Eur J Clin Pharmacol 18:511–516
8. Cohen EN, Van Dyke RA (1977) Metabolism of volatile anesthetics. Implications for toxicity. Addision-Wesley, Reading, Massachusetts; Menlo Park, California; London; Amsterdam, Don Mills, Ontario; Sydney
9. Coon MJ, Ballou DP, Haugen DA, Krezoski SO, Nordblom GD, White RE (1977) Purification of membrane-bound oxygenases: isolation of two electrophoretically homogeneous forms of liver microsomal cytochrome P 450. In: Ullrich V, Roots I, Hildebrandt A, Estabrook RW, Conney AH (eds) Microsomes and drug oxidations. Pergamon Press, Frankfurt, p 82
10. Cousins MJ, Sharp JH, Gourlay GK, Adams JF, Haynes WD, Whitehead R (1979) Hepatotoxicity and halothane metabolism in an animal model with application for human toxicity. Anaesth Intensive Care 7:9–24
11. Estabrook RW, Hildebrandt A, Ullrich V (1968) Oxygen interaction with reduced cytochrome P 450. Hoppe Seylers Z Physiol Chem 349:1605
12. Gibaldi M, Boyes RN, Feldman S (1971) Influence of first pass effect on availability of drugs on oral administration. J Pharm Sci 60:1338–1340
13. Haugen DA, Van der Hoeven TA, Coon MJ (1975) Purified liver microsomal cytochrome P 450. Separation and characterization of multiple forms. J Biol Chem 250:3567
14. Keller B (1976) Pharmakokinetische Untersuchungen zur Beurteilung der Hexobarbital-Toleranz bei Lebergesunden vor und nach einer Behandlung mit Prednison oder Rifampicin sowie bei Patienten mit akuter Hepatitis und Leberzirrhose. Inaugural Dissertation, Universität Würzburg
15. Mansuy D, Nastainczyk W, Ullrich V (1979) The mechanism of halothane binding to microsomal cytochrome P 450. Naunyn Schmiedebergs Arch Pharmacol 285:315–324
16. Mason HS (1957) Mechanisms of oxygen metabolism. Adv Enzymol 19:79
17. McLain GE, Sipes IG, Brown BR (1979) An animal model of halothane hepatotoxicity: roles of enzyme induction and hypoxia. Anesthesiology 51:321–326
18. Mukai S, Morio M, Fujii K, Hanaki C (1977) Volatile metabolites of halothane in the rabbit. Anesthesiology 47:248–251
19. Nastainczyk W, Ullrich V, Sies H (1978) Effect of oxygen concentration on the reaction of halothane with cytochrom P 450 in liver microsomes and isolated perfused rat liver. Biochem Pharmacol 27:387–392
20 Nebert DW, Kumaki K, Sato M, Kon H (1977) Association on type I, type II, and reverse type I difference spectra with absolute spin state of cytochrome P 450 iron. In: Ullrich V, Roots I, Hildebrandt A, Estabrook RW, Conney AH (eds) Microsomes and drug oxidations. Pergamon Press, Frankfurt, pp 224–231
21. Omura T, Sato R (1964) The carbon monoxide-binding pigment of liver microsomes. J Biol Chem 239:2370-2378
22. Paul BP, Rubinstein D (1963) Metabolism of carbon tetrachlorid and chloroform by the rat. J Pharmacol Exp Ther 141:141
23. Recknagel R, Glende E (1973) Carbon tetrachloride hepatotoxicity, an example of lethal cleavage. Crit Rev Toxicol 2:263-297
24. Renton KW, Mannering GJ (1977) Depression of hepatic cytochrome P 450-dependent monooxygenase systems with administered interferon inducing agents. In: Ullrich V, Roots I, Hildebrandt A, Estabrook RW, Conney AH (eds) Microsomes and drug oxidations. Pergamon Press, Frankfurt, p 484
25. Rietbrock I (1978) Zur Frage der Hepatotoxizität von Halothan. In: Kirchner E (ed) 20 Jahre Fluothane. Anaesthesiol Intensivmed Prax 109:25
26. Rietbrock I, Richter E (1978) Veränderungen der Pharmakokinetik unter der Intensivtherapie. In: Lawin P, Morr-Strathman U (eds) Aktuelle Probleme der Intensivbehandlung. Thieme, Stuttgart, p 207

27. Rietbrock I, Lazarus G, Richter E, Breimer DD (1981) Hexobarbital disposition at different stages of intensivecare treatment. Br J Anaesth 53:283
28. Rietbrock I, Richter E, Heusler H, Breimer DD (to be published) Methohexitone disposition in healthy subjects liver disease and intensive-care patients. Kinetics and clearance-apparent blood flow relation ships. Br J Anaesthesiol
29. Rowland M (1972) Influence of route of administration on drug availability. J Pharm Sci 61:70–74
30. Sharp JH, Trudell JR, Cohen EN (1979) Volatile metabolites and decomposition products of halothane in man. Anesthesiology 50:2
31. Sipes IG, Podolsky TL, Brown BR (1977) Bioactivation and covalent binding of halothane to liver macromolecules. Environ Health Perspect 21:171–178
32. Sotaniemi EA, Ylostalo PR, Kauppila AJ (1974) Factors affecting drug administration in hospital. Eur J Clin Pharmacol 7:473
33. Stier A (1965) Der Stoffwechsel des Halothane und seine pharmakologisch-toxikologische Bedeutung. Habilitationsschrift, Universität Würzburg
34. Uehleke H, Hellmer KH, Taberelli-Poplawski S (1973) Metabolic activation of halothane and its covalent binding to liver endoplasmic proteins in vitro. Naumyn Schmiedebergs Arch Exp Pathol Pharmakol 279:39
35. Ullrich V (1972) Enzymatische Hydroxylierungen mit molekularem Sauerstoff. Angew Chem [Engl] 84:689
36. Ullrich V (1977) The mechanism of cytochrome P 450 action. In: Ullrich V, Roots I, Hildebrandt A, Estabrook RW, Conney AH (eds) Microsomes and drug oxidations. Pergamon Press, Frankfurt, pp 192–201
37. Ullrich V, Kremers P (1977) Multiple forms of cytochrome P 450 in the microsomal mono-oxygenase system. Arch Toxicol 39:41–50
38. Ullrich V, Schnabel KH (1973) Formation and binding of carbanions by cytochrome P 450 of liver microsomes. Drug Metab Dispos 1:176–183
39. Ullrich V, Staudinger HJ (1969) Aktivierung von Sauerstoff in Modellsystemen. In: Hess B, Staudinger HJ (eds) Biochemie des Sauerstoffs. Springer, Berlin Heidelberg New York, p 229
40. Ullrich V, Frommer U, Weber P (1973) Characterization of cytochrome P 450 species in rat liver microsomes. I. Differences in the 0-dealkylation of 7-ethoxycoumarin after pretreatment with phenobarbital and 3-methylcholanthrene. Hoppe Seylers Z Physiol Chem 354:514
41. Van Dyke RA, Chenoweth MB (1965) Metabolism of volatile anesthetics. Anesthesiology 26:348
42. Van Dyke RA, Gandolfi AJ (1976) Anaerobic release of fluoride from halothane. Relationship to the binding of halothane metabolites to hepatic cellular constituents. Drug Metab Dispos 4:40–44
43. Van Dyke RA, Wood CL (1975) In vitro studies on irreversible binding of halothane metabolite to microsomes. Drug Metab Dispos 3:51–57
44. Welton AF, O'Neal O, Chaney LC, Aust SD (1975) Multiplicity of cytochrome P 450 hemoproteins in rat liver microsomes. J Biol Chem 250:5631
45. Widger LA, Gandolfi AJ, Van Dyke RA (1976) Hypoxia and halothane metabolism in vivo. Release of inorganic fluoride and halothane metabolite binding to cellular constituents. Anesthesiology 44:197
46. Wilkinson GR, Shand DG (1975) A physiological approach to hepatic drug clearance. Clin Pharmacol Ther 18:377
47. Wislow SG, Gerstner HB (1978) Health aspects of chloroform, a review. Drug Chem Toxicol 1:259–275
48. Zilly W, Breimer DD, Richter E (1978) Hexobarbital disposition in compensated and decompensated cirrhosis of the liver. Clin Pharmacol Ther 23:525

Sauerstoffversorgung der Leber und Fluoridfreisetzung während Halothananaesthesie

L. Irestedt

Die Freisetzung von anorganischem Fluorid in der Leber während einer Halothananaesthesie gibt Hinweise auf einen reduktiven Stoffwechsel, der in der Bildung anderer, möglicherweise hepatotoxischer Halothanmetaboliten resultiert [6]. Diese Kenntnisse beruhen in erster Linie auf experimentellen Studien, und es erhebt sich die Frage: Kommt es während der klinischen Halothananaesthesie im Menschen zu einem reduktiven Halothanstoffwechsel in der Leber?

Die meisten klinischen Studien haben einen kleinen oder unbedeutenden Anstieg der Fluoridspiegel während einer Halothananaesthesie festgestellt — mit Ausnahme von sehr fettleibigen Patienten, bei denen diese Erhöhungen beträchtlich waren [7].

Da ein niedriger Sauerstoffpartialdruck des Lebergewebes Voraussetzung für einen reduktiven Halothanstoffwechsel ist, ist es von wesentlicher Bedeutung, Faktoren zu berücksichtigen, welche die Sauerstoffversorgung der Leber während der Halothananaesthesie beeinflussen. Halothan scheint die Durchblutung und die Sauerstoffversorgung der Leber in höherem Maße zu beeinträchtigen als Enfluran [3, 4]. Oberbauchoperationen können den hepatischen Blutstrom noch weiter behindern [1]. Ein weiterer wesentlicher Faktor kann der durch Enzyminduktion verursachte Anstieg der Sauerstoffaufnahme in der Leber sein, was zu einer Unausgewogenheit zwischen Sauerstoffangebot und -verbrauch während der Anaesthesie führt [5]. Um herauszufinden, ob eine klinische normoxische Halothananaesthesie mit einer Fluoridfreisetzung aus der Leber in Zusammenhang steht, wird eine Studie durchgeführt, deren vorläufige Resultate hier genannt werden sollen. Frauen, die sich einer Hysterektomie unter Halothananaesthesie unterziehen, wird präoperativ ein Arterien- und ein Lebervenenkatheter gesetzt, über den regelmäßig Blut entnommen wird. Die Ergebnisse von 8 Patientinnen während normoxischer normokapnischer Anaesthesie mit 1 Vol% Halothan zeigen, daß es bei allen Frauen während der gesamten Operation zu einer Fluoridfreisetzung aus der Leber kommt. Die arterielle Fluoridkonzentration stieg während der Operation von 0,9 auf 1,8 µmol, die Fluoridkonzentration der Lebervene von 1,0 auf 2,2 µmol. Der venöse Sauerstoffpartialdruck in der Leber sank von 5,7 auf 4,7 kPa.

Der Grund für die Fluoridfreisetzung in der Leber während einer nichthypoxischen Halothananaesthesie liegt wahrscheinlich in der ungleichmäßigen Verteilung des Sauerstoffgehalts im Lebergewebe, wie Görnsandt und Kessler [2] demonstrierten. Trotz ausreichender Sauerstoffversorgung der Leber kommt es dabei in diesem Organ regional zu einem unzureichenden Sauerstoffpartialdruck.

Zusammenfassend läßt sich sagen, daß Halothan während einer normoxischen Halothananaesthesie bei gesunden Patienten offensichtlich in geringem Umfang einem reduktiven Stoffwechsel unterliegt.

Faktoren wie Fettleibigkeit, Enzyminduktion, Hyperventilation, Hypovolämie und operative Eingriffe am Oberbauch werden diese Tendenz vermutlich noch verstärken.

Literatur

1. Gelman SJ (1976) Disturbances in hepatic blood flow during anesthesia and surgery. Arch Surg 111: 881
2. Görnandt L, Kessler M (1973) PO_2 histograms in regenerating liver tissue. In: Kessler M, Bruley DF, Clark LC, Lübbers DW, Silver JA, Strauss J (eds) Oxygen in tissue. Urban & Schwarzenberg, München Berlin Wien, p 288
3. Hughes RL, Cambell D, Fitch W (1980) Effects of enflurane and halothane on liver blood flow and oxygen consumption in the greyhound. Br J Anaesth 52:1079
4. Irestedt L (1978) Haemodynamics and oxygen consumption during halothane, enflurane and neurolept anaesthesia. An experimental study in the dog with special reference to the liver and preportal tissues. Thesis, Karolinska institute, Stockholm
5. Irestedt L, Andreen M (1978) The effect of enzyme induction on hepatic oxygenation during enflurane anesthesia in the dog (Abstract). In: V European congress of anaesthesiology. Excerpta Medica, Amsterdam Princeton London Geneva New York (International congress series No. 452)
6. Widger LA, Gandolfi AJ, Van Dyke RA (1976) Hypoxia and halothane metabolism in vivo: Release of inorganic fluoride and halothane metabolite binding to cellular constituents. Anaesthesiology 44: 197
7. Young SR, Stoelting RK, Peterson C, Madura JA (1975) Anesthetic biotransformation and renal function in obese patients during and after methoxyflurane or halothane anesthesia. Anesthesiology 42:451

Zum gegenwärtigen Stand der Hepatotoxizität von halogenierten Inhalationsanaesthetika

B.R. Brown Jr.

Die Einführung von Halothan in die klinische Praxis der Anaesthesie war ein bemerkenswerter Meilenstein. Hier gab es nun ein leicht zu steuerndes, potentes Anaesthetikum, das angenehm für den Patienten war und ein Minimum an schädlichen Nebenwirkungen hatte. Obwohl vereinzelt Stimmen laut wurden, die die Meinung vertraten, daß das Anaesthetikum vielleicht einige der potentiellen hepatotoxischen Nachteile von Chloroform haben könnte, zeigten die ersten Untersuchungen von Raventos [1], daß in Tierexperimenten nach einer Anaesthesie mit Halothan keine direkte Lebertoxizität zu beobachten war. Nach der Freigabe von Halothan erschienen aber im Laufe weniger Jahre eine ganze Reihe von Artikeln, in denen von unerklärlicher und nicht vorherzusehender Gelbsucht und massiver Lebernekrose nach einer Anaesthesie mit diesem Pharmakon berichtet wurde [2–4]. Diese Fälle führten zu umfangreichen Kontroversen, die in erster Linie hitzig und wenig erhellend waren. Die Fälle von Gelbsucht waren zwar selten und sporadisch, reichten aber aus, um die nationale Halothanstudie [5] in Gang zu bringen — eine der größten epidemiologischen Untersuchungen, die je durchgeführt wurden. Unglücklicherweise gab diese Studie wenig Aufschlüsse. Es schien einen statistisch nicht signifikanten Hinweis auf ein mit Halothan im Zusammenhang stehendes Problem zu geben, doch diese vage Andeutung wurde durch die groß angelegte, nicht randomisierte, retrospektive epidemiologische Studie nicht bestätigt.

Weitere Berichte über derartige Fälle erweckten jedoch das Interesse für die Erforschung. Es mußte irgendein Mechanismus in Betracht gezogen werden, durch den es zu einer Leberschädigung kommen konnte. Hier boten sich 3 Möglichkeiten an:

1. Halothan war ein in seiner Natur dem Tetrachlorkohlenstoff ähnliches Hepatotoxin.
2. Die hepatische Reaktion erfolgte auf immunologischem Wege.
3. Es handelte sich bei der beobachteten Krankheit letztlich um eine Virushepatitis.

Da die krankhaften Veränderungen in Tierversuchen mit normalen Halothankonzentrationen nicht ausgelöst werden konnten, fand die erste dieser Möglichkeiten wenig Unterstützung. Einige Jahre lang wurde die Möglichkeit Nummer 3 in weiten Kreisen in Betracht gezogen, insbesondere bei Befürwortern des Anaesthetikums. Neueste Fortschritte bei der serologischen Untersuchung von Hepatitis A und B haben aber diese Vorstellung in vielen Fällen ausgeschlossen. Da zahlreiche Hepatologen aufgrund ihrer Ausbildung auch Immunologen sind, kam man allmählich zu der Ansicht, daß die sog. Halothanhepatitis möglicherweise ein allergisches Phänomen sein könnte. Diese Spekulation wurde noch durch die Tatsache gestützt, daß die Häufigkeit nach einer zweiten oder mehrfachen Applikation des Anaesthetikums zuzunehmen schien, und durch einen Bericht, nach dem bestimmte Patienten, bei denen man eine gewisse durch Halothan bedingte Anfälligkeit für diesen Prozeß vermutete, nach Halothanexposition Veränderungen der Leberenzyme und anderer hepatischer Variablen zeigten, die auf einen toxischen Schaden hinwiesen [6, 7]. Basierend auf dieser Annahme, wurden verschiedene Dogmen im Hinblick auf den Einsatz von Halothan verbreitet. Dazu zählte u.a. der Verzicht auf eine zweite Applikation in einem bestimmten Zeitraum, der je nach Autor zwischen 3 und 12 Monaten lag. Die Tatsache einer nicht zu erklärenden Gelbsucht nach wiederholter Applikation von Halothan schien ziemlich gut gesichert zu sein. Little [8] berichtete, daß 49% der Patienten, bei denen postoperativ eine Gelbsucht auftrat, vorher zweimal oder öfter Halothan erhalten hatten, und Klatskin und Kimberg [7] stellten fest, daß 68% der Patienten ihrer Untersuchungsgruppe mehr als einmal mit diesem Pharmakon anaesthesiert worden waren. Neuere Berichte haben bestätigt, daß die Anfälligkeitsrate bei mehreren, dicht aufeinanderfolgenden Applikationen höher zu sein scheint. So berichteten beispielsweise Trowell et al. [9] vor kurzem, daß es bei englischen Frauen, die zur Radiumtherapie bei Gebärmutterhalskrebs eine Halothananaesthesie erhalten hatten, zu beachtlichen Steigerungen der Serumplasmaspiegel der Glutaminsäure-Pyruvat-Transaminase gekommen war, und zwar nach mehrfacher Applikation des Anaesthetikums. Bei keiner der 39 Patientinnen dieser Untersuchungsreihe kam es jedoch zu einer offenkundigen Lebernekrose. Erhärtet wird die Theorie eines allergischen Mechanismus bei der Halothannekrose in den Befunden von Paronetto und Popper [10]. Diese Untersucher fanden heraus, daß es zu einer erhöhten Aufnahme von tritiummarkiertem Thymidin in die Lymphozyten von Patienten mit vermuteter „Halothanhepatitis" gekommen war. Berichte über Eosinophilie, Hautausschläge und Arthralgie, die zusammen mit einer Halothanhepatitis auftraten, schienen dies zu bestätigen. Aus einem neueren Bericht von Vergani et al. [11] geht hervor, daß zirkulierende Antikörper, die spezifisch mit den Zellmembranen von Hepatozyten aus halothananaesthesierten Kaninchen reagieren, bei 9 von 11 Patienten entdeckt wurden, bei denen es nach einer Halothananaesthesie zu einem fulminanten Leberversagen gekommen war.

Es gab aber auch verschiedene Phänomene, die diese These erschütterten. Das erste und wichtigste Phänomen war die Tatsache, daß zahlreiche Fälle von Halothanhepatitis auf eine Erstapplikation zurückgingen. Es läßt sich sicher nicht leicht erklären, wie ein Patient während der ersten Behandlung gegen ein Medikament allergisch werden kann. Außerdem gibt es eine außergewöhnlich geringe Anzahl von Veröffentlichungen über Fälle von Kleinkindern und Kindern, die in zumindest negativem Sinne andeuten, daß junge Menschen für diese Krankheit nicht anfällig zu sein scheinen. Doch Patienten dieser Altersgruppe leiden ziemlich häufig an allergiebedingten Krankheiten. Es existiert mindestens eine veröffentlichte Untersuchungsreihe [12], in der sich bei Patienten mit mehrfacher Applikation von Halothan keinerlei Leberprobleme zeigten. Die Arbeit von Trowell et al. [9] wurde in einer genetisch ungleichen, bezüglich der Grundleiden aber ähnlichen Patientengruppe in Südafrika wiederholt, wobei keine die Leber schädigenden Effekte beobachtet wurden [13]. Der Lymphozytentransformationstest wurde von verschiedenen Gruppen mit negativen Resultaten wiederholt [14]. Eine Lösung dieser Schwierigkeiten und eine Klarstellung der sich widersprechenden Berichte scheint nicht leicht zu sein.

Erst 1964 erkannte man, daß Halothan und andere halogenierte Anaesthetika ähnlicher Struktur biotransformiert werden [15, 16]. Bis dahin wurde kategorisch gelehrt, daß Inhalationsanaesthetika nicht biotransformiert würden. Etwa zum gleichen Zeitpunkt versuchte man durch Parallelstudien der Ursache für die hepatische Nekrose auf den Grund zu kommen, wie sie von dem klassischen Hepatotoxin, beispielsweise Tetrachlorkohlenstoff, ausgelöst wurde. Man machte die Beobachtung, daß ein Verursacher der von diesem halogenierten Alkylhalogenid verursachten Leberschädigung die Biotransformierung und Bioaktivierung von Tetrachlorkohlenstoff ist und nicht das Stammolekül [17]. Durch den Prozeß der metabolischen Aufspaltung wird Tetrachlorkohlenstoff in freie Radikale und/oder reaktive Zwischenprodukte verwandelt, die in der Lage sind, die Molekülstrukturen in der Leber zu schädigen. Wird Tetrachlorkohlenstoff Tieren gegeben und der Metabolismus der Verbindung blockiert, geschieht kaum etwas im Hinblick auf einen Leberschaden. Aus dem gleichen Grund muß die Dosis von Tetrachlorkohlenstoff, die zur Hervorrufung einer hepatischen Schädigung bei neugeborenen Tieren nötig ist (also bei Tieren, bei denen die Biotransformationssysteme noch nicht voll ausgebildet sind), weitaus höher sein als bei ausgewachsenen Tieren [18].

Man kennt 3 Mechanismen, über die halogenierte Verbindungen einen Leberschaden verursachen. Es sind dies:

1. Lipoperoxidation,
2. Abnahme von organeigenen Antioxidanzien und
3. kovalente Bindung.

1. Lipoperoxydation wird als Aufspaltung einer langen Kette von Fettsäuren, wie beispielsweise Arachidonsäure, Linolsäure und Linolensäure, durch einen oxidativen Prozeß definiert. Dieser Prozeß besteht in erster Linie im Ersatz eines Wasserstoffatoms, das an ein doppelbindiges Kohlenstoffatom gebunden ist, durch ein Sauerstoffatom, wodurch ein Peroxidradikal entsteht. Dieses Peroxidradikal entzieht dann den benachbarten Fettsäuremolekülen Wasserstoff bei gleichzeitiger autokatalytischer Aufspaltung der Moleküle zu Aldehyden. Damit ist Lipoperoxidation gleichbedeutend mit einer zerstörenden Aufspaltung integraler Phospholipide, Proteine und Zellmembrankomponenten. Das Endergebnis ist eine Nekrose. Lipoperoxidation wurde während der Biotransformation von Halothan nachgewiesen [19]. Man stellte diesen Effekt nicht nur bei Tieren fest, sondern er existiert auch beim Menschen. Wie sich an ausgeatmetem Pentan erkennen läßt, tritt beim mit Halothan anaesthesierten Menschen in unterschiedlichem Maß Lipoperoxidation auf. Die Dosis-Wirkung-Beziehungen einer Lipoperoxidation sind jedoch sehr variabel. Dieser destruktive Prozeß findet bei jeder Halothannarkose statt, und es ist ersichtlich, daß ein bestimmtes, wenn auch klinisch nicht signifikantes Ausmaß einer Veränderung in der Leber stattfindet.

2. Erschöpfung des Antioxidanzienvorrats. Eines der bedeutsamsten Antioxidanzien in der Leber ist reduziertes Glutathion. Aufgrund seiner Sulfhydrylgruppe dient es als Antioxidans. Die Hepatotoxizität von Tetrachlorkohlenstoff und Chloroform beruht wesentlich auf der Erschöpfung des Glutathionvorrats. Aus Tierversuchen geht hervor, daß es im Fall von Halothan — selbst beim Auftreten von Nekrosen — nicht zu einem Abfall der Glutathionkonzentration kommt [20]. Damit scheint eine Erschöpfung des Antioxidanzienvorrats kein Faktor bei der Hepatotoxizität von Halothan zu sein.

3. Kovalente Bindung. Sobald Alkylhalogenide zu reaktiven Zwischenprodukten metabolisiert werden, können sich diese Zwischenprodukte mit einem unpaarigen, instabilen, kovalenten Elektron verbinden und sich an die benachbarten Lipoprotein- und Proteinmoleküle binden. Eine derartige Bindung verändert die Tertiärstruktur dieser Proteine und Lipide und führt damit zu einer Veränderung der Funktionsintegrität. Man hat deshalb kovalente Bindungen mit der Leberschädigung in Verbindung gebracht. Vor einigen Jahren haben Uhleke et al. [21] gezeigt, daß die Biotransformation von Halothan unter ganz bestimmten Umständen in einer kovalenten Bindung resultiert. Diese Umstände sind in Gegenwart von Stickstoff oder — besser gesagt — beim Fehlen von Sauerstoff gegeben. Stier et al. [15], die als Erste die Biotransformation von Halothan demonstrierten, wiesen darauf hin, daß es sich dabei in erster Linie um eine oxidative Zerstörung des Anaesthetikums handelte. Dieser Metabolismus geschah auf dem Wege über Zytochrom-P-450 und resultierte in der Bildung der Metaboliten

Trifluoressigsäure, Chlorid und Bromid. Jahrelang war man der Ansicht, daß dies der einzige Stoffwechselweg für die Biotransformation von Halothan sei. Betrachtet man aber eine reduktive oder sauerstoffunabhängige Aufspaltung, stellt man fest, daß die metabolischen Nebenprodukte Trifluoräthan und Difluorchloräthylen sind. Diese Metaboliten finden sich in sehr kleinen Mengen sowohl beim Tier als auch beim Menschen, wenn sie mit Halothan anaesthesiert werden. Das bedeutet, daß zwar der größte Teil des Halothanmetabolismus oxidativ vor sich geht, eine kleine Menge aber über den reduktiven oder sauerstoffreien Stoffwechselweg abläuft [22].

Wenn es der sauerstoffunabhängige oder reduktive Stoffwechselweg ist, über den eine beträchtliche Menge von freien Radikalen entstehen, dann könnte eine Erhöhung der Halothanmenge, die über diesen Stoffwechselweg geleitet wird, zu einem Leberschaden führen. Diese Annahme hat sich nun als richtig erwiesen und ist die Basis für ein Versuchsmodell am hypoxischen Tier zur Erforschung der Halothantoxizität [23]. In diesem Versuchsmodell werden Tiere mit dem Enzyme induzierenden Pharmakon Phenobarbital behandelt, um die Biotransformationsrate von Halothan zu steigern. Die Tiere werden dann in einem leicht hypoxischen Milieu anaesthesiert ($FiO_2 = 0,14$), und zwar so, daß es zwangsläufig zu einer sauerstoffunabhängigen Öffnung dieses Stoffwechselweges kommt. Unter diesen Umständen kommt es zu einer ausgedehnten Schädigung der Leberzellen mit Anstieg der Transaminasen und anderen Merkmalen von Leberzerstörung. Die Gültigkeit dieses Tierexperiments wurde in verschiedenen Laboratorien in der ganzen Welt bestätigt. Bei diesem Modell fand sich auch ein starker Anstieg der kovalenten Bindung von fluorhaltigen organischen Halothanmetaboliten an das Lebergewebe. Damit könnte eine abweichende Biotransformation, insbesondere über den reduktiven und sauerstoffunabhängigen Stoffwechselweg, der endgültige Vektor für die Hepatotoxizität im Falle von Halothan sein.

Wie lassen sich diese tierexperimentellen Befunde zum Problem der Hepatotoxizität beim Menschen in Beziehung setzen? Aus epidemiologischen Studien ist bekannt, daß es verschiedene Variable gibt, die das Risiko eines Patienten für die Entwicklung einer hepatischen Nekrose nach Applikation von Halothan vergrößern. Diese Variablen sollen nun betrachtet werden.

1. Alter. Die Krankheit scheint in erster Linie bei einer mittleren Altersgruppe aufzutreten. Aus einem kürzlich in Schweden erschienenen Artikel [24] geht hervor, daß die höchste Anfälligkeit für eine Halothanhepatitis in einem Alter besteht, das höher liegt als die stärkste Anfälligkeit für Virushepatitis. Es wird nochmals darauf hingewiesen, daß es vorwiegend in mittleren Altersgruppen zu Wechselwirkungen durch das Medikament kommt. Bei den Angehörigen dieser mittleren Altersgruppe sind die Systeme zur Metabolisierung von Medikamenten am besten entwickelt. Außerdem werden in der heutigen Gesellschaft die meisten mikrosomale Enzymsysteme induzierenden Medikamente von Angehörigen der mittleren Altersgruppe genommen. Die Anfälligkeit für eine Halothanhepatitis bei den ganz jungen und bei sehr alten Patienten scheint gering zu sein. Dies deckt sich wieder mit der Theorie der metabolischen Aktivierung bei Halothanhepatitis, da die ganz jungen und die ganz alten Patienten jeweils am Ende des Spektrums für die Biotransformation von Pharmaka stehen. Dieser Umstand dürfte dafür verantwortlich sein, daß selbst mehrere Halothananaesthesien für ganz junge Patienten kein Risiko darstellen.

2. Fettleibigkeit. Kurz nach der Einführung von Halothan gab es Berichte, denen zufolge fettleibige Patienten anfälliger für eine Halothanhepatitis sind als Patienten mit Normalgewicht [25]. Untersucher haben dann demonstriert, daß fettleibige Patienten bei der gleichen Zahl von MAC-Stunden einen größeren Anteil eines halogenierten, volatilen Anaesthetikums

metabolisieren als Patienten mit Normalgewicht. Der Grund dafür liegt in der stark lipophilen Natur der Inhalationsanaesthetika, die im Fett gespeichert und nach Beendigung der Zufuhr nur langsam über einen Zeitraum von Stunden zur Biotransformation in die Leber transportiert werden. Damit fügt sich die Fettleibigkeit gut in die Theorie einer metabolischen Aktivierung ein, zumindest unter einem quantitativen Aspekt. Zweitapplikationen, welche die Allergietheorie zu stützen scheinen, können tatsächlich der Theorie einer Bioaktivierung bei der Halothanhepatitis beträchtliches Gewicht verleihen. Viele Fälle, bei denen Halothan zum zweiten Mal zum Einsatz kam und die der Autor nachuntersucht hat, waren Patienten, die im Krankenhaus lagen und verschiedene Induktionsmedikamente, z.B. Barbiturate, Sedativa usw., zwischen den Anaesthetika erhielten. Offenkundig unterscheiden sich die Lebensbedingungen dieser Patienten ziemlich von denen, als sie das erstemal das Anaesthetikum erhielten. Während eines Krankenhausaufenthalts kommt es häufig zu einer Art Hungerzustand mit einer Vermehrung des mikrosomalen Zytochrom P 450. Diese Patienten befinden sich von Grund auf in einem anderen Zustand als bei der ersten Applikation des Anaesthetikums.

3. Genetik. Für die Krankheit scheint es eine genetische Prädisposition zu geben. In den Vereinigten Staaten wurde für die mexikanisch-amerikanische Frau eine hohe Anfälligkeitsrate für Halothanhepatitis festgestellt [26]. Genetische Faktoren können zur Aktivierung eines bestimmten metabolischen Stoffwechselweges führen, des reduktiven oder des sauerstoffunabhängigen Weges. Diese qualitative Veränderung, verbunden mit der quantitativen Veränderung Fettleibigkeit, könnte in einem vermehrt reduktiven Stoffwechsel resultieren, in der Entstehung von freien Radikalen und in kovalenten Bindungen, deren Größe ausreicht, um zu funktionellen Veränderungen und schließlich zu einer Lebernekrose zu führen.

Gibt es überhaupt eine Basis für eine Allergietheorie? Aus neueren Forschungen geht hervor, daß es bestimmte, durch Interaktion von Halothanmetaboliten und Zellmembranen entstehende Haptene gibt [11]. Selbst im Falle des klassischen Hepatotoxins – Tetrachlorkohlenstoff – bilden sich ähnliche antigene Verbindungen heraus [27]. Die von der Vergani-Gruppe nachgewiesenen Antikörper bildeten sich eigentlich zu spät, um irgendeinem primären antigenen Effekt von Halothan oder seinen Metaboliten eine große Wirkung zu verleihen. Die Fortdauer einer Lebererkrankung beim Menschen kann in vielen Fällen auf die antigene Komponente zurückzuführen sein. So kann es beispielsweise bei einer Virushepatitis zu einer chronischen passiven Hepatitis kommen, selbst wenn kein Virus zu finden ist. Es ist vollkommen plausibel, daß das Virus einen Zerstörungsprozeß in Gang gebracht hat, bei dem hepatozytäre Antigene gebildet wurden, die nun die Leberzerstörung fortsetzen. Auf parallele Weise könnten Halothanmetaboliten einen antigenen Stoff produzieren, der die krankhafte Veränderung fortsetzt und intensiviert. Deshalb könnte die Theorie der metabolischen Aktivierung trotz allem eine allergische Komponente miteinschließen, und zwar im Hinblick auf eine lange Krankheitsdauer.

Die neueren halogenierten Anaesthetika Enfluran und Isofluran scheinen in weit geringerem Ausmaß metabolisiert zu werden als Halothan. Theoretisch ist es auch möglich, daß durch die Metabolisierung von Isofluran weniger reaktive Zwischenprodukte entstehen als bei Halothan, so daß es hier sowohl qualitative als auch quantitative Unterschiede gibt. Interessanterweise gibt es nach etwa 35 Mill. Applikationen von Enfluran nur sehr wenige dokumentierte Fälle von hepatischer Nekrose nach Einsatz des Anaesthetikums. Dies zeigt sich auch bei Tierversuchen, wo sich eine abgestufte Sequenz von halogenierten Anaesthetika als quantitative Leberschädigung bemerkbar macht. Chloroform ist weit schädlicher als Fluroxen, diese Verbindung wiederum schädlicher als Halothan; die schädigende Wirkung von Halothan liegt über der von Enfluran und die von Enfluran ist größer als die von Isofluran.

Tatsächlich geht aus Tierversuchen mit Isofluran, selbst unter den Streßbedingungen einer Biotransformation hervor, daß es zu keinem Leberschaden kommt. Bei Enfluran ist unter den gleichen Bedingungen, die bei Halothan eine ausgedehnte lobuläre Nekrose hervorrufen, eine sehr leichte Schädigung zu beobachten (B.R. Browns Jr., persönliche Mitteilung). Somit kann das Merkmal eines niedrigen Blut-Gas-Verteilungskoeffizienten — was im Grunde bedeutet, daß das Anaesthetikum nicht lange im Körper verbleibt — und eine Molekularstruktur, die eine Biotransformation verhindert, theoretisch zu einem verminderten Auftreten von Lebernekrose führen. Es ist durchaus möglich, daß die Einführung von Enfluran und Isofluran zu einer Abnahme der Fälle von unerklärbarer Lebernekrose nach einer Anaesthesie führen kann, nachdem beide Anaesthetika eine verringerte Neigung zur Biotransformation zeigen.

Zusammenfassung. Unter bestimmten Umständen neigen halogenierte Anaesthetika dazu, Leberschäden hervorzurufen. Obwohl man noch keine klinischen Beweise hat, gibt es untermauerte experimentelle Befunde, die andeuten, daß die erste Ursache einer solchen Schädigung in der metabolischen Aktivierung dieser Verbindungen liegen könnte. Das Ausmaß der metabolischen Aktivierung zu reaktiven Zwischenprodukten ist ein vielschichtiges Phänomen, das unter anderem qualitative und quantitative Veränderungen der Biotransformation, genetische Prädisposition, Fettleibigkeit, Leberdurchblutung, Verteilungskoeffizienten und strukturelle Konfiguration der Verbindung einschließt.

Literatur

1. Raventos J (1956) The action of Fluothane — a new volatile anaesthetic. Br J Pharmacol Chemother 11:394
2. Virtue RW, Payne KW (1958) Post-operative death after Fluothane: Anesthesiology 19:562
3. Brody GL, Sweet RB (1963) Halothane-anesthesia as a possible cause of massive hepatic necrosis. Anesthesiology 24:29
4. Lindenbauer J, Leifer E (1963) Hepatic necrosis associated with halothane anesthesia. N Engl J Med 268:525
5. Bunker JP, Forest WH Jr, Mostell F et al. (eds) (1965) The national halothane study. A study of the possible association between halothane anesthesia and postoperative hepatic necrosis. NIGMS, Bethesda
6. Belfrage S, Ahlgren I, Axelson S (1966) Halothane hepatitis in an anesthetist. Lancet 2:1466
7. Klatskin G, Kimberg DV (1969) Recurrent hepatitis attributable to halothane sensitization in an anesthetist. N Engl J Med 280:515
8. Little DM (1968) Effects of halothane on hepatic function. In: Greene NM (ed) Halothane. F.A. Davis, Philadelphia
9. Trowell J, Peto R, Crampton-Smith A (1975) Controlled trial of repeated halothane anesthetics in patients with carcinoma of the uterine cervix treated with radium. Lancet 1:821
10. Paronetto F, Popper H (1970) Lymphocyte stimulation induced by halothane in patients with hepatitis following exposure to halothane. N Engl J Med 283:277
11. Vergani D, Mieli-Vergani G, Alberti A, et al. (1980) Antibodies to the surface of halothane-altered rabbit hepatocytes in patients with severe halothane-associated hepatitis. N Engl J Med 303:66
12. Gronert GA, Schaner PJ, Gunther RC (1968) Multiple halothane anesthesia in the burn patient. JAMA 205:878
13. Allen PJ, Downing JW (1977) A prospective study of hepatocellular function after repeated exposures to halothane or enflurane in women undergoing radium therapy for cervical cancer. Br J Anaesth 49:1035
14. Walton B, Dumond DC, Williams C, et al. (1973) Lymphocyte transformation: Absence of increased responses in alleged halothane jaundice. JAMA 225:494

15. Stier A, Alter H, Hessler O, et al. (1964) Urinary excretion of bromide in halothane anesthesia. Anesth Analg 43:723
16. Van Dyke RA, Chenoweth MB, Van Poznak A (1964) Metabolism of volatile anesthetics. I. Conversion in vivo of several anesthetics to $^{14}CO_2$ and chloride. Biochem Pharmacol 13:1239
17. Recknagel R, Ghoshal A (1966) Lipoperoxidation as a vector in carbon tetrachloride hepatotoxicity. Lab Invest 15:132
18. Castro JA, Sasame HA, Sussman H, et al. (1968) Diverse effects of SKF 525-A and antioxidants on carbon tetrachloride induced changes in liver P–450 content and ethylmorphine metabolism. Life Sci 1:129
19. Brown BR Jr (1972) Hepatic microsomal lipoperoxidation and inhalation anesthetics: A biochemical and morphologic study in the rat. Anesthesiology 36:458
20. Brown BR Jr, Sipes IG, Sagalyn AM (1974) Mechanisms of acute hepatic toxicity: Chloroform, halothane, and glutathione. Anesthesiology 41:454
21. Uehleke H, Hellmer KH, Tabarelli-Poplawski S (1973) Metabolic activation of halothane and its covalent binding in liver endoplasmic proteins *in vitro*. Arch Pharmacol 279:39
22. Widger LA, Gandolfi AJ, Van Dyke RA (1976) Hypoxia and halothane metabolism *in vivo*: Release of inorganic fluoride and halothane metabolites binding to cellular constituents. Anesthesiology 44:197
23. Brown BR Jr, Sipes IG (1977) Biotransformation and hepatotoxicity of halothane. Biochem Pharmacol 26:2019
24. Bottinger LE, Dalen E, Halten B (1976) Halothane induced liver damage: An analysis of the material reported to the Swedish adverse drug reaction committee, 1966–1973. Acta Anaesth Scand 20:40
25. Peters RL, Edmonson HA, Reynolds TA, et al. (1969) Hepatic necrosis associated with halothane anesthesia. Am J Med 47:748
26. Hoft RH, Bunker JP, Goodman HJ, et al. (1981) Halothane hepatitis in three pairs of closely related women. N Engl J Med 304:1023
27. Dienstag JL (1980) Halothane hepatitis: Allergy or idiosyncrasy? N Engl J Med 303:102

Exposition gegen Spurenkonzentrationen flüchtiger Anaesthetika – Gegenwärtige Beurteilung

H.O. Stoeckel und P.M. Lauven

Seit der ersten Mitteilung von Vaisman [28] im Jahre 1967 über eine Häufung von Fehlgeburten bei Anaesthesistinnen, die vorwiegend Äthernarkosen durchgeführt hatten, wird den vermuteten Schadwirkungen durch die Langzeitexposition mit Spurendosen von Inhalationsanästhetika zunehmend Aufmerksamkeit geschenkt.

In der Bundesrepublik Deutschland werden in den letzten Jahren aufgrund einer eigenen Zusammenstellung der Anaesthesien an Universitätskliniken und großen kommunalen Krankenhäusern etwa 60% der Anaesthesien unter Verwendung von volatilen Mitteln, ca. 30% in intravenöser Narkose plus Stickoxydul und rd. 10% in örtlicher Betäubung praktiziert. In anderen Ländern dürfte der Anteil der Inhalationsnarkose noch höher liegen.

Die nach wie vor evidente Bedeutung der Inhalationsnarkose und die seit 1967 in einer Vielzahl von Publikationen diskutierte potentiell toxische Potenz der Inhalationsanaesthetika lassen eine kritische Beurteilung des Risikos mit einer Forderung nach Schutzmaßnahmen immer wieder notwendig erscheinen.

Außerdem verunsichern unkritische Stellungnahmen in den Medien und das Mutterschutzgesetz die Öffentlichkeit (und das Personal) und Schadensersatzforderungen tangieren bereits die Gerichte.

Das einschlägige Schrifttum umfaßt in vitro-Untersuchungen zur Zelltoxizität, tierexperimentelle Studien an Labortieren, epidemiologische Arbeiten an dem betroffenen Personenkreis und hinsichtlich einer Fragestellung – den psychomotorischen Leistungen – Tests an Versuchspersonen.

Weiterhin wurden Untersuchungen über die Effizienz von Schutzmaßnahmen gegen die Pollution der Raumluft durchgeführt. Folgende vermutete Schädigungen beim Menschen wurden bisher beschrieben:
Einwirkungen auf:
1. die Fertilität (Raten der Aborte, Frühgeburten und Mißbildungen)
2. eine eventuelle Cancerogenität und
3. eine Beeinträchtigung der psychomotorischen Aktivität.

Die Untersuchungen, die in vitro-Modelle benutzten — mit Zellkulturen verschiedenster Art, Ratten-Lebermitochondrien o.ä. —, können in diesem Update vernachlässigt werden, da sie sich nicht mit der Langzeitexposition von Spurenkonzentrationen, sondern mit therapeutischen Dosen von Inhalationsanaesthetika befassen. Das gleiche gilt für die Studien über suppressive Wirkungen der zellulären Immunität und der Hämatopoese.

Tierexperimentelle kontrollierte Studien sind zwar die einzige Alternative für eine Übertragung von Ergebnissen auf den Menschen. Diese fordern jedoch — aus den bekannten Gründen einschließlich des häufigen Fehlens oder inadäquater statistischer Methoden — eine skeptische Wertung. Es sei auch erwähnt, daß die Mehrzahl auch dieser Studien sich auf klinisch-therapeutische Dosierungen beziehen. Diese Dosierungen sind 100–100 000mal höher als Raumluftkonzentrationen und sollen somit hier ebenfalls keine Berücksichtigung finden. Untersuchungen an Nagetieren, die hinsichtlich Expositionsdauer und Raumluftkonzentrationen klinischen Verhältnissen entsprachen, ergaben für Halothan, Stickoxydul, Chloroform, Methoxyfluran und Enfluran widersprüchliche Befunde.

In solchen Untersuchungen wurde in Analogie zu klinischen Verhältnissen eine Exposition von 4 bis 8 Stunden pro Tag über 5 Tage pro Woche bei einer Gesamtdauer von 4 bis maximal 32 Wochen verwendet. Ohne spezielle Schutzmaßnahmen wie Absauganlagen oder Aktivkohlefilter konnten folgende Raumluftkonzentrationen in Operationsräumen nach 4stündiger Exposition in einer Entfernung von 1 m vom Arbeitsplatz des Anaesthesisten gemessen werden:

Stickoxydul: 5600 ppm (Lauven u. Stoeckel 1981)
Halothan: 57 ppm (Nikki et al. 1972)
Enfluran: 130 ppm (Lauven u. Stoeckel 1981)

In schlecht belüfteten kleinen Räumen können solche Konzentrationen noch überschritten werden.

Tierexperimentelle Untersuchungen über einen lebertoxischen Effekt ergaben, daß Halothan unter den genannten Bedingungen keine toxischen Wirkungen aufweist. Das gleiche gilt für histologisch erfaßbare Schädigungen der Nieren.

Hinsichtlich der *Fertilität* haben Studien von Bruce [3] sowie Wharton u. Mitarb. [2, 30] gezeigt, daß bei Mäusen unter Halothan keine Unterschiede zu Kontrolltieren bezüglich der Häufigkeit der Schwangerschaften sowie der Aborte, der Frühgeburten und Mißbildungen auftreten.

Von Corbett u. Mitarb. [9] liegt eine Untersuchung vor, wo bei graviden Ratten nach Spurendosenexposition von N_2O (15 000 ppm) eine signifikante Abnahme der Schwangerschaftshäufigkeit und Zunahme der Abortrate auftrat. Nach Fink [8] kann lediglich bei Langzeitexposition *plus* klinisch-therapeutischer Dosierung von mindestens 25% N_2O eine Einwirkung auf Rattenfeten festgestellt werden.

In den bisher zitierten Arbeiten wurde lediglich ein einziges Mittel, und zwar N_2O oder Halothan, verwendet. Eine Studie von Coate [6] zeigte jedoch, daß bei kombinierter Applikation beider Pharmaka — wie in der Klinik üblich — und zwar bei 1 bzw. 10 ppm Halothan plus 50 bzw. 500 ppm N_2O bei Ratten dosisabhängige cytogenetische Veränderungen im Knochenmark und an Spermatogonien gefunden wurden — ebenso trat eine Abnahme der Ovulation, Eiimplantation und eine Retardierung der fetalen Entwicklung auf. In jüngster Zeit wurde von Garro u. Phillips [15] berichtet, daß der BCD-Metabolit (Brom-Chlor-Difluorethylen) des Halothans mutagen wirkt, während die Stanford-Gruppe [11] gefunden hat, daß dieser BCD-Metabolit außerhalb des Organismus in Narkosegeräten mit CO_2-Absorberkalkanwendung entstehen kann.

Die Frage einer möglichen Carcinogenität wurde von Linde und Bruce [20] an Ratten bei Halothanexposition untersucht. Die Autoren konnten in keinem der untersuchten Organe pathologische Veränderungen finden, die auf eine Tumorneubildung schließen ließen.

Epidemiologische Studien an Kollektiven exponierter Personen wurden mehrfach vorgenommen und waren Ausgangspunkt für die nunmehr 14jährige Diskussion des Problems.

Die Ergebnisse der vorliegenden Literatur sind — um es vorwegzunehmen — überaus widersprüchlich und riefen wiederholt kritische Stellungnahmen hervor. Die Schwierigkeiten der Durchführung epidemiologischer Studien seien kursorisch und gleichzeitig als Kritik der Mitteilungen in der Literatur aufgeführt [12]: zu kleine Gruppenzahlen, keine oder nicht vergleichbare Kontrollgruppen, falsche Methodik oder falsche Interpretation der Statistik, die bekannten Nachteile retrospektiver Studien und − last but not least − Nichtbeachtung anderer Variablen, führten zu falschen Schlußfolgerungen.

Diese Studien befassen sich vornehmlich mit Fragen der Fertilität und der Cancerogenität.

Neben den frühen Mitteilungen von Vaisman 1967 [28] und Askrog und Harvald 1970 [1] waren es vor allem die Arbeitsgruppen um Ellis N. Cohen in den USA [7] und Knill-Jones [18] und Spence in Großbritannien [27], die hier genannt werden müssen. Die umfangreichste und bekannteste Untersuchung ist die amerikanische Publikation aus dem Jahre 1974 „Occupational Disease Among Operating Room Personnel. A National Study" [7].

Ohne hier auf die zahlreichen Einzelheiten der amerikanischen „National Study" [7], die rund 7 600 exponierte Personen beinhaltet sowie der internationalen Analyse der unabhängigen Daten aus den USA und Großbritannien von Spence, E. Cohen, Knill-Jones und u.a. [27] bei 2200 exponierten Personen eingehen zu können, seien die wesentlichen Punkte zusammengefaßt dargestellt:

1. Die Abortrate bei exponierten Ärztinnen ist erhöht
2. Die Mißbildungsrate der Kinder exponierter Ärztinnen ist erhöht
3. Männliche Anaesthesisten weisen eine höhere Inzidenz an Lebererkrankungen auf
4. Die Kinder männlicher Anaesthesisten weisen eine höhere Mißbildungsrate auf
5. Die Ehefrauen der exponierten Anaesthesisten haben keine höhere Abortinzidenz und
6. (Männliche) Anaesthesisten hatten *keine* höhere Carcinomrate.

Aus diesen Feststellungen wird trotz des Hinweises, daß keine Ursachen-Wirkungs-Beziehung nachgewiesen werden konnte, konstatiert, daß allein die *Möglichkeit* des Zusammenhangs die Anwendung aller Maßnahmen zur Reduktion der Raumluftpollution rechtfertige. Als mögliche gravierende Ursache für eine Ursache-Wirkungs-Beziehung ist hier jedoch zumindest *eine* andere Variable zu diskutieren − das ist der Streß.

Andere Ursachen als die Spurendosen von Inhalationsanästhetika können z.Zt. zwar nicht exakt bewiesen, aber auch nicht ausgeschlossen werden. So können Dauerbelastungen mit Umweltfaktoren wie Fremdstoffen der industrialisierten Umwelt, Lebensgewohnheiten (Lebensmittelzusätze, Genußmittel, Rauchen) oder genetische Faktoren heute überhaupt noch nicht beurteilt werden.

Eine ausführliche Kritik der epidemiologischen Studien − insbesondere der amerikanischen National Study [7] und der britisch-amerikanischen Arbeit von Spence und Mitarb. [27] geben Walts u. Mitarb. [29], Fink und Cullen [14] und Ferstandig [12]. Vor allem werden die Methoden der Datenerfassung, statistische Unzulänglichkeiten und die Logik der Schlußfolgerungen kritisiert. Diese Kritiker kommen zu dem Schluß, daß keine der bisherigen epidemiologischen Studien einen eindeutigen Beweis für die Gesundheitsgefährdung von Spurendosen volatiler und gasförmiger Anaesthetika erbringt.

Kürzlich haben jedoch Cohen u. Mitarb. [8] anhand einer großen epidemiologischen Übersicht bei amerikanischen Zahnärzten und Hilfspersonal festgestellt, daß nach N_2O die Inzidenz von Spontanaborten bei exponierten Zahnärztinnen und Ehefrauen exponierter Zahnärzte erhöht ist, die Teratogenität der Feten exponierter Frauen ansteigt und die Krebshäufigkeit bei exponierten Frauen gleichfalls zunimmt. Diese Studie, in der die Kontrollgruppe aus zahnärztlichem Personal bestand, die kein N_2O verwendeten, läßt die Annahme eines Zusammenhangs zwischen N_2O-Exposition und den beschriebenen Gesundheitsschäden vernünftig erscheinen.

Der dritte Komplex diskutierter Schädigungsmöglichkeiten durch Spurendosenexposition umfaßt *psychomotorische* Störungen. Untersuchungen, in denen Störungen der Konzentrationsfähigkeit unter definierten Bedingungen durchgeführt wurden, erbrachten widersprüchliche Ergebnisse. So fanden Bruce u. Mitarb. [4] bei Probanden, daß 500 ppm Stickoxydul die Konzentrationsfähigkeit stark beeinträchtigen, während 500 ppm N_2O *plus* 15 ppm Enfluran (oder 10 ppm Halothan) gegenüber den Kontrollgruppen keine Beeinträchtigung hervorriefen. Merkwürdigerweise fanden die gleichen Autoren auch, daß 50 ppm N_2O plus 1 ppm Halothan die Vigilanz, verglichen mit Kontrollversuchen, erhöhten [5]. Hingegen konnten Smith und Shirley [26] überhaupt keine Unterschiede im psychomotorischen Verhalten von Testpersonen finden bei Expositionen mit 50 000 ppm N_2O plus 100 ppm Halothan oder 500 ppm N_2O plus 10 ppm Halothan. Die verwendeten psychomotorischen Tests zeigten erst bei subtherapeutischen Konzentrationen Abweichungen, und zwar N_2O bei 10 Vol.% = 100 000 ppm und für Halothan bei 0.1 Vol.% = 1 000 ppm.

Es erscheint somit z.Zt. wahrscheinlicher, daß Spurendosen von Inhalationsanaesthetika durch üblicherweise in Operationsräumen ohne besondere Absaugvorrichtung auftretende Konzentrationen *keine* Beeinträchtigung des psychomotorischen Verhaltens hervorrufen, als daß der gegenteilige Fall zu befürchten wäre.

Versuchen wir die Erkenntnisse aller genannten Untersuchungen zusammenzufassen und daraus eine Bewertung des Risikos für das Operationssaal-Personal zu wagen, so kann – mit allen eingangs erwähnten Einschränkungen über die Validität der Literaturdaten – gesagt werden, daß

1. weder die tierexperimentellen noch die epidemiologischen Studien für den Spurendosen-Bereich von Inhalationsanaesthetika eine Ursache-Wirkungs-Beziehung sichern können – insbesondere weil die Bedeutung anderer Variablen bzw. Kovariablen nicht ausgeschlossen werden kann. Eine multifaktorielle Ätiologie ist bei dem gegenwärtigen Stand der Erkenntnis zu bedenken.

2. Die Möglichkeit eines ursächlichen Zusammenhangs kann aber gegenwärtig nicht sicher ausgeschlossen werden.

3. Die Frage der Indikation für die Einführung von Schutzmaßnahmen, insbesondere Absaugvorrichtungen, kann somit z.Zt. wissenschaftlich weder sicher begründet noch sicher abgelehnt werden.

4. Solange diese ungeklärte Situation besteht, empfehlen die meisten Autoren eine Reduktion der Raumluft-Konzentrationen – so vor allem auch die Verfasser der großen britisch-amerikanischen epidemiologischen Analyse sowie die wichtigsten Kritiker dieser Studien [14, 29].

Die meisten Autoren – so vor allem auch die neueste Literaturquelle aus *diesem* Jahre – der Bericht des Ad hoc-Committee on Effects of Trace Anesthetic Agents on Health of Operating Room Personnel der ASA [21] – fordern eine Reduktion auf das absolut mögliche Minimum. Hierbei haben Schlußfolgerungen aus tierexperimentellen Ergebnissen der letzten Jahre über eine mögliche Bedeutung des BCD-Metaboliten des Halothans und über interaktive Wirkungen von Halothan in Kombination mit N_2O eine Rolle gespielt.

Schließlich hat der Gesetzgeber in der Bundesrepublik Deutschland 1979 im Mutterschutzgesetz in § 4, Abs. 1, eindeutig die Notwendigkeit der Elimination von Narkosegasen und -dämpfen festgelegt.

Die Berufsgenossenschaft für Gesundheitsdienst und Wohlfahrtspflege hat bereits 1977 eine entsprechende Empfehlung gegeben.

Welche Forderungen sind nun an eine Elimination von Spurendosen in der Raumluft zu stellen?

Grundlage für die Berechnung zulässiger maximaler Arbeitsplatzkonzentrationen (MAK-Werte) ist die Regel, daß 1/10 bis 1/12 [22] der toxischen Grenzwertkonzentrationen Gesundheitsschäden verhindern sollten. Die Schwierigkeit besteht nur darin, anhand exakter experimenteller Daten die Schwellenwerte zu bestimmen. In den USA hat 1977 das National Institute of Security and Health (NIOSH) besonders niedrige Grenzkonzentrationen empfohlen, und zwar für Halothan und Enfluran 2,0 ppm. Jedoch reduzieren sich bei gleichzeitiger Kombination mit Stickoxydul die MAK-Werte auf 0,5 ppm, wobei für N_2O der Wert mit 25 ppm unverändert bleibt. Ähnliche Empfehlungen existieren auch für Großbritannien mit 0,5 ppm für Halothan und 30 ppm für N_2O.

In der Bundesrepublik Deutschland besteht bislang nur eine Empfehlung für Halothan mit 5 ppm, in der DDR mit 6 ppm bei Dauerbelastung und 18 ppm bei Kurzzeitexposition. Empfehlungen für Enfluran sind bei uns in Vorbereitung. Entsprechende Empfehlungen für N_2O gibt es in der Bundesrepublik nicht, da die zuständige Expertenkommission der DFG diese Substanz als unproblematisch betrachtet. Diese Auffassung wird aufgrund der Überlegung vertreten, daß Stickoxydul *allein* keine toxischen Spurendosenwirkungen aufweist, sondern erst subtherapeutisch bei 20 Vol.%. Inwieweit hier aufgrund der neuesten tierexperimentellen Studien über Kombinationswirkungen mit volatilen Anästhetika bzw. durch die neueste epidemiologische Studie aus den USA (1980) — den sog. Dental Report [8] — eine Revision vorgenommen werden muß, bleibt zur Zeit offen. Klimaanlagen können übrigens unter keinen Umständen eine adäquate Reduktion auf die geforderten MAK-Werte erreichen.

Die Effizienz von Absorptionsfiltern und Absauganlagen der Fa. Dräger wurde von uns [19] wie auch von einer Reihe anderer Autoren — bei Masken- und Intubationsnarkose getestet.

Es zeigte sich, daß
1. Stickoxydul erwartungsgemäß durch Filter nicht ausreichend absorbiert wird,
2. eine kontinuierliche Absaugung bei Maskennarkosen die Kontamination erheblich senkt, aber die empfohlenen MAK-Werte (in USA/UK) nicht erreicht werden, wenn nicht besonders auf dichten Sitz der Masken geachtet wird,
3. bei endotrachealer Intubation und Absaugung aus dem Kreissystem liegen die gemessenen Werte unter den MAK-Daten.

Bei Halothan lagen die Meßwerte bei Maskennarkosen mit Filter oder Absauganlage wegen der Undichtigkeiten an den Masken knapp an der Grenze oder dicht oberhalb der MAK-Werte, während bei Intubation mit Filter oder Absaugung die (deutschen) MAK-Werte nicht überschritten wurden. Wenn auch bei unseren Untersuchungen keine spezielle Suche nach Leckagen im Beatmungssystem erfolgt war, darf man sehr skeptisch sein, ob die in den USA und in GB geforderten 0,5 ppm für Äther und Kohlenwasserstoffe überhaupt erreichbar sind. Vergleichbare Aussagen konnten von uns unter den gleichen Versuchsbedingungen mit Enfluran gemacht werden.

Die Ergebnisse bestätigen die Angaben über die Effizienz geeigneter Absauganlagen für alle heute üblichen Narkosegase bzw. -dämpfe ebenso wie die Wirksamkeit der Filter für volatile Substanzen — nicht aber für N_2O.

Zusammenfassend kann heute festgestellt werden, daß hinsichtlich der Schädigungsmöglichkeiten des Operationspersonals durch Langzeitexposition mit Spurendosen von Inhalationsanaesthetika vieles noch unsicher ist, daß aber aufgrund der neuesten Literatur sich die Hinweise auf Schädigungen zu verdichten scheinen. Schutzmaßnahmen, die Absauganlagen – sofern sie eine ausreichende Kapazität aufweisen, funktionieren und gewartet werden – sind effizient. Gesetzliche Bestimmungen zwingen uns, adäquate Schutzmaßnahmen zu ergreifen. Die neueste Literatur sollte uns wachsam halten, die weitere Entwicklung zu verfolgen.

Literatur

1. Askrog V, Harvald B (1970) Teratogen effect of inhalation anaesthetica. Saerty k Nord Med 3:490–500
2. Baden JM, Brinkenhoff M, Whartons RS, et al. (1976) Mutagenicity of volatile anesthetics: halothane. Anesthesiology 45:311–318
3. Bruce DL (1973) Murine fertility uneffected by traces of halothane. Anesthesiology 38:473–477
4. Bruce DL, Bach MJ, Arbit J (1974) Trace anesthetic effects on perceptual, cognitive and motor skills. Anesthesiology 40:453–458
5. Bruce DL, Bach MJ (1976) Effects of trace anesthetic gases on behavioral performance of volunteers. Brit J Anesth 48:871–876
6. Coate WB, Kapp RW Jr, Ulland BM, et al. (1979) Toxicity of low concentration long term exposure to an airborne mixture of nitrous oxide and halothane.
7. Cohen EN, Brown BW, Bruce DL, et al (1974) Occupational disease among operating room personnel. A national study. Anesthesiology 41:321–340
8. Cohen EN, Brown BW, Wu MJ, et al. (1980) Occupational disease in dentistry and chronic exposure to trace anesthetic gases. J Am Dent Assoc 101:21
9. Corbett TH, Cornell RG, Enders JL, et al. (1973) Effects of low concentrations of N_2O on rat pregnancy. Anesthesiology 39:299–301
10. Corbett TH, Cornell RG, Enders JL, et al. (1974) Birth defects among children of nurse-anesthetists. Anesthesiology 41:341–344
11. Edmunds HN, Badden JM, Simmons VF (1979) Mutagenicity studies with volatile metabolites of halothane in man. Anesthesiology 51:424–429
12. Ferstandig LL (1978) Trace concentrations of anesthetic gases: A critical review of their disease potential. Anesth Analg 57:328–345
13. Fink BR, Shepard TH, Blandau RJ (1967) Teratogenic activity of nitrous oxide. Nature 214:146–148
14. Fink BR, Cullen BF (1976) Anesthetic pollution: what is happening to us? Anesthesiology 45:79–83 79-83
15. Garro AJ, Phillips RA (1978) Mutagenicity of the halogenated olefin, 2-bromo-2-chloro-1, 1 difluoroethylene, a pressumed metabolite of the inhalation anesthetic halothane. Mutation Res 54:17–22
16. Garro AJ, Phillips RA, Milliken RA, Leslie-Rendell-Baker (1979) Chronic Anesthetic Exposure – what is the margin of safety? Anesthesiology 50:77–78
17. Garstka G, Wagner K-L, Hamacher M (1975) Schwangerschaftskomplikationen bei Anästhesistinnen. Geburtshilfe Frauenheilkd 35:826–833
18. Knill-Jones RP, Mewman BJ, Spence AA (1975) Anaesthetic practice and pregnancy. Controlled survey of male anaesthetists in the United Kingdom. Lancet 2:807–808
19. Lauven PM, Stoeckel HO (1981) Raumluftkonzentrationen der Inhalationsanästhetika im Operationssaal unter Berücksichtigung von Schutzmaßnahmen. Anästh Intensivther Notfallmed 16: (im Druck)
20. Linde AW, Bruce DL (1969) Effects of chronic exposure of rats to traces of halothane. Proc IV. World Congr of Anesthesiologists London. Excerpta Medica Amsterdam, S. 923

21. Mazze R, Cascorbi H, Jones T, et al. (1981) Waste anesthetic gases in operating room air: A suggested program to reduce personnel exposure. ASA-Ad hoc committee of effects of trace anestheti agents on health of operating room personel

22. McGowan JC (1972) Effects of anaesthetics and related substances on the division of living cells. Lancet 2:279−280

23. Michenfelder JD (1980) Editorial: Exposure to anesthetic gases and health problems in dental workers. Anesthesiology 53:1−2

24. Nikki P, Pfäffli P, Ahlmann K, Ralli R (1972) Chronic exposure to anaesthetic gases in the operating theatre and recovery room. Ann Clin Res 4:266−272

25. Sharp H, Trudell JR, Cohen EN (1979) Volatile metabolites and decomposition products of halothane. Anesthesiology 50:2−8

26. Smith G, Shirley WA (1976) Failure to demonstrate effects of low concentrations of nitrous oxide and halothane on psychomotor performance. Br J Anaesth 48:274

27. Spence AA, Cohen EN, Brown BW Jr, Knill-Jones RP, Himmelberger DU (1977) Occupation hazards for operating roombased physicians. JAMA 238:955−959

28. Vaisman AH (1967) Arbeitsbedingungen in den Operationsräumen und ihr Einfluß auf die Gesundheit der Anästhesiologen. Eksp Khir Anestheziol 3:44

29. Walts LF, Forsythe AB, Moore JG (1975) Critique: occupational disease among operating room personnel. Anesthesiology 42:608−611

30. Wharton RS, Mazze RJ, Baden JM, et al. (1978) Fertility, reproduction and postnatal survival in mice chronically exposed to halothane. Anesthesiology 48:167−174

Gesundheitsrisiken durch Spuren von Inhalationsanaesthetika?

K. Taeger

Stellen Spuren von Halothan- und Enflurandämpfen oder Lachgas im ppm-Bereich in der Luft von Narkoseeinleitungsräumen, Operationssälen und Aufwachräumen [1–3] eine Gefahr für die Gesundheit der dort Tätigen dar? Diese Frage kann meines Erachtens trotz mehrerer groß angelegter epidemiologischer Untersuchungen [4–13] mit z.T. beunruhigenden Befunden auch heute noch nicht mit Sicherheit beantwortet werden.

Sind es tatsächlich diese Verunreinigungen, die zu einer erhöhten Spontanabortrate führen, zu kongenitalen Mißbildungen, untergewichtigen Neugeborenen, Karzinomen, Leber- und Nierenerkrankungen, oder sind es andere Ursachen wie Streß, Überarbeitung, Alkohol- und Nikotinabusus, der Zufall?

Hier ist zunächst darauf hinzuweisen, daß die Autoren der epidemiologischen Studien selbst nur vermutet, nicht behauptet haben, daß die Verunreinigung der Luft in den Operationssälen durch Spuren von Inhalationsanaesthetika als Ursache der Gesundheitsrisiken anzusehen seien.

In der Zwischenzeit sind einige kritische Stimmen, z.B. Lecky [14], Fink und Cullen [15], Vessey [16], Ferstandig [17] laut geworden, die schwerwiegende Einwände gegen Durchführung und Interpretation der erwähnten epidemiologischen Untersuchungen vorbrachten.

Sind wir deshalb berechtigt, auf Maßnahmen zur Verminderung der Luftverunreinigung im OP zu verzichten? Keineswegs. Hier sind sich Kritisierte und Kritiker einig: Ein nicht erbrachter Nachweis der Schädlichkeit beweist noch keine Unschädlichkeit. Allgemein wird deshalb empfohlen, wie es 1974 von der Deutschen Gesellschaft für Anaesthesie und Wiederbelebung und dem Berufsverband deutscher Anaesthesisten [18] formuliert wurde: „ . . . die Einrichtung leistungsfähiger Absaugvorrichtungen allen Krankenhausträgern zur Pflicht zu machen." Und etwas weiter heißt es: „ . . . sollte als Zwischenlösung die Anwendung von Narkosefiltern vorgeschrieben werden."

Die Verwendung von Kohlefiltern anstelle von Absauganlagen erscheint mir nur als Notlösung akzeptabel. Schon 1972 haben Eichler et al. [19] nachgewiesen, daß vom Kohlefilter adsorbiertes Halothan allmählich durch die gesamte Kohleschicht diffundiert und nach einigen Tagen selbst bei geringer Beladung des Filters wieder kontinuierlich an die Raumluft abgegeben wird. Da die Geruchsschwelle für Halothan bei 80–100 ppm liegt, wird die Freisetzung von Halothan aus dem Filter evtl. zu spät bemerkt.

Kohlefilter sollten nach 8 h, spätestens jeden 2. Tag gewechselt werden. Sie adsorbieren kein N_2O, obwohl Lachgas als Gefahr für die Gesundheit nicht auszuschließen ist.

1977 hat das National Institute of Occupational Safety and Health (NIOSH) Grenzwerte für die Konzentration von Inhalationsanaesthetika in der Raumluft von Operationssälen angegeben, die z.B. für Halothan und N_2O bei 0,5 und 25 ppm liegen. Diese Grenzwerte beruhen nach Smith und Shirley [20] und Mazze [21] im wesentlichen auf den Ergebnissen der unter der Leitung von Cohen [8] in den USA durchgeführten epidemiologischen Untersuchung, gegen deren Durchführung und Interpretation unter anderem von Ferstandig [17] erhebliche Bedenken geäußert wurden. Die NIOSH-Grenzwerte beruhen außerdem auf den Untersuchungen von Bruce und Bach [22], die noch bei 50 ppm N_2O und 1 ppm Halothan eine nachweisbare Beeinträchtigung der psychomotorischen Leistungsfähigkeit gesunder Probanden fanden. Diese Befunde konnten jedoch weder von Frankhuizen et al. [23], noch von Smith und Shirley [24] oder Cook et al. [25] bestätigt werden. Diese Grenzwerte erscheinen demnach experimentell nicht überzeugend fundiert.

Was sollte man also tun, um einer möglichen Gefährdung der im OP beschäftigten Personen vorzubeugen?

Narkosegase sollten am Auslaß des Kreissystems abgesaugt werden. Zuluft und Abluft der OP-Belüftungsanlage sollten getrennt sein. Die Narkosetechnik sollte das Austreten von Narkosegasen in die Raumluft verhüten, z.B. dadurch, daß Inhalationsanaesthetika erst nach Intubation oder dichtem Sitz der Maske zugeführt werden. Am Ende der Narkose sollte die Zufuhr der Narkosegase mindestens 5 min vor Extubation oder Abnehmen der Maske beendet werden. Mit geeigneten Nachweismethoden sollten in regelmäßigen Zeitabständen Lecks an Wandanschlüssen und Geräten gesucht und beseitigt werden.

In einem OP mit Frischluftzufuhr, Narkosegasabsaugung und angepaßter Narkosetechnik dürfte kaum noch das Risiko einer Gesundheitsschädigung durch Spuren von Narkosegasen in der Raumluft bestehen.

Literatur

1. Linde HW, Bruce DL (1969) Occupational exposure of anesthetists of halothane, nitrous oxide and radiation. Anesthesiology 30:363–368
2. Whitcher CE, Cohen EN, Trudell JR (1971) Chronic exposure to anesthetic gases in the operating room. Anesthesiology 35:348–353
3. Piziali RL, Whitcher C, Sher R, Moffat RJ (1976) Distribution of waste anesthetic gases in the operating room air. Anesthesiology 45:487–494
4. Askrog V, Harvald B (1970) Teratogen effekt af inhalationsanaxestetika. Saertryk Nord Med 83: 498–500
5. Cohen EN, Bellville JW, Brown BW (1971) Anesthesia, pregnancy, and miscarriage. A study of operating room nurses and anesthetists. Anesthesiology 35:343–347
6. Knill-Jones RP, Moir DD, Rodrigues LV, Spence AA (1972) Anaesthetic practice and pregnancy. Controlled survey of women anaesthetists in the United Kingdom. Lancet 2:1326–1328
7. Corbett TH, Cornell RG, Lieding K, Endres JL (1973) Incidence of cancer among Michigan nurse-anesthetists. Anesthesiology 38:260–263
8. American Society of Anesthesiologists (1974) Occupational disease among operating room personnel: A national study. Report of an ad hoc committee on the effect of trace anesthetics on the health of operating room personnel. Anesthesiology 41:321–340
9. Corbett TH, Cornell RG, Endres JL, Lieding K (1974) Birth defects among children of nurse-anesthetists. Anaesthesiology 41:341–344
10. Knill-Jones RP, Newmann BJ, Spence AA (1975) Anaesthetic practice and pregnancy. Controlled survey of male anaesthetists in the United Kingdom. Lancet 2:807–809
11. Cohen EN, Brown BW, Bruce DL, Cascorbi HF, Corbett TH, Jones TW, Whitcher CE (1975) A survey of anesthetic health hazards among dentists. J Am Deut Assoc (JADA) 90:1291–1296
12. Pharoah POD, Alberman E, Doyle P (1977) Outcome of pregnancy among women in anaesthetic practice. Lancet 1:34–36

13. Tomlin PJ (1979) Health problems of anaesthetists and their families in the West Midlands. Br Med J 1:779–784
14. Lecky JH (1980) Anesthetic pollution in the operating room. A notice to operating room personnel. Anesthesiology 52:157–159
15. Fink BR, Cullen BF (1976) Anesthetic pollution: What is happening to us? Anesthesiology 45: 79–83
16. Vessey MP (1978) Epidemiological studies of the occupational hazards of anaesthesia – a review. Anaesthesia 33:430–438
17. Ferstandig LL (1978) Trace concentrations of anesthetic gases: a critical review of their disease potential. Anesth Analg 57:328–345
18. Empfehlung der deutschen Gesellschaft für Anaesthesie und Wiederbelebung und des Berufsverbandes deutscher Anaesthesisten (1974).
19. Eichler J, Kukulinus K, Naumann P (1972) Über das Aufnahmevermögen von Halothanfiltern. Anaesth Inform 4:123–128
20. Smith G, Shirley AW (1976) Failure to demonstrate effects of low concentrations of nitrous oxide and halothane on psychomotor performance. Br J Anaesth 48:274
21. Mazze RJ (1980) Waste anesthetic gases and the regulatory agencies. Anesthesiology 52:248–256
22. Bruce DL, Bach MJ (1976) Effects of trace anaesthetic gases on behavioural performance of volunteers. Br J Anaesth 48:871–876
23. Frankhuizen JL, Vlek CAJ, Burm AGL, Rejger V (1978) Failure to replicate negative effects of trace anaesthetics on mental performance. Br J Anaesth 50:229–234
24. Smith G, Shirley AW (1978) A review of the effects of trace concentrations of anaesthetics on performance. Br J Anaesth 50:701–712
25. Cook TL, Smith M, Starkweather JA, Winter PM, Eger EI II (1978) Behavioral effects of trace and subanesthetic halothane and nitrous oxide in man. Anesthesiology 49:419-424

Kinetik der Aufnahme und Abgabe von Halothan und Enfluran

H. Schmidt und R. Dudziak

Die allgemeine Darstellung der Pharmakokinetik von Halothan und Enfluran mit Hilfe zahlreicher mathematischer Modelle [2, 6, 9, 12, 13, 24, 25, 30, 34] ebenso wie die experimentellen klinischen Untersuchungen am Menschen, die zu diesem Zweck durchgeführt wurden, basieren auf Messungen der Einatmungs- und/oder endexspiratorischen Konzentrationen des betreffenden Anaesthetikums [8, 14, 23, 29, 31, 33] sowie auf der Bestimmung der Löslichkeit der einzelnen Inhalationsanaesthetika in den verschiedenen Körperflüssigkeiten und -geweben [18, 21, 22, 32]. Andererseits dienen Messungen der Halothan- oder Enflurankonzentrationen im arteriellen oder venösen Blut des Menschen fast ausschließlich der Bestimmung pharmakokinetischer oder pharmakodynamischer Teilaspekte [1, 3, 7, 10, 11, 16, 17, 19, 20, 26].

Nur die Serumhalbwertszeiten, die von Duncan und Raventos [11] für Halothan errechnet wurden und die zwischen 3 und 45 min schwanken, basieren auf nephelometrischen Bestimmungen des Halothanspiegels im venösen Blut.

Ziel unserer Untersuchungen war es, das Verhalten der zentralvenösen Blutspiegel von Halothan und Enfluran unter den Bedingungen eines weitgehend standardisierten Anaesthesieverfahrens bei einer ziemlich großen Anzahl von Patienten so weit wie möglich quantitativ zu bestimmen und daraus pharmakokinetische Parameter abzuleiten.

An 32 Patienten im Alter von 20—70 Jahren, mit gesunden Kreislaufparametern, die sich 2- bis 3stündigen chirurgischen Eingriffen unterziehen mußten, wurden 2 Untersuchungsreihen, die getrennt voneinander verliefen, durchgeführt. Dabei wurden während der Applikation von Halothan mit einer Einatmungskonzentration von 1 Vol.-% oder von Enfluran mit einer Inspirationskonzentration von 2 Vol.-% die Konzentrationen im venösen Blut 60 min lang bestimmt; anschließend — nach Unterbrechung der Anaesthetikumzufuhr — erfolgte eine weitere, 240 min dauernde Meßperiode unter Zuhilfenahme von gaschromatographischen Methoden. Zu diesem Zweck wurden die Patienten nach intravenöser Anaesthesieeinleitung, Muskelentspannung und Intubation mit einem Gemisch aus N_2O und Sauerstoff (F_iO_2 = 32—34 Vol.-%) künstlich beatmet. Bei den 16 Patienten der einen Untersuchungsreihe kam ein halboffenes System zur Anwendung, bei den restlichen 16 ein halbgeschlossenes Kreissystem. 3—5 min nach Einleitung der Narkose wurden 1 Vol.-% Halothan oder 2 Vol.-% Enfluran 60 min lang über einen speziell kalibrierten Verdampfer dem frischen Gasgemisch zugesetzt. Nach Ablauf dieser Zeit erhielten die Patienten in 20- bis 30 minütigen Abständen 0,1—0,2 mg Fentanyl i.v. zur Weiterführung der Narkose. Die Muskelentspannung wurde durch Applikation von Pancuroniumbromid aufrechterhalten. Während des gesamten Beobachtungszeitraums wurden zusätzlich zu der während einer Anaesthesie üblichen Überwachung (Messung von Pulsfrequenz, des peripheren arteriellen Blutdrucks sowie EKG-Über-

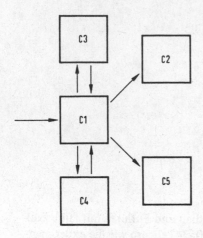

Abb. 1. Multikompartimentmodell des Computerprogramms BIC 261/Modell 44 zur Berechnung der pharmakokinetischen Parameter für Halothan und Enfluran. *C 1* zentrales Kompartiment (Blut); *K 2* = 0; *C 3* und *C 4* hypothetische Nebenkompartimente; *C 5* Eliminierung via Lungen

wachung) Herzzeitvolumen, Atemminutenvolumen und Ösophagustemperatur nach einem präzise festgelegten Zeitplan gemessen. Des weiteren wurden zur Bestimmung der Blutgaswerte, des Säure-Basen-Status, der Hämoglobin- und Hämatokritwerte sowie der Triglyceridspiegel Proben des arteriellen Bluts entnommen. Die Blutspiegel des Inhalationsanaesthetikums wurden aus Proben von zentralvenösem Blut bestimmt, die über einen Venenkatheter nahe dem rechten Vorhof entnommen wurden.

Das gaschromatographische Analyseverfahren und die Meßmethoden zur Bestimmung der anderen Parameter sind im Detail bereits an anderer Stelle beschrieben worden [28]. Die Auswertung der Ergebnisse, die sich aus der Bestimmung der Blutkonzentrationen von Halothan und Enfluran ergaben, erfolgte mit Hilfe des Computerberechnungsprogramms BIC 261/Modell 44. Die Berechnungen stützten sich auf ein Multikompartimentmodell, das auf Abb. 1 im Diagramm dargestellt ist. Hier entspricht K 1 dem zentralen Kompartiment des Bluts und K 3 sowie K 4 den hypothetischen Nebenkompartimenten.

Der Korrelationskoeffizient (r) als Maß für die Anpassung zwischen den experimentell bestimmten Meßwerten und den berechneten Daten, belief sich für die beiden Halothangruppen auf 0,9987 und 0,9981, für die Enflurangruppen auf 0,9968 und 0,9963 (Tabellen 1, 2).

Da Aufnahme, Verteilung und Eliminierung eines Inhalationsanaesthetikums von der Konzentration in der Einatmungsluft, der Expositionszeit und der Löslichkeit des Anaesthe-

Tabelle 1. Pharmakokinetische Parameter für Halothan

		$t_{0,5}$ (α) [min]	$t_{0,5}$ (β) [min]	$t_{0,5}$ (γ) [min]	Gesamtclearance [l/kg/h]	Korrelationskoeffizient
Halothan (halboffenes	x	2,237	16,31	134,02	2,259	0,9987
System)	SD	2,064	7,78	61,63	0,330	0,0011
n = 16						
Halothan (halb-	x	2,813	18,75	99,81	2,456	0,9981
geschlossenes System)	SD	2,482	10,02	31,84	0,540	0,0016
n = 15						

Tabelle 2. Pharmakokinetische Parameter für Enfluran

		$t_{0,5}$ (α) [min]	$t_{0,5}$ (β) [min]	$t_{0,5}$ (β) [min]	Gesamt clearance [l/kg/h]	Korrelations- koeffizient
Enfluran (halboffenes	x	1,607	13,48	111,26	3,486	0,9968
System)	SD	1,483	8,80	42,59	0,333	0,0027
n = 15						
Enfluran (halb-	x	2,743	16,89	100,25	3,284	0,9963
geschlossenes System)	SD	1,991	7,14	23,66	0,490	0,0028
n = 16						

tikums im Blut und den einzelnen Geweben ebensosehr abhängen wie von der alveolären Ventilation und dem Herzzeitvolumen des Patienten, wurden in beiden Untersuchungsreihen bei jedem Patienten die Applikation des Anaesthetikums und die alveoläre Ventilation konstant gehalten. Der geringfügige Abfall der Ösophagustemperatur um 0,5–1,5 °C dürfte keinen nachhaltigen Einfluß auf die Pharmakokinetik der untersuchten Anaesthetika ausgeübt haben. Nachdem unter den beschriebenen experimentellen Bedingungen für keine der 4 Patientengruppen ein statistisch signifikanter Abfall von Herzindex und Schlagvolumen während der Applikation von Halothan oder Enfluran gezeigt werden konnte, kann der Einfluß dieser Parameter auf die Eliminierung der untersuchten Anaesthetika ausgeschlossen werden (Abb. 2–8).

Die Veränderungen der Löslichkeit von Halothan in Blut mit hohen Triglyceridspiegeln, wie sie von Saraiva et al. [27] in vitro demonstriert wurden, haben ebenfalls keinen ungünstigen Effekt auf Aufnahme und Abgabe des Anaesthetikums. Obwohl bei 2 Patienten der Halothanuntersuchungsserie Triglyceridspiegel von 1031,0 mg/dl und 554,2 mg/dl festgestellt wurden, wichen die venösen Halothankonzentrationen nicht von den bei anderen Patienten gewonnenen Meßwerten ab.

Eine zusätzliche Beeinflussung der Kinetik von Halothan und Enfluran durch den von Eger [12] beschriebenen Konzentrationseffekt oder den „Zweitgaseffekt", den Epstein et al. [14] bei gleichzeitiger Applikation von volatilen Anaesthetika und N_2O feststellten, konnte für die hier vorliegenden Studien weitgehend ausgeschlossen werden, da diese Phänomene nur dann von klinischer Signifikanz sind, wenn Halothan oder Enfluran in höheren Einatmungskonzentrationen als den von uns verabreichten eingesetzt werden. Aus den von uns gewonnenen Resultaten ist zu sehen, daß die Konzentrationen von Halothan und Enfluran im venösen Blut — ungeachtet des verwendeten Anaesthesiesystems — in den ersten 30 min einen steilen Anstieg zeigen, der sich über die folgenden 30 min deutlich verringert, und daß sie am Ende der Expositionszeit keinerlei Steady state erreichen (Abb. 9–13). Unter vergleichbaren experimentellen Voraussetzungen kamen Grothe et al. [17] zu ähnlichen Resultaten. Im Gegensatz dazu berichtete Gostomzyk [16], daß es unabhängig von der applizierten Halothanmenge 15 min nach Beginn der Halothananaesthesie zu einem Konzentrationsplateau im Blut komme. Nach heutigem Erkenntnisstand läßt sich diese Behauptung nicht mehr aufrechterhalten.

Wenn man die Halbsättigungszeiten in Betracht zieht, die von Cowles et al. [9] für eine Einatmungskonzentration von 1% Halothan errechnet — nicht gemessen — wurden, und die

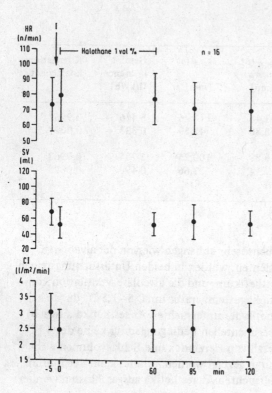

Abb. 2. Veränderungen (Mittelwerte) von Herzfrequenz (*HR*), Schlagvolumen (*SV*) und Herzindex (*CI*) nach intravenöser Anaesthesieeinleitung (*I*) sowie während und nach Applikation von Halothan bei 16 Patienten mit Beatmung durch ein halboffenes System x̄ ± SD

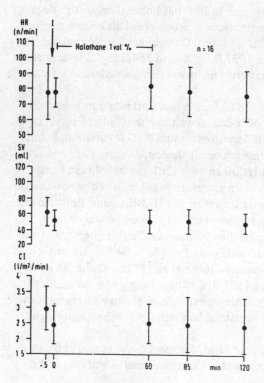

Abb. 3. Veränderungen (Mittelwerte) von Herzfrequenz (*HR*), Schlagvolumen (*SV*) und Herzindex (*CI*) nach intravenöser Anaesthesieeinleitung (*I*) sowie während und nach Applikation von Halothan bei 16 Patienten mit Beatmung durch ein halbgeschlossenes System x̄ ± SD

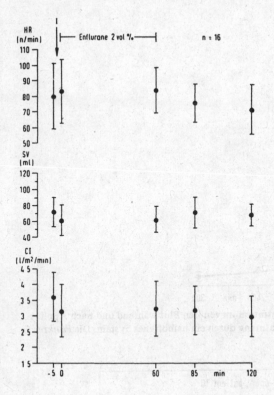

Abb. 4. Veränderungen (Mittelwerte) von Herzfrequenz (*HR*), Schlagvolumen (*SV*) und Herzindex (*CI*) nach intravenöser Anaesthesieeinleitung (*I*) sowie während und nach Applikation von Enfluran bei 16 Patienten mit Beatmung durch ein halboffenes System $\bar{x}$ ± SD

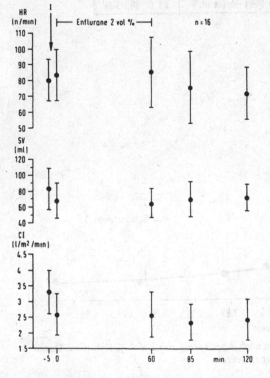

Abb. 5. Veränderungen (Mittelwerte) von Herzfrequenz (*HR*), Schlagvolumen (*SV*) und Herzindex (*CI*) nach intravenöser Anaesthesieeinleitung (*I*) sowie während und nach Applikation von Enfluran bei 16 Patienten mit Beatmung durch ein halbgeschlossenes System $\bar{x}$ ± SD

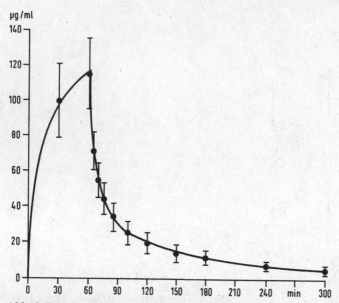

Abb. 6. Errechnete Mittelwerte der Halothankonzentration im venösen Blut während und nach Applikation von 1 Vol.-% Halothan bei 16 Patienten mit Beatmung durch ein halboffenes System. Die *Punkte* stellen die Mittelwerte der Versuchsdaten dar

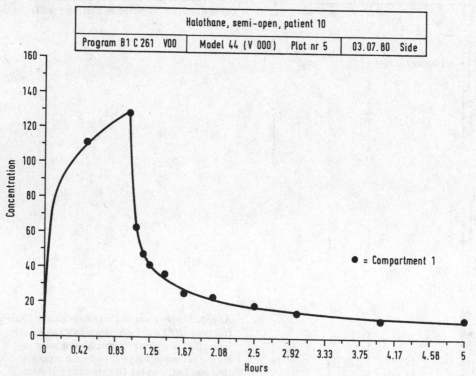

Abb. 7. Konzentration im venösen Blut während und nach Applikation von 1 Vol.-% Halothan. Durch Computerprogramm aus den Versuchsdaten errechnet (*Punkte*)

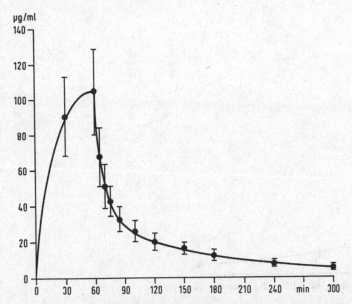

Abb. 8. Kurve mit den errechneten Mittelwerten der Halothankonzentration im venösen Blut während und nach Applikation von 1 Vol.-% Halothan bei 15 Patienten mit Beatmung durch ein halbgeschlossenes System. Die *Punkte* stellen die Mittelwerte der Versuchsdaten dar

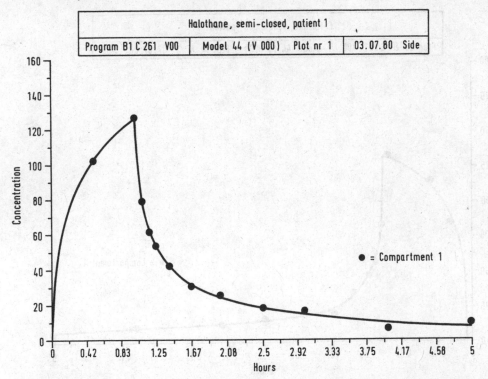

Abb. 9. Konzentration im venösen Blut während und nach Applikation von 1 Vol.-% Halothan. Durch Computerprogramm aus den Versuchsdaten errechnet (*Punkte*)

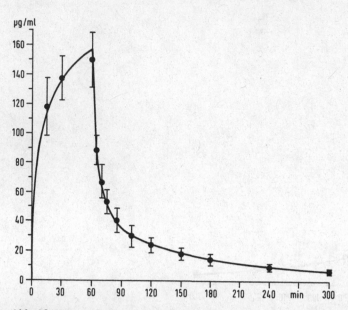

Abb. 10. Kurve mit den errechneten Mittelwerten der Enfluranekonzentration im venösen Blut während und nach Verabreichung von 2 Vol.-% Enflurane bei 15 Patienten mit Beatmung durch ein halboffenes System

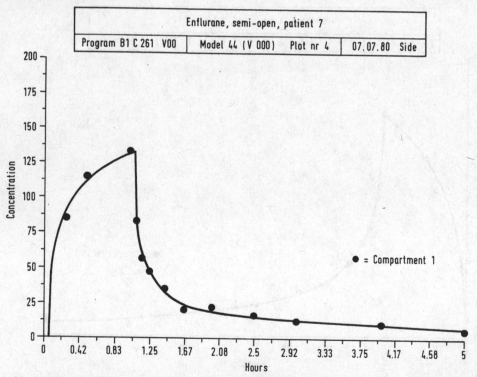

Abb. 11. Konzentration im venösen Blut während und nach Verabreichung von 2 Vol.-% Enflurane, durch Computerprogramm aus den Versuchsdaten errechnet (*Punkte*)

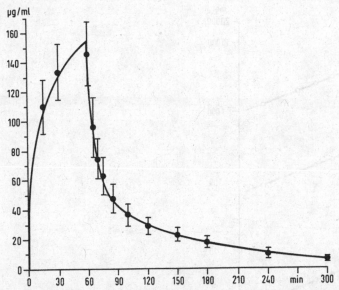

Abb. 12. Kurve mit den errechneten Mittelwerten der Enfluranekonzentration im venösen Blut während und nach Verabreichung von 2 Vol.-% Enflurane bei 16 Patienten mit Beatmung durch ein halbgeschlossenes System

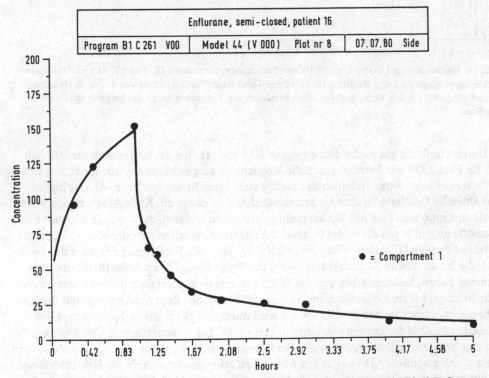

Abb. 13. Konzentration im venösen Blut während und nach Verabreichung von 2 Vol.-% Enflurane, durch Computerprogramm aus den Versuchsdaten errechnet (*Punkte*)

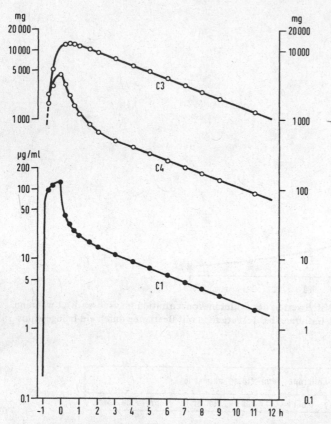

Abb. 14. Halothanspiegel in den hypothetischen Nebenkompartimenten (K 3 und K 4) und die Konzentration im venösen Blut von Halothan (K 1) während und nach Verabreichung von 1 Vol.-% Halothan, durch Computer aus den Versuchsdaten eines Patienten mit Beatmung durch ein halboffenes System errechnet

im Durchschnitt für gut perfundierte Organe 20,4 min, für die Skelettmuskulatur 206 min und für Fett 2330 min betragen, muß die Möglichkeit ausgeschlossen werden, daß mit einer klinisch relevanten Dosis Halothan der Steady state erreicht werden kann. Analog hierzu sind ähnliche Resultate für eine Enflurananaesthesie zu erwarten. Nach Absetzen des Anaesthetikums muß man eher mit Rückverteilungsprozessen rechnen, die – was ihre Dauer und Intensität angeht – nur durch die Partialdruckdifferenz zwischen Arterienblut und Gewebe bestimmt werden [13]. Daraus läßt sich schließen, daß nach Beendigung der Anaesthesie Organe, die bis zu diesem Zeitpunkt nur eine geringfügige Menge eines Anaesthetikums aufgenommen haben, bestimmte Mengen des Wirkstoffs aus dem arteriellen Blut extrahieren und zwar so lange, bis ein Konzentrationsgleichgewicht zwischen dem Arterienblut und den Geweben zustandegekommen ist. Der Prozeß wird durch die gleichzeitige Eliminierung der Anaesthetika über die Lungen beträchtlich beeinflußt. Diese theoretischen Überlegungen finden eine zusätzliche Bestätigung in den Berechnungsresultaten für unsere eigenen Messungen. Wie auf der graphischen Darstellung in Abb. 14 zu erkennen ist, nimmt die Halothanmenge im hypothetischen Kompartiment 3 (K 3) des verwendeten Modells nach Absetzen dieses Anaesthetikums zunächst eine kurze Zeit lang zu, wogegen im gleichen Zeitraum die Halo-

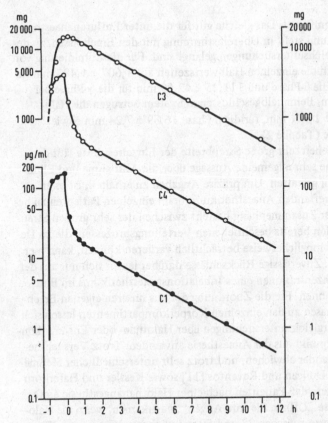

Abb. 15. Enfluranespiegel in den hypothetischen Nebenkompartimenten (K 3 und K 4) und die Konzentration im venösen Blut von Enflurane (K 1) während und nach Verabreichung von 2 Vol.-% Enflurane, durch Computer aus den Versuchsdaten eines Patienten mit Beatmung durch ein halbgeschlossenes System errechnet

thanmenge im hypothetischen Kompartiment 4 (K 4) bereits deutlich weniger wird. Daraus folgt, daß Kompartiment 3 in erster Linie die weniger gut perfundierten Organe wie beispielsweise die Skelettmuskulatur und das Fett darstellt und Kompartiment 4 die gut perfundierten Organe wie Gehirn, Leber, Herz und Nieren, die bereits weitgehend mit Halothan gesättigt sind. Kompartiment 1 entspricht der Konzentration im venösen Blut. Das gleiche gilt für die Berechnung der Resultate, die sich aus den Bestimmungen der Enflurankonzentrationen ergeben haben (Abb. 15).

Es finden sich folglich in den Messungen der Halothan- und Enfluranspiegel im venösen Blut nach Beendigung der Anaesthesie Rückverteilungsvorgänge ebenso wieder wie die gleichzeitige Eliminierung der Anaesthetika über die Lungen. Im einzelnen bestimmten wir für die Abgabe von Halothan aus dem Blut drei aufeinanderfolgende Phasen mit Halbwertszeiten von 2,237 ± 2,004 min für die α-Phase, 16,31 ± 7,78 min für die β-Phase und 134,02 ± 16,31 min für die γ-Phase bei einer Narkose im halboffenen Kreissystem; bei Anaesthesie im halbgeschlossenen System betrugen die Halbwertszeiten für die α-Phase 2,813 ± 2,428 min, für die β-Phase 18,75 ± 10,02 min und für die γ-Phase 99,81 ± 31,84 min (Tabelle 1). Die Differenz zwischen den Daten, die für die zwei unterschiedlichen Anaesthesiekreissysteme errechnet wurden, ist statistisch nicht signifikant. Das gleiche gilt für die unter Enflurananaesthesie bestimmten Parameter. Dieser Befund steht in Übereinstimmung mit den Ergebnissen, zu denen Goldman et al. [15] bei Vergleichsuntersuchungen gelangt sind. Für die Eliminierung von Enfluran aus dem Blut beliefen sich die einzelnen Halbwertszeiten auf $1{,}607 \pm 1{,}483$ min für die α-Phase, $13{,}48 \pm 8{,}80$ min für die β-Phase und $111{,}25 \pm 42{,}59$ min für die γ-Phase bei Anaesthesie im halboffenen System. Beim halbgeschlossenen System betrugen die Halbwertszeiten für die α-Phase $2{,}743 \pm 1{,}991$ min, für die β-Phase $16{,}89 \pm 7{,}24$ min sowie $100{,}25 \pm 23{,}66$ min für die γ-Phase (Tabelle 2).

Die im großen und ganzen gesehen sehr große Streubreite der Einzelresultate läßt den Schluß zu, daß Mittelwerte nur eine sehr allgemeine Aussage über die Aufnahme und Eliminierung von Halothan und Enfluran gestatten. Um präzise Angaben zu erhalten, ist es erforderlich, die Konzentration des betreffenden Anaesthetikums beim einzelnen Patienten zu bestimmen. Die Frage, ob ein kausaler Zusammenhang besteht zwischen der sehr großen Streubreite der vorgelegten Daten und den bereits beschriebenen Verteilungsprozessen, die im Detail nicht differenziert werden und möglicherweise beträchtlich variieren können, kann hier nur zur Diskussion gestellt werden. Zuverlässige Rückschlüsse darüber lassen sich nur aus der gleichzeitigen Bestimmung der Konzentrationen eines Inhalationsanaesthetikums im Blut und in den einzelnen Organen gewinnen. Für die Zuordnung der aus unseren eigenen Ergebnissen ermittelten Eliminierungsphasen zu den einzelnen Körperkompartimenten lassen sich vor allem die Resultate aus den Vergleichsuntersuchungen über Halothan- oder Enflurankonzentrationen und den Aufwachzeitpunkt aus der Anaesthesie anwenden. Trotz Versuchsbedingungen, die beträchtlich voneinander abwichen, und trotz sehr unterschiedlicher Meßmethoden, konnten Ardoin et al. [1], Duncan und Raventos [11] sowie Kessler und Haferkorn [20] übereinstimmend demonstrieren, daß Patienten nach einer Halothananaesthesie einfachen Aufforderungen, beispielsweise „Öffnen Sie Ihre Augen", nachkamen, wenn die Halothanspiegel im venösen Blut auf Werte zwischen 25 und 50 μg/ml abgesunken waren. Wie Kessler und Haferkorn [20] berichteten, war nach einer Enflurananaesthesie die venöse Konzentration zu diesem Zeitpunkt auf 60 μg/ml gefallen.

Entsprechende venöse Blutspiegel wurden bei unseren eigenen Patienten der Halothangruppe zwischen der 15. und 40. Minute, bei den Versuchspersonen der Enfluranreihe zwischen der 10. und 25. Minute nach Absetzen des Anaesthetikums ermittelt. In Übereinstimmung damit kann die für die Eliminierung von Halothan und Enfluran aus dem Blut errechnete Halbwertszeit der β-Phase für die Abgabe des betreffenden Anaesthetikums aus den gut perfundierten Organen wie Gehirn, Herz, Leber und Nieren zugeordnet werden. Die α-Phase für das Absinken der Anaesthetikumkonzentration im venösen Blut würde dann v.a. durch die Eliminierung über den Alveolarraum und die oben beschriebenen Rückverteilungsvorgänge bestimmt werden, ohne daß wesentliche Mengen des Anaesthetikums bereits aus dem Gewebe extrahiert sind, während die γ-Phase der Eliminierung aus Muskulatur und Fett entsprechen würde. Diese Interpretation der Eliminierungsphasen steht im Prinzip in Übereinstimmung mit der Zuordnung der Eliminierungsphasen, die von Eger aus Modellberechnungen für das Absinken der alveolären Konzentration vorgenommen wurde [13]. Im Widerspruch dazu stehen die Schlüsse, die Torri et al. [33] aus den Resultaten von Vergleichsmessungen der endexspiratorischen Konzentration nach Halothan- und Enflurananaesthesie gezogen haben. Die Untersucher interpretieren das anfängliche Absinken in der Auswaschkurve bereits als Eliminierung aus den gut perfundierten Organen und die anschließende Abflachung der Kurve als Eliminierung aus der Muskulatur; den darauf folgenden sehr flachen Kurvenverlauf deuten sie als Abgabe aus dem Fettgewebe. Aus den Berichten von Torri et al. [33] geht allerdings nicht hervor, ob die Eliminierungskurven, auf denen ihre Berechnungen fußen, Einzelbeobachtungen darstellen oder sich aus Mittelwerten ableiten. Des weiteren sind keine Halbwertszeiten, die allgemein für die Darstellung der Eliminierung angegeben werden, genannt. Aus Messungen der alveolären Enflurankonzentration nach Beendigung der Anaesthesie errechneten Chase et al. [8] Eliminierungshalbwertszeiten, bei denen sich eine sehr breite Streuung der Einzelwerte zeigte. Die von diesen Autoren ermittelten Daten weichen beträchtlich von den Parametern ab, die wir aus unseren eigenen Untersuchungen errechnet haben.

Aus tierexperimentellen Untersuchungen von Beneken-Kolmar et al. [4, 5] geht hervor, daß die endexspiratorische Halothankonzentration in der Eliminationsphase anfänglich rascher absinkt als die Konzentration im gemischt-venösen Blut. Entsprechende Untersuchungen am Menschen wurden bisher noch nicht vorgenommen.

Insgesamt gesehen läßt sich bei Betrachtung unserer eigenen Resultate feststellen, daß die Bestimmungen der Konzentrationen von volatilen Anaesthetika im venösen Blut besser geeignet sind als die Messung endexspiratorischer Konzentrationen, wenn es darum geht, klinisch wichtige Fragen zu beantworten, wie beispielsweise die Mindestdauer der postanaesthetischen Überwachung, mögliche Wechselwirkungen mit anderen, während der Eliminierungsphase verabreichten Pharmaka, geeignete Anaesthesieverfahren für wiederholte, kurzzeitige Applikation von Anaesthetika oder Entlassungszeitpunkt von ambulanten Patienten. Darüber hinaus müßte erst einmal demonstriert werden, daß die gemessenen endexspiratorischen Konzentrationen mit den alveolären Konzentrationen auch tatsächlich identisch sind. Dies gilt insbesondere dann, wenn die Messungen bei Spontanatmung durchgeführt werden. Die pharmakokinetischen Parameter für Halothan und Enfluran, über die hier erstmals berichtet wird, sind für die klinischen Fragen in erster Linie von theoretischer Bedeutung.

Literatur

1. Ardoin D, Hingson RA, Tomaro AJ, Fike WW (1966) Chromatographic blood-gas studies of halothane in ambulatory oral surgical anesthesia. Anesth Analg 45:275–281
2. Ashman MN, Blesser WB, Epstein RM (1970) A nonlinear model for the uptake and distribution of halothane in man. Anesthesiology 33:419–429
3. Bencsath FA, Drysch K, List D, Weichardt H (1978) Analysis of volatile air pollutants by charcoal adsorption with subsequent gas chromatographic head space analysis by desorption with benzylalcohol. Angewandte Chromatographie No. 32 E, Bodenseewerk. Perkin-Elmer & Co, Überlingen
4. Beneken Kolmer HH, Burm AG, Cramers CA, Ramakers JM, Vader HL (1975) The uptake and elimination of halothane in dogs: a two or multicompartment-system? I: Gaschromatographic determination of halothane in blood and in inspiratory and end-tidal gases. Br J Anaesth 47:1049–1052
5. Beneken Kolmer HH, Burm AG, Cramers CA, Ramakers JM, Vader HL (1975) The uptake and elimination of halothane in dogs: a two or multicompartment-system? II: Evaluation of wash-in and wash-out curves. Br J Anaesth 47:1169–1175
6. Bourne JG (1964) Uptake, elimination and potency of inhalational anaesthetics. Anaesthesia 19:12–32
7. Butler RA (1963) Halothane. In: Papper EM, Kitz RJ (eds) Uptake and distribution of anesthetic agents. McGraw-Hill, New York Toronto London, pp 274–283
8. Chase RE, Holaday DA, Fiserova-Bergerova V, Saidman LJ (1971) The biotransformation of Ethane in man. Anesthesiology 35:262–267
9. Cowles AL, Borgstedt HH, Gillies AJ (1968) Uptake and distribution of inhalation anesthetic agents in clinical practice. Curr Res Anesth Analg 47:404–414

10. Dick W, Knoche E, Traub E, Eckstein K-L (1975) Ethrane in der Geburtshilfe. In: Kreuscher H (ed) Ethrane, neue Ergebnisse aus Forschung und Klinik. Schattauer, Stuttgart New York, pp 73–85
11. Duncan WAM, Raventos J (1959) The pharmacokinetics of halothane (Fluothane) anaesthesia. Br J Anaesth 31:302–315
12. Eger EI II (1963) Applications of a mathematical model of gas uptake. In: Papper EM, Kitz RJ (eds) Uptake and distribution of anesthetic agents. McGraw-Hill, New York Toronto London, pp 88–103
13. Eger EI II (1976) Anesthetic uptake and action. William & Wilkins, Baltimore
14. Epstein RM, Rackow H, Salanitre E, Wolf GL (1964) Influence of the concentration effect on the uptake of anesthetic mixtures: The second gas effect. Anesthesiology 25:364–371
15. Goldman E, De Campo T, Aldrete JA (1979) Enflurane concentration: influence of semi-closed system (Abstr). Anesthesiology 51:23
16. Gostomzyk JG (1971) Bestimmung der Narkosegas-Konzentration im Blut mit der Dampfraum-Gaschromatographie. Anaesthesist 20:212–215
17. Grothe B, Doenicke A, Hauck G, Lindström D, Bauer T, Kugler J (1976) Untersuchungen zur Metabolisierung von Halothan und Ethrane am Menschen mit und ohne Vorbehandlung von Phenobarbital. Anaesthesiol Wiederbeleb 99:31–41
18. Han YH, Helrich MH (1966) Effect of temperature on solubility of halothane in human blood and brain tissue homogenate. Anesth Analg 45:775–780
19. Hennes HH (1975) Ethrane in der Kinderanaesthesie. In: Kreuscher H (ed) Ethrane, neue Ergebnisse aus Forschung und Klinik. Schattauer, Stuttgart New York, pp 87–99
20. Kessler G, Haferkorn D (1977) Vergleichende Untersuchungen über die postnarkotische Phase nach Kurznarkosen mit Halothan und Ethrane. Z Prakt Anaesth 12:269–274
21. Larson CP Jr, Eger EI II, Severinghaus JW (1962) The solubility of halothane in blood and tissue homogenates. Anesthesiology 23:349–355
22. Lowe HJ, Hagler K (1969) Determination of volatile organic anesthetics in blood, gases, tissues and lipids: partition coefficients. In: Porter R (ed) Gas chromatography in biology and medicine. A Ciba Foundation symposium. Churchill, London, pp 86–112
23. Mapleson WW (1962) Rate of uptake of halothane vapour in man. Br J Anaesth 34:11–18
24. Mapleson WW (1963) An electric analogue for uptake and exchange of inert gases and other agents. J Appl Physiol 18:197–204
25. Mapleson WW (1972) Kinetics. In: Chenoweth MB (ed) Modern inhalation anesthetics. Springer, Berlin Heidelberg New York, pp 326–344
26. Miller MS, Gandolfi AJ (1979) A rapid, sensitive method for quantifying enflurane in whole blood. Anesthesiology 51:542–544
27. Saraiva RA, Willis BA, Steward A, Nunn JN, Mapleson WW (1977) Halothane solubility in human blood. Br J Anaesth 49:115–119
28. Schmidt H (1981) Das Verhalten der venösen Blutspiegel von Halothan und Enfluran unter den Bedingungen einer weitgehend standardisierten Narkose. Habilitationsschrift, Frankfurt/M
29. Sechzer PH, Linde HW, Dripps RD (1962) Uptake of halothane by the human body. Anesthesiology 23:161–162
30. Smith NT, Zwart A, Beneken JEW (1972) Interaction between circulatory effects and the uptake and distribution of halothane: use of a multiple model. Anesthesiology 37:47–58
31. Stoelting RK, Eger EI II (1969) The effect of ventilation and anesthetic solubility on recovery from anesthesia. Anesthesiology 30:290–296
32. Stoelting RK, Longshore RK (1972) Effect of temperature on the solubility of fluoxene, halothane and methoxyflurane blood/gas and cerebrospinal fluid/gas partition coefficients. Anesthesiology 36:503–505
33. Torri G, Damia G, Fabiani ML, Frova G (1972) Uptake and elimination of enflurane in man. A comparative study between enflurane and halothane. Br J Anaesth 44:789–794
34. Zwart A, Smith NT, Beneken JEW (1972) Multiple model approach to uptake and distribution of halothane: use of analog computer. Comp Biol Med Res 5:228–238

Die molekulare Basis für eine einheitliche Theorie der Inhalationsanaesthesie

J.R. Trudell

Einleitung

Durch die neueren Kenntnisse der Struktur der Nervenzellmembran steht eine Grundlage für das Verständnis und die Erörterung eines einheitlichen Mechanismus der Anaesthesie zur Verfügung. Ein einheitlicher Mechanismus ist als allgemeiner Mechanismus zu verstehen, mit dem die verschiedensten Formen von Inhalationsanaesthetika zahlreiche Funktionen des Nervensystems verändern können. Die Vielzahl unterschiedlicher Molekülformen und -größen von Anaesthetika, die eine allgemeine Anaesthesie bei äquimolaren Membrankonzentrationen hervorrufen, und die Vielfalt der Wirkungen auf Nerven, Muskeln, auf das Atemsystem und die Herzgefäße sprechen für einen einheitlichen Anaesthesiemechanismus. Meine Diskussion der Anaesthesietheorien erfolgt in 3 Abschnitten. Erstens werde ich unsere gegenwärtigen Kenntnisse zur molekularen Struktur der Phospholipiddoppelschichtmembranen, die die funktionskontrollierenden Proteine der Nervenzelle umgeben, zusammenfassen. Zweitens werde ich Forschungsarbeiten zum molekularen Mechanismus der Anaesthesie beschreiben, die während der letzten 10 Jahre durchgeführt worden sind. Dabei werde ich mich in meiner Diskussion auf die Theorien konzentrieren, bei denen Störungen der Phospholipid-Protein-Wechselwirkungen durch Inhalationsanaesthetika angenommen werden. Schließlich werde ich ein neues Modellsystem vorlegen, das von H.J. Galla und mir für die Untersuchung der Wirkung von Inhalationsanaesthetika auf eine proteininduzierte laterale Phasentrennung entwickelt wurde.

Molekulare Membranstrukturen

Eine Diskussion über einheitliche Theorien der Anaesthesie muß mit einer Übersicht unserer gegenwärtigen Kenntnisse von der molekularen Struktur der Phospholipiddoppelschichtmembran beginnen, welche die funktionskontrollierenden Proteine der Nervenzelle umschließt. Proteinhaltige Phospholipiddoppelschichten stellen ubiquitäre Strukturen aller Zellen dar. Von besonderer Bedeutung für die Anaesthesie ist dabei die Tatsache, daß die Phospholipiddoppelschicht eine dünne, isolierende Nervenzellmembran bildet, die eine Kontrolle der Transmembranpotentiale, des Ionenfluxes, der Wasserpermeabilität sowie der Exozytose und der Aufnahme von Transmittersubstanzen erlaubt. Da ich versucht habe, einen einheitlichen Mechanismus der Anaesthesie zu formulieren, mit dessen Hilfe die vielfältigen Wirkungen von Inhalationsanaesthetika auf die synaptische Übertragung, die axonale Erregungsleitung, die Herzkontraktilität und den Gefäßtonus erklärt werden können, habe ich ein Modellsystem gesucht, das solche Eigenschaften besitzt, wie sie Membranen in allen zellulären Geweben besitzen.

Eine ausgezeichnete Darstellung der allgemeinen Eigenschaften der Phospholipiddoppelschicht findet man in einer Arbeit von Singer u. Nicholson [1]. In der Mitte der Doppelschicht befindet sich eine Isolierschicht aus gegenüberliegenden Fettsäureketten der Phospholipidmoleküle. Hochpolare Phosphatkopfgruppen bilden eine Verbindung entweder mit der extrazellulären oder der intrazellulären wäßrigen Phase. Diese Phospholipiddoppelschicht weist eine solche thermodynamische Stabilität auf, daß sie sich spontan bildet, wenn gereinigte synthetische Phospholipide einfach einem wäßrigen System zugesetzt werden und das Gemisch von Hand geschüttelt wird. Die Doppelschichtmembran kann viele Arten von Proteinen enthalten, von denen einige die Membran überspannen und sowohl in den extra- als auch in den intrazellulären Raum ragen können. Zu dieser Proteinklasse gehören die Ionenkanäle und die Pumpen des aktiven Transports. Andere Proteine befinden sich entweder auf der Oberfläche der Membran, wo sie Multiproteinkomplexe bilden können, oder sie ragen halbseitig in die Membran hinein, wobei Teile des Proteins zur hydrophoben Region hin ausgerichtet sind, während der andere Teil der intra- oder extrazellulären wäßrigen Phase zugänglich ist (Abb. 1).

Die Cory-Pauling-Koltrum-Modelle (CPK-Modelle) stellen einen ausgezeichneten Weg dar, um sich die in einer Phospholipiddoppelschichtmembran möglichen Bewegungen und die möglichen Wechselwirkungen zwischen den eigentlichen Membranproteinen und den Phospholipiden, aus denen die Doppelschichtmembran aufgebaut ist, vorstellen zu können. In Abb. 1 werden im linken oberen Modell die Rotationsmöglichkeiten aufgezeigt, die die Phosphatkopfgruppen eines Phosphatidylcholinmoleküls haben. Die Hin- und Herbewegungen der Fettsäureketten der Phospholipide sind in dem linken unteren Modell dargestellt. Auf der rechten Seite der Abbildung sind die Anaesthetika Chloroform, Diäthyläther, Methoxyfluran und Halothan abgebildet, wobei ein Wassermolekül ganz unten zum Größenvergleich hinzugefügt ist.

Phospholipidperturbationstheorien

Ein großer Teil unserer früheren Untersuchungen zur Theorie der Inhalationsanaesthetika konzentrierte sich auf die Zunahme der molekularen Bewegung der Kopfgruppen- und Fettsäurekettenregion der Phospholipide in reinen synthetischen Doppelschichten. Wir konnten synthetisch hergestellte „spinlabel" in Phospholipiddoppelschichten einbringen und damit quantitative Messungen der Fluiditätssteigerungen als Funktion der Anaesthetikakonzentration durchführen. Die Fluiditätsänderungen dieser Doppelschichten wurden durch paramagnetische Elektronresonanzuntersuchungen gemessen. Wir stellten fest, daß nach Zugabe der Inhalationsanaesthetika zu den Doppelschichten deren Oberflächenschicht expandierte und die Bewegungsfreiheit oder Fluidität der Fettsäureketten zunahm [2]. Allerdings war es nicht einfach, eine Theorie aufzustellen, mit der erklärt werden konnte, auf welche Weise diese geringen Fluiditätsänderungen einer Nervenzellmembran zu einem Aktivitätsverlust der Proteine, die die Nervenfunktion kontrollieren, führen konnten.

Daher haben verschiedene Laboratorien begonnen, den Einfluß von Inhalationsanaesthetika auf eine spezielle Eigenschaft von Phospholipidmischungen zu untersuchen, die man als laterale Phasentrennung bezeichnet [3–5]. Eine laterale Phasentrennung findet in einer Phospholipiddoppelschicht dann statt, wenn die Temperatur eines 2-Komponenten-Systems so

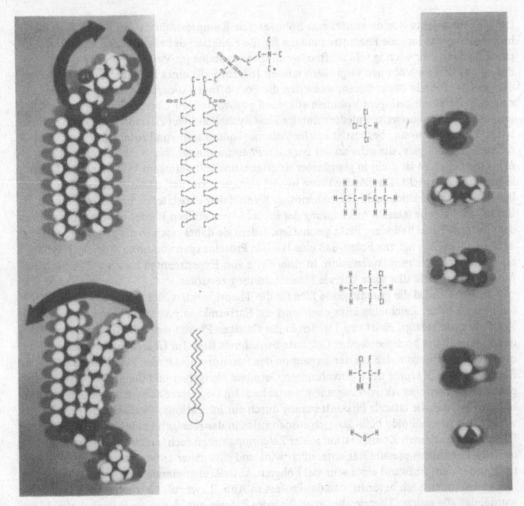

Abb. 1. Die Abb. zeigt *von links nach rechts:* In der *1. Spalte* 2 maßstabgetreue raumfüllende Molekülmodelle von Phospholipidmolekülen, wie sie in einer Doppelschicht vorkommen; in der *2. Spalte oben* die Atomstruktur des zugehörigen Phospholipids, *unten* die Knäuel- und Wellendarstellung eines Phospholipids; in der *3. Spalte* die Atomstrukturen von Chloroform, Diäthyläther, Methoxyfluran, Halothan und Wasser; in der *4. Spalte* die entsprechenden Molekülmodelle im gleichen Maßstab wie die Phospholipide in der 1. Spalte. Bei den Molekülmodellen stellen die weißen Kugeln den Wasserstoff (H), die schwarzen den Kohlenstoff (C), die dunkelgrauen den Sauerstoff (O), die mittelgrauen den Phosphor (P) und die hellgrauen den Stickstoff (N) dar

eingestellt wird, daß sich die Komponente mit niedrigerem Schmelzpunkt in der flüssigen Phase befindet, während sich die Komponente mit dem höheren Schmelzpunkt in Form kleiner Inseln einer Gelphase abtrennt, die notwendigerweise auf der flüssigen Phospholipidphase schwimmen. Diese Bereiche können zwischen 10 und mehrere hundert Phospholipidmoleküle groß sein. Im Hinblick auf die Proteinfunktion besteht eine wichtige Eigenschaft der lateralen Phasentrennung darin, daß an der Grenze zwischen flüssiger und Gelphase ein Packungsdefekt vorliegt, der über einen weiten Bereich die Ordnung der Doppelschicht

stört. Diese defekte Region besitzt eine hohe laterale Kompressibilität. Wir haben darauf
hingewiesen, daß laterale Phasentrennungen für die Funktion der eigentlichen Membran-
proteine dann sehr wichtig sein dürften, wenn diese Proteine im Verlauf einiger Phasen
ihrer Funktion ihr Volumen vergrößern müssen [6]. Im Falle eines Porenproteins z.B. dürfte
das gesamte Protein expandieren, wenn sich die Pore öffnet. Andere Proteine haben von
einem Zustand mit geringem Volumen aus einen großvolumigen Übergangszustand zu passieren, ehe sie in einen zweiten niedervolumigen katalytisch aktiven Zustand zurückfallen. Eine
laterale Phasentrennung begünstigt solche Volumenänderungen von Proteinen thermodyna-
misch. Phospholipide, die nahe an der lateralen Phasentrennung liegen, existieren in 2 Formen: die Gelphase ist dicht in geordneter Konfiguration mit geringem Volumenbedarf pro
Phospholipid gepackt. Die flüssige Phase ist viel weniger geordnet, und es wird pro Phospho-
lipidmolekül wesentlich mehr Raum benötigt. Wenn daher eine laterale Phasentrennung stattfindet, wird für die laterale Ausdehnung der Proteine von einigen Phospholipiden, die sich in
der flüssigen Phase befinden, Platz geschaffen, indem sie dabei rasch in die geordnete Gelphase übergehen. Dies hat zur Folge, daß eine laterale Proteinexpansion ohne Störungen größe-
rer Membranbereiche ablaufen kann. In einer Serie von Experimenten haben wir gezeigt, daß
Inhalationsanaesthetika diese laterale Phasentrennung zerstören.

   In Abb. 2 wird die grundlegende Idee für die Theorie erklärt, die auf diesen Experimenten basiert. In der Zeichnung links oben wird ein Natriumkanalprotein in der geschlossenen
Konfiguration gezeigt. Es ist von Lipiden in der flüssigen Phase umgeben, die wiederum Lipiden innerhalb der hochgeordneten Gelphase benachbart sind. Im Übergang zur Zeichnung
oben rechts sieht man, daß bei der Expansion des Porenproteins einige Phospholipide aus der
flüssigen Phase in Lipide der kleinvolumigen Gelphase übergehen und damit die Proteinexpansion mit niedriger Aktivierungsenergie erlauben. Im Gegensatz dazu zeigt die Zeichnung
links unten, daß die laterale Phasentrennung durch ein Inhalationsanaesthetikum zerstört
wird. Alle Phospholipide befinden sich ausnahmslos in der flüssigen Phase. Man sieht, daß der
Übergang zur offenen Konfiguration in der Zeichnung unten rechts nicht mehr durch die
niedrige Lateralkompressibilität unterstützt wird und sich daher entweder gar nicht oder nur
noch unter dem Aufwand einer sehr viel höheren Aktivierungsenergie ereignet.

   Dabei möchte ich betonen, daß das Protein in Abb. 2 zwar als Natriumkanal dargestellt
wurde, daß die gleiche Theorie aber auch für jedes Protein gilt, das in einer Phospholipiddoppelschichtmembran vorliegt und das für seine Funktion sein Volumen ändern muß. Aus diesem Grund kann die Störung der lateralen Phasentrennungen in der Doppelschichtmembran
des Herzgewebes, der Nervenaxone, an Synapsen und an zahlreichen Membranen des Gehirns
gleichzeitig die jeweiligen funktionellen Proteine beeinflussen.

Modell der peptidinduzierten lateralen Phasentrennung

Obwohl die auf der Störung von Membraneigenschaften basierenden Theorien sehr attraktiv
sind, ist es schwierig, diese wegen der enormen Komplexizität und Vielfalt der Phospholipide
und Proteine, die in Nervenzellen zugegen sind, zu prüfen. Galla entwickelte ein Modellsystem, in dem das positiv geladene Polypeptidantibiotikum Polymyxin an negativ geladene
Phosphatidsäurevesikel gebunden wurde [7]. Dieses Modell hat die besondere Eigenschaft,
daß das Peptid nicht nur auf der Oberfläche der Phosphatidsäurevesikel gebunden wird, sondern daß es nach der Bindung durch Haufenbildung Bereiche fester Peptid-Phospholipid-
Komplexe bildet. Die Phospholipide in diesem Peptid-Phospholipid-Bereich haben Eigen-

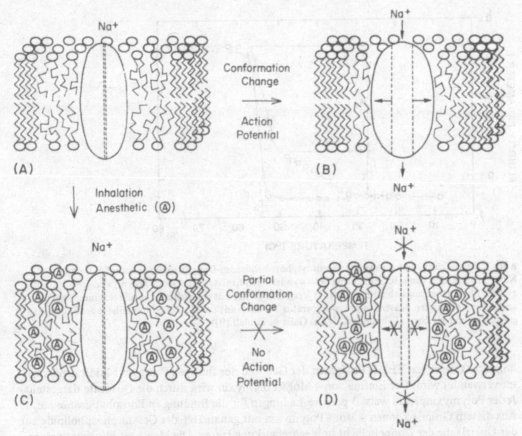

Abb. 2. A Eine Phospholipiddoppelschicht, die ein membrangelöstes globuläres Protein enthält, das sich wie ein Natriumkanal in der geschlossenen Konfiguration verhält. **B** Das globuläre Protein hat sich ausgedehnt unter Bildung einer Konformation, die einen Na-Ionenflux erlaubt. Die Ausdehnung kommt dadurch zustande, daß Lipide aus der großvolumigen Flüssigphase in die niedrigvolumige Festphase übergehen. **C** Anaesthetikamoleküle haben die gesamte Doppelsicht verflüssigt und die Bereiche mit fester Phase zerstört. **D** Der Lipidübergang aus der großvolumigen Flüssigphase in die niedrigvolumige Festphase ist ein stark energieverbrauchender Prozeß. Aus diesem Grund ist das Protein nicht in der Lage, zu expandieren oder seine Konformation zu ändern. Der Erregungsprozeß findet nicht statt. (Aus Trudell [6])

schaften, die von denen der übrigen in der Doppelschicht sehr verschieden sind. Die Eigenschaften der zwei verschiedenen Phasen lassen sich durch die paramagnetische Elektronresonanztechnik messen, wobei der Verteilungskoeffizient der kleinen Spinmarkierung TEMPO bestimmt wird. Dabei wird gezeigt, daß nach der Peptidbindung auf der Oberfläche der Phospholipidvesikel eine laterale Phasentrennung der Phospholipide unter der Bindungsstelle eingeleitet wird. Dies ist genau die Art eines Modellsystems, die für die Untersuchung der Wirkung von Inhalationsanaesthetika auf Lateralphasentrennungen geeignet ist. Galla und ich haben eine Reihe von Experimenten im Zusammenhang mit den lateralen peptidinduzierten Phasentrennungen durchgeführt, um den Einfluß der Inhalationsanaesthetika zu bestimmen.

In Abb. 3 ist der Schmelzübergang von reiner Phosphatidsäure (Kreise) dargestellt, wie er sich aus der Messung der paramagnetischen Elektronresonanz ergibt, wobei der Vertei-

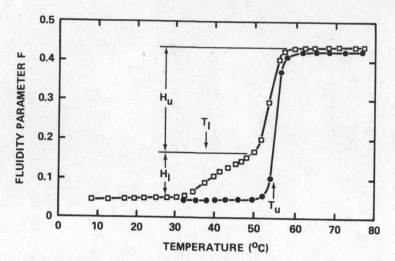

Abb. 3. Phasenübergangskurve von Dipalmitoylphosphatidsäure-Doppelschichten bei pH 9,0 und einer Na+-Konzentration von 0,05 mol/l ohne (● – ●) oder nach Einbau von 4 Mol% Polymyxin. (□ – □). Ein zweiter Phasenübergangsschritt mit einer im Vergleich zu der mit gemischten Phosphatidsäuredoppelschichten erniedrigten Phasenübergangstemperatur T_1 erscheint bei T_u. Die Stufenhöhe jedes Phasenübergangs wird mit H_1 bzw. H_u bezeichnet. (Aus Galla u. Trudell [9])

lungskoeffizient von TEMPO zwischen der Gel- und der flüssigen Phase als Fluiditätsparameter verwendet wird. Der Einfluß von 4 Mol% Polymyxin wird durch die Quadrate dargestellt. Jedes Polymyxinpeptid weist 4 positive Ladungen für die Bindung an Phosphatidsäure auf. Aus diesem Grunde können 4 Mol% Polymyxin mit genau 16% der Gesamtphospholipide auf der Oberfläche der Doppelschicht in Wechselwirkung treten. Die Menge an Phosphatidsäure innerhalb der Polymyxin-Phosphatidsäure-Domäne wird mit H_1 bezeichnet. Man kann sehen, daß Phosphatidsäure, die die Polymyxin-Phosphatidsäure-Domäne umgibt und zwischen 50 und 55 ° schmilzt, einen breiteren und niedrigeren Schmelzübergang zeigt. Es ist deutlich, daß der Polymyxinzusatz zur Bildung von 2 distinkten Phospholipidphasen mit sehr verschiedenen Eigenschaften geführt hat. Zwischen diesen beiden Phasen muß eine laterale Phasentrennung vorliegen.

Die bekannte Meyer-Overton-Regel stellt fest, daß klinische Konzentrationen von Inhalationsanaesthetika dann eine Anaesthesie bewirken, wenn die Nervenmembranen 30–60 mmol eines Anaesthetikums pro mol Lipid enthalten [8]. In Abb. 4 ist der Einfluß von Methoxyfluran in einer Konzentration von 75 mmol/mol Phospholipid auf den Fluiditätsparameter eines Polymyxin-Phospholipid-Vesikelsystems dargestellt. Im Kontrollversuch schmilzt die freie Phosphatidsäurephase zwischen 48 und 55 °, während die Phosphatidsäure in der Polymyxin-Phosphatidsäure-Domäne zwischen 30 und 48 ° schmilzt. Methoxyfluran bewirkt sowohl einen Anstieg der Menge an freier Phosphatidsäure als auch eine Erniedrigung des mittleren Schmelzübergangs der freien Phosphatidsäurephase. Der Schmelzübergang der Phosphatidsäure ist in der Polymyxin-Phosphatidsäure-Domäne erniedrigt, und die Phospholipidmenge nimmt in der Domäne deutlich ab [9].

Wir haben den Einfluß der Methoxyflurankonzentration auf die Dispersion der Phosphatidsäure-Polymyxin-Domäne untersucht. Die Größe der Domäne nimmt als Funktion der Konzentration des Inhalationsanaesthetikums ab. Bei 100 mmol Anaesthetikum/mol Lipid

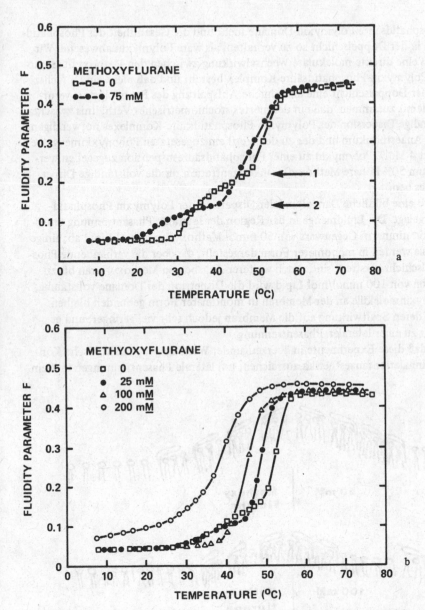

Abb. 4 a, b. Phasenübergangskurve von Dipalmitoylphosphatidsäure-Doppelschichten. **a** 6 Mol% Polymyxin in Abwesenheit (□ – □) oder Gegenwart (● – ●)von 75 mmol Methoxyfluran/mol Lipid. Die *Pfeile 1* und *2* weisen auf die Stufenhöhe des niedrigeren Phasenübergangs, die in Abb. 3 mit H_1 bezeichnet wurde, hin. **b** Gleiche Doppelschichtpräparation wie in a, jedoch mit 4 Mol% Polymyxin. Die Phasenübergangskurven sind für verschiedene Konzentrationen von Anaesthetika zwischen 25–200 mmol/mol Lipid angegeben. Der niedrigere Phasenübergang verschwindet in Gegenwart von Methoxyflurankonzentrationen oberhalb von 100 mmol/mol Lipid. (Aus Galla u. Trudell [9])

besteht keine Phosphatidsäure-Polymyxin-Domäne mehr und die Gesamtheit der Phosphatidsäure beginnt sich in der Doppelschicht so zu verhalten, als wäre Polymyxin abwesend. Wir
haben gezeigt, daß eine direkte molekulare Wechselwirkung zwischen den Methoxyfluranmo-
lekülen und dem Polymyxin-Phosphatidsäure-Komplex besteht und daß nicht ein einfacher
Fluiditätsanstieg der Doppelschicht eine allmähliche Aufspaltung des Peptidclusters verursacht. Das hängt damit zusammen, daß ein definiertes stöchiometrisches Verhältnis zwischen
der für die vollständige Dispersion des Polymyxin-Phosphatidsäure-Komplexes notwendigen
Konzentration an Anaesthetikum und der zu den Vesikeln zugesetzten Polymyxinmenge besteht. Wenn 6 statt 4 Mol% Polymyxin zu einer Phosphatidsäuresuspension zugegeben werden, so wird eine um 50% höhere Methoxyflurankonzentration für die vollständige Dispersion des Komplexes benötigt.

   In Abb. 5 wird eine bildliche Darstellung der Dispersion der Polymyxin-Phosphatidsäure-Domäne vorgelegt. Die Lipidmenge in der Region der lateralen Phasentrennung unterhalb von Polymyxin nimmt in Gegenwart von 50 mmol Methoxyfluran/mol Lipid ab; einige
Polymyxinmoleküle werden in monomerer Form dargestellt, die über die verbleibende Phos-
phatidsäuredoppelschicht verstreut sind. Nach weiterer Zugabe von Methoxyfluran bis zu
einer Konzentration von 100 mmol/mol Lipid wird die Dispersion der Domäne vollständig,
obwohl die Polymyxinmoleküle an der Membran in monomerer Form gebunden bleiben.
In dieser Form ist deren Spaltwirkung auf die Membran jedoch sehr viel geringer, und es
kommt nicht mehr zu einer lateralen Phasentrennung.

   Wir glauben, daß diese Experimente in überzeugender Weise zeigen, daß klinische Konzentrationen von Inhalationsanaesthetika ausreichen, um laterale Phasentrennungen in Mem-

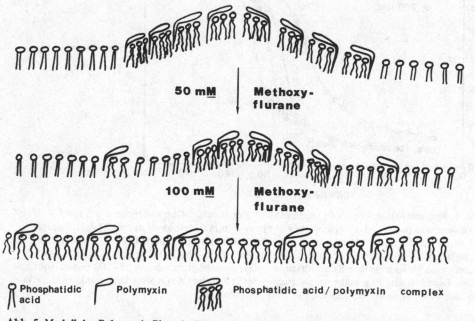

Abb. 5. Modell der Polymyxin-Phosphatidsäure-Domäne. Zugabe einer kleinen Menge an Methoxyfluran
dispergiert einige Untereinheiten und vermindert daher die Menge der in den Polymyxin-Phosphatidsäure-
Domänen vorhandenen Phosphatidsäure. Bei einer höheren Methoxyflurankonzentration sind die Domänen vollständig aufgelöst. (Aus Galla u. Trudell [9])

branen zu stören. Dieses einfache Modellsystem ist weit von den in Nervenmembranen beobachtbaren komplexen Lipid-Protein-Wechselwirkungen entfernt [10]. Es wird jedoch deutlich, daß solche Proteine, die als polymere Komplexe Kanäle bilden oder die für eine leichte Ausdehnung während ihrer Aktivierung eine laterale Phasentrennung in ihrer Nachbarschaft benötigen, durch Inhalationsanaesthetika in klinischen Konzentrationen stark beeinflußt werden.

Literatur

1. Singer SJ, Nicholson GL (1972) The fluid mosaic model of the structure of cell membranes. Science 175:720–730
2. Trudell JR, Hubbell WL, Cohen EN (1973) The effect of two inhalation anesthetics on the order of spin-labeled phospholipid vesicles. Biochim Biophys Acta 291:321–327
3. Trudell JR, Payan DG, Chin JH, et al. (1975) The antagonistic effect of an inhalation anesthetic and high pressure on the phase diagram of mixed dipalmitoyl-dimyristoyl-phosphatidylcholine bilayers. Proc Natl Acad Sci 72:210–213
4. Lee AG (1976) Model for action of local anesthetics. Nature 262:545–548
5. Trudell JR (1980) Biophysical concepts in molecular mechanisms of anesthesia. In: Fink BR (ed) Molecular mechanisms of anesthesia. Raven, New York, p 261
6. Trudell JR (1977) A unitary theory of anesthesia based on lateral phase separations in nerve membranes. Anesthesiology 46:5–10
7. Sixl F, Galla HJ (1979) Cooperative lipid-protein interaction: effect of pH and ionic strength on polymyxin binding to phosphatidic acid membranes. Biochim Biophys Acta 557:320–330
8. Meyer HH (1899) Welche Eigenschaft der Anaesthetica bedingt ihre narkotische Wirkung? Arch Exp Pathol Pharmacol 42:109–118
9. Galla HJ, Trudell JR (1981) Perturbation of peptide-induced lateral phase separations in phosphatidic acid bilayers by the inhalation anesthetic methoxyflurane. Mol Pharmacol 19:432–437
10. Bosterling B, Trudell JR, Galla HJ (1981) Phospholipid interactions with cytochrome P-450 in reconstituted vesicles: Preference for negatively-charged phosphatidic acid. Biochim Biophys Acta 643:547–556

Klinische Bedeutung der Pharmakodynamik von Inhalationsanaesthetika

G. Torri, C. Martiani und V. Perotti

Eine bedeutende und vergleichsweise neue Entwicklung in der Anaesthesiologie ist das wachsende Interesse daran, mehr über die Aufnahme von Anaesthetika im Körper und ihre Verteilung in den verschiedenen Organen und Geweben zu erfahren.

Diese Studien sind im Grunde genommen pharmakologischer Natur, aber das hieraus gewonnene Wissen läßt sich fast unmittelbar zugunsten einer verbesserten Versorgung des Patienten einsetzen.

Pharmakodynamische Untersuchungen werden zahlreiche Angaben liefern, die die 3 Phasen einer Anaesthesie – Induktion, Aufrechterhaltung und Aufwachphase – betreffen.

Die Induktion einer Anaesthesie steht seit jeher in Wechselbeziehung zur Äquilibrierungsgeschwindigkeit zwischen eingeatmeten und alveolären Konzentrationen. Der allmähliche Anstieg der alveolären Konzentration hängt von vielen Faktoren ab: alveoläre Ventilation, Durchblutung, Blutlöslichkeit, Körpertemperatur, pulmonaler Shunt. Alle diese Faktoren wurden von Eger [2] überprüft.

Wenn alle physiologischen Parameter konstant sind, zeigt sich der einzige Äquilibrierungsfaktor in der Blut- und Gewebelöslichkeit des Anaesthetikums selbst, die sich normalerweise im Blut-Gas-Teilungskoeffizienten ausdrückt. Je niedriger der Blutlöslichkeitskoeffizient ist, desto rascher verläuft die Äquilibrierung zwischen alveolärer und eingeatmeter Konzentration, und zwar nach folgender, vereinfachter Formel:

$$\frac{F_A}{F_I} \ \alpha \ \frac{1}{\text{Blutlöslichkeit}}.$$

Dieser Befund wird durch experimentelle Ergebnisse aus verschiedenen Quellen [6, 8, 10] gestützt und ist auf Abb. 1 graphisch dargestellt.

Wie aus Abb. 1 ersichtlich ist, geht die Äquilibrierung zwischen eingeatmeten und alveolären Konzentrationen bei normalen Probanden bei Enfluran schneller vor sich als bei Halothan [8]. Allerdings läßt sich anhand der Äquilibrierungszeit allein nicht voraussagen, wie rasch die Induktion der Anaesthesie fortschreitet.

In der klinischen Praxis ist die Wirksamkeit des Anaesthetikums ein sehr wichtiger Faktor für die Bestimmung der Induktionsgeschwindigkeit; doch dieser Parameter wird in pharmakodynamischen Studien kaum berücksichtigt.

Bei normalen Werten der physiologischen Parameter, die an der Aufnahme und Verteilung von Inhalationsanaesthetika beteiligt sind, verhält sich die Induktionsgeschwindigkeit

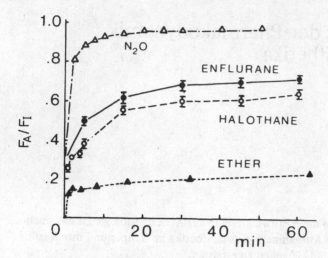

Abb. 1. Die Anstiegsrate der alveolären (F_A) Anaesthetikumkonzentration gegenüber der Einatmungskonzentration (F_I) ist am ausgeprägtesten bei dem am wenigsten löslichen Pharmakon (N$_2$O) und am schwächsten bei dem am besten löslichen Wirkstoff (Äther). Alle Angaben stammen aus Untersuchungen am Menschen nach Salanitre et al. [6] (N$_2$O); Torri et al. [8] (Enfluran), Wahrenbrock et al. [10] (Halothan und Äther)

direkt proportional zur Wirksamkeit des Anaesthetikums sowie umgekehrt proportional zur Blut- und Gewebelöslichkeit und zwar nach folgender Formel:

$$\text{Induktionsgeschwindigkeit} \quad \alpha \quad \frac{\text{Wirkkraft}}{\text{Blutlöslichkeit}.}$$

Folglich hängt bei zwei verschiedenen Anaesthetika mit derselben Löslichkeit die Induktionsgeschwindigkeit von ihrer Wirkkraft ab: je höher die Wirksamkeit, desto höher die Induktionsgeschwindigkeit. Andererseits wird im Falle einer gleichhohen Wirkkraft zweier verschiedener Anaesthetika die größere Induktionsgeschwindigkeit bei dem Mittel erzielt, das die geringere Löslichkeit aufweist.

Die modernen Inhalationsanaesthetika unterscheiden sich weitgehend in Wirkkraft oder Blutlöslichkeit. Die Minimumalveolarkonzentration (MAC) beträgt für Methoxyfluran, Halothan und Enfluran 0,16, 0,76 bzw. 1,68% [3, 7]. Damit liegt also die Wirksamkeit von Enfluran um 50% über der von Halothan.

Nachdem sich die Anflutungskurven dieser beiden Anaesthetika nicht stark voneinander unterscheiden, zeigt sich in der klinischen Praxis bei gleicher Einatmungskonzentration im Verdampfer für Halothan eine höhere Induktionsgeschwindigkeit als für Enfluran.

Um eine rasche Induktion mit Enfluran zu erreichen, muß die vorgegebene Einatmungskonzentration proportional zur Wirksamkeit des Anaesthetikums sein. Nur bei Einsatz äquipotenter Einatmungskonzentrationen von Halothan und Enfluran verläuft die Induktion der Anaesthesie bei Enfluran rascher als bei Halothan.

Beim Patienten wird die Anaesthesie niemals mit dem für ihre Aufrechterhaltung erforderlichen Partialdruck des Anaesthetikums eingeleitet, sondern mit einem höheren. Der Anaesthesist weiß ganz intuitiv, daß es eine gewisse Zeit dauert, bis die Konzentration des

Anaesthetikums im Körper mit der Einatmungskonzentration im Gleichgewicht ist. Dementsprechend beginnt er mit einer etwas höheren Konzentration, um so rasch wie möglich die Erhaltungsdosis für das entsprechende Anaesthetikum zu erreichen.

Wenn für die Einleitung einer Halothananaesthesie innerhalb kurzer Zeit eine 1,5- bis 2%ige Halothankonzentration erforderlich ist, so benötigt man bei einer Enflurananaesthesie für denselben Effekt eine Einatmungskonzentration von 2,5–3%.

Wie Abb. 1 zeigt, erreicht bei Konstanthaltung der Einatmungskonzentration die alveoläre Konzentration innerhalb weniger Minuten einen Steady-state-Wert, der eine gleichbleibende Anaesthesietiefe während des chirurgischen Eingriffs gestattet.

Dennoch gibt es zahlreiche Faktoren, die sich auf den Wert der Alveolarkonzentration auswirken können: Veränderungen in der alveolären Ventilation oder im Herzzeitvolumen, Änderungen des Verhältnisses zwischen Ventilation und Perfusion oder des pulmonalen Shunts oder aber Veränderungen der Blutlöslichkeit aufgrund von Schwankungen der Körpertemperatur. Wenn der alveoläre Partialdruck des Anaesthetikums für mindestens 15–20 min konstant gehalten wird, gleicht sein Wert sehr stark dem des Partialdrucks im Gehirn [1, 8].

Deshalb stellt eine ständige Überwachung der endexspiratorischen Konzentration durch moderne Anaesthesieanalysegeräte eine neue wissenschaftliche Methode zur Kontrolle der Anaesthesietiefe dar. Außerdem lassen sich durch diese Technik zahlreiche Probleme im Zusammenhang mit der Zuverlässigkeit der Verdampfervorrichtung leichter umgehen oder aus dem Wege räumen.

Nun möchte ich einige Unterschiede der Aufwachphasen aus der Narkose diskutieren, die sich durch die Eliminationskurven nicht exakt analysieren lassen.

Vor wenigen Jahren wandten wir das Noerhen-Konzept [4] der pulmonalen Clearance auf die Inhalationsanaesthetika an [7]. Am Ende der Narkose, wenn die Einatmungskonzentration des Anaesthetikums gleich Null ist, stellt die pulmonale Clearancerate der Anaesthetika ($\dot{C}1$) einen nützlichen Hinweis auf deren Elimination aus den Lungen dar. Der Wert der pulmonalen Clearance hängt von der Lungendurchblutung ($\dot{Q}$), der alveolären Ventilation ($\dot{V}_A$) und der Blutlöslichkeit des Anaesthetikums (λ) nach folgender Gleichung ab:

$$\dot{C}1 = \frac{\dot{V}_A \quad \dot{Q}}{\dot{V}_A + \lambda \dot{Q}}$$

Diese Gleichung leitet sich ab: 1. von der Gleichung für alveoläre Ventilation, 2. von der Fick-Gleichung und 3. vom Verteilungskoeffizienten (λ).

Die Beziehung zwischen pulmonalen Clearancewerten und der Blutlöslichkeit des Anaesthetikums ist in Abb. 2 graphisch dargestellt.

Je stärker sich das Anaesthetikum im Blut löst, desto geringer ist seine pulmonale Clearancerate und desto langsamer geht das Aufwachen vor sich.

Unter den verschiedenen halogenierten Verbindungen weist Enfluran die höchsten pulmonalen Clearancewerte auf. Dies könnte eine Erklärung für die rasche Erholung sein, die bei der klinischen Applikation dieses Pharmakons beobachtet wurde (s. Tabelle 1).

Betrachtet man die verschiedenen Anaesthetika, so kann man feststellen, daß eine ähnliche Veränderung in der alveolären Ventilation oder im Herzzeitvolumen eine unterschiedliche Veränderung der pulmonalen Clearance hervorrufen kann, die von der Blutlöslichkeit des Anaesthetikums abhängt (Abb. 3).

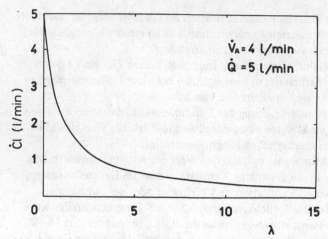

Abb. 2. Pulmonale Clearancewerte (*Cl*) von Anaesthetika, aufgetragen gegen die Blutlöslichkeit der Anaesthetika (λ)

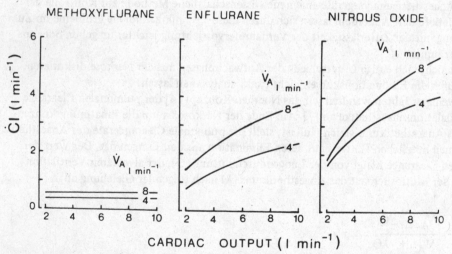

Abb. 3. Pulmonale Clearancewerte (*Cl*) von 3 Anaesthetika, aufgetragen gegen die Durchblutung (Q̇) bei unterschiedlichen alveolären Ventilationswerten (V_A)

Die pulmonale Clearance von hochlöslichen Gasen (Methoxyfluran) ist sehr niedrig und wird nur in geringem Ausmaß von Veränderungen der alveolären Ventilation oder des Herzzeitvolumens beeinflußt. Andererseits ist die pulmonale Clearance von schwach löslichen Gasen sehr hoch und wird durch einen Anstieg der alveolären Ventilation stark erhöht.

Wenn man die vorliegende Studie auf die halogenierten Verbindungen begrenzt, so findet sich die größte, durch Vermehrung der alveolären Ventilation bedingte Steigerung der pulmonalen Clearance bei Enfluran, und zwar bei jedem Wert des Ventilations-Perfusions-Quotienten (Abb. 4).

Unter den 3 Faktoren, die für die pulmonale Clearance von Inhalationsanaesthetika bestimmend sind (alveoläre Ventilation, Herzzeitvolumen und Blutlöslichkeit), ist die alveoläre

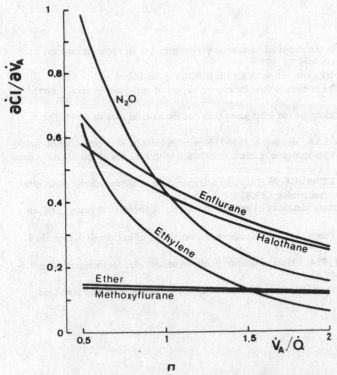

Abb. 4. Durch Anstieg der alveolären Ventilation bedingte Veränderungen der pulmonalen Clearance (aCl/aV_A) bei unterschiedlichen V_A/Q-Werten verschiedener Anaesthetika

Ventilation der einzige Parameter, der der Steuerung durch den Anaesthesisten unterliegt.

Deshalb stellen alle Anaesthetika, die im Hinblick auf Aufnahme und Elimination als „atmungsabhängig" definiert werden können, in Verbindung mit der Ventilationssteuerung eine Verbesserung moderner Anaesthesiemethoden dar.

Zusammenfassend läßt sich feststellen, daß pharmakodynamische Studien auf 2 klinische Vorteile von Enfluran hinweisen:

1. Die pulmonale Clearancerate von Enfluran ist höher als die anderer halogenierter Anaesthetika.

2. Durch Steigerung der alveolären Ventilation kann der Anaesthesist die pulmonale Clearance von Enfluran in beträchtlichem Ausmaß erhöhen und die Aufwachphase ohne Schwierigkeiten kontrollieren und steuern.

Diese pharmakodynamischen Untersuchungsergebnisse könnten die Anpassungsfähigkeit von Enfluran an klinische Bedürfnisse erklären und zwar unter besonderer Berücksichtigung der Aufnahme und Elimination des Anaesthetikums.

Literatur

1. Eger EI II, Balhman SH (1971) Is the end-tidal anesthetic partial pressure an accurate measure of arterial partial pressure? Anesthesiology 35:301
2. Eger EI II (1974) Anesthetic uptake and action. Williams & Wilkins, Baltimore
3. Gion H, Saidman LPG (1971) The minimum alveolar concentration of enflurane in man. Anesthesiology 35:361
4. Noerhen TH (1962) Pulmonary clearance of inert gases with particular reference to ethyl ether J Appl Physiol 17:795
5. Saidman LPG, Munson ES, Babad AA, Muallen M (1967) Minimum alveolar concentration of methoxyflurane, halothane, ether and cyclopropane in man: correlation with theories of anesthesia. Anaesthesiology 28:994
6. Salanitre E, Rackow H, Greene LT, et al. (1962) Uptake and excretion of subanesthetic concentrations of nitrous oxide in man. Anesthesiology 23:814
7. Torri G, Damia G (1968) Pulmonary clearance of anaesthetic agents. A theoretical study. Br J Anaesth 40:757
8. Torri G, Damia G, Fabiani ML, Frova G (1972) Uptake and elimination of enflurane in man. Br J Anaesth 44:784
9. Torri G, Damia G, Fabiani ML (1974) Effect of nitrous oxide on anaesthetic requirement of enflurane. Appendix 2. Br J Anaesth 46:468
10. Wahrenbrock EA, Eger EI, Laravuso RB, et al. (1974) Anesthetic uptake of mice and man (and whales). Anesthesiology 40:19

Fortschritte in der kardiovaskulären Pathophysiologie

B.E. Strauer*

Einleitung

Die chronisch-hypertrophische Herzkrankheit (mit und ohne Hypertonie) ist eine der häufigsten Herzerkrankungen des Menschen [1, 12, 17, 22–24]. Sie stellt die Folge einer primären Zunahme der Herzmuskelmasse — wie im Fall der hypertrophisch-obstruktiven Kardiomyopathie — oder einer sekundären Massenzunahme infolge pathologischer Belastung der Ventrikel, wie z.B. bei Druck- und Volumenüberbelastung, bei chronisch erhöhtem Herzzeitvolumen oder bei metabolischen Störungen dar (Tabelle 1). Aus funktioneller Sicht ist die Ventrikelhypertrophie der grundlegende Mechanismus, der trotz pathologischer Drücke, Streß oder Volumenbelastung die Aufrechterhaltung einer normalen Pumpfunktion des Herzens ermöglicht. Auf der anderen Seite ist die Herzhypertrophie eine klinisch bedeutsame Vorstufe von Herzdilatation und Herzversagen (Tabelle 2).

Unter Berücksichtigung der Bedeutung und der Abhängigkeit vom Typ (pathologische Druck- oder Volumenbelastung, Änderungen der Herzfrequenz, metabolische Störungen), von der Dauer (akute oder chronische Herzüberlastung) und vom Grad der Herzüberlastung (adäquat oder inadäquat) werden in der vorliegenden Arbeit einige neue Erkenntnisse über die hypertrophische, kongestive und koronare Herzkrankheit zusammengefaßt (Tabelle 3). Wegen der Fülle an Daten, Fakten und Konzepten, die die neueren Fortschritte in der kardiovaskulären Pathophysiologie gebracht haben, werden in diesem Bericht einige grundlegende Ergebnisse der letzten Jahre diskutiert, die aus der Sicht des Kardiologen für die Diagnostik und Behandlung des Herzpatienten in der Anaesthesiologie aktuell und von pharmakotherapeutischer Relevanz sind.

Tabelle 1. Ätiologie der Herzhypertrophie

I.	Primär hypertrophische Kardiomyopathie (hereditäre Kardiomyopathie, hypertrophisch-obstruktive Kardiomyopathie usw.)
II.	Sekundäre Herzhypertrophie infolge von – Druckbelastung (arterielle Hypertonie, Herzklappenvitium usw.) – Volumenbelastung (Herzklappenvitium, kardiale und vaskuläre Shunts usw.) – Hohes Herzzeitvolumen (Hypoxämie, Anämie usw.) – Metabolische Erkrankungen (Koronararterienerkrankung, hormonelle Störungen usw.)

* Unterstützt von der Deutschen Forschungsgemeinschaft

Tabelle 2. Ätiologie der Herzinsuffizienz

I.   Abnorme Vorlast („preload")
      a) Herzklappeninsuffizienz (Aorteninsuffizienz, Mitralinsuffizienz usw.)
      b) Intra- und extrakardiale Shunts (Vorhofseptumdefekt, Ventrikelseptumdefekt, Ductus
         arteriosus Botalli apertus usw.)
      c) Hypervolämie (Überwässerung, Nierenversagen usw.)
      d) Hypovolämie (Blutung, Aderlaß, Exsikkose usw.)
II.   Abnorme Nachlast („afterload")
      a) Intraventrikuläre Druckbelastung (Aortenstenose, hypertrhophisch-obstruktive Kardiomypathie
         usw.)
      b) Extraventrikuläre Druckbelastung (arterielle Hypertonie, Aortenisthmusstenose, pulmonale
         Hypertonie usw.)
      c) Inadäquate Ventrikelhypertrophie (inadäquate Hypertrophie mit hoher Wandspannung, Ab-
         nahme des Masse-Volumen-Verhältnisses usw.)
      d) Abnormer Druckabfall (Aderlaß, Exzessive Vasodilatation usw.)
III. Abnorme Kontraktilität
      a) Alterationen der myokardialen Kontraktilität (primäre Kardiomyopathien, Synthesestörungen
         der kontraktilen Proteine, abnorme Kontraktionsenzyme, Änderungen des Kalziumtransports
         usw.)
      b) Pharmakologische Intervention (negativ inotrope Medikamente, Intoxikationen usw.)
      c) Störungen des Koronarkreislaufs (Koronarinsuffizienz, Herzinfarkt usw.)
      d) Extrakardiale Erkrankungen (Anämie, Hypoxie, Änderungen der Blutviskosität usw.)
IV.   Abnorme Herzfrequenz
      a) Abnorme Steigerung der Herzfrequenz (ventrikuläre oder supraventrikuläre Tachykardie usw.)
      b) Abnorme Abnahme der Herzfrequenz (extreme Bradykardie)
V.   Extrakardiale Ursachen
      a) Arterielle Hypertension
         – Hypertensive Herzkrankheit (hypertensive Hypertrophie und Herzinsuffizienz)
      b) Sekundäre Kardiomyopathien
         – Thyreotoxikose, Hypothyreose, Oxalose, Amyloidose, Hämochromatose, Urämie, Diabetes
           mellitus, Anämie usw.
      c) Ischämische Herzerkrankung (Koronararterienerkrankung)
         – Hypoxidose, Polyglobulie, Paraproteinämie, Arteriitis (reduzierte Sauerstoffverfügbarkeit
           des Myokards)
         – Abnorme Druckbelastung, hypertone Krise, akutes Cor pulmonale, abnorme Volumenbe-
           lastung, Fieber (erhöhter Sauerstoffbedarf des Myokards)
      d) Systemische Immunopathien
         – Lupus erythematodes, progressive Sklerodermie, Periarteriitis nodosa, Immunkomplex-
           vaskulitis mit Koronarbeteiligung usw.
      e) Pharmakologisch induziertes Herzversagen (toxisch)
         – Barbiturate, β-Rezeptorenblocker, Analgetika, Inhalationsnarkotika, Antiarrhythmika,
           Adriamycin, Glukokortikoide, Äthanol usw.

Tabelle 3. Fortschritte in der kardiovaskulären Pathophysiologie

I.   Ventrikel- und Myokardfunktion
II.   Kontraktionsenergetik und Koronardurchblutung
III. Pharmakologische Interventionen
      – Analgetika
      – Digitalisglykoside
      – Vasodilatatoren (Hydralazin)

Patientenpopulation und Methoden

Die Mehrzahl der in dieser Arbeit vorgelegten Daten basieren auf Untersuchungen an mehr als 900 Patienten im Rahmen diagnostischer Herzkatheterisierungen (1968–1981) [16-26], die unter hypertensiven, koronaren, kongestiven, valvulären, septalen und myokardialen Herzkrankheiten durchgeführt wurden. Die Methoden wurden bereits früher detailliert beschrieben. Bei allen Patienten wurde eine quantitative Ventrikulographie durchgeführt [6–9]. Die Wandspannung wurde aus den Ventrikulogrammen Bild für Bild errechnet, bis der Maximalwert der zirkumferentiellen Wandspannung vorlag [6, 8, 9]. Die linksventrikuläre Masse und der Quotient aus linksventrikulärer Masse und Volumen wurden aus den enddiastolischen Dimensionen des Ventrikels bestimmt [22–24]. Die Koronardurchblutung wurde mittels Argonmethode gemessen, wobei der Argongehalt im arteriellen Blut und im Koronarsinusblut gaschromatographisch bestimmt wurde [3, 20, 27].

Der Versuchsaufbau für die Untersuchung von isoliertem Ventrikelmyokard wurde bereits an anderer Stelle beschrieben [15, 17–19].

Ergebnisse

Pathophysiologische Folgen der Herzhypertrophie

Während der Entwicklung der *Herzhypertrophie* nimmt die Wandmasse des betroffenen Ventrikels zu. Bezüglich des intraventrikulären Volumens und der Wanddicke hat dies zumindest 3 mögliche Konsequenzen:
1. Bei der kompensierten Druckbelastung, wie bei der arteriellen Hypertonie und der Aortenstenose, verdickt sich die Ventrikelwand unter Zunahme der Masse, während das enddiastolische Volumen normal bleibt oder gering zunimmt. Dies führt zu einer Zunahme des Masse-Volumen-Verhältnisses und wird als *konzentrische* Hypertrophie bezeichnet [12]. In diesem Fall ist die Reaktion des Ventrikels auf die Druckbelastung der Ventrikelwand *adäquat*.
2. Sowohl bei der dekompensierten Druck- als auch Volumenbelastung nehmen Volumen und Masse des Ventrikels zu, während die Wanddicke unverändert bleibt oder nur leicht wächst. Dies führt zur Ventrikeldilatation bei konstantem oder sogar abnehmendem Masse-Volumen-Verhältnis und wird als *exzentrische* Hypertrophie bezeichnet [12]. In diesem Fall ist die Reaktion des Ventrikels inadäquat, da das Herz überproportional zur Annahme der Wanddicke dilatiert.
3. Sowohl bei der chronischen Druckbelastung als auch bei der hypertrophisch-obstruktiven Kardiomyopathie kann es zu einer exzessiven Zunahme der Wanddicke und -masse kommen, wodurch das intraventrikuläre Cavum eingeengt wird. Demzufolge nimmt das Masse-Volumen-Verhältnis exzessiv zu. Dieser Typ einer exzessiven Hypertrophie wird als *irreguläre, inadäquate Hypertrophie* bezeichnet. In diesem Fall ist die Reaktion des Ventrikels inadäquat, weil die Wanddicke im Verhältnis zu den intraventrikulären Volumenänderungen überproportional zunimmt.

Diese 3 Hypertrophietypen kommen bei experimentellen und klinischen hypertrophischen Herzerkrankungen vor und gehen mit unterschiedlichen Herzdimensionen und Wandspannungen einher. Die *Wandspannung* repräsentiert die Kraft je Einheit Querschnittsfläche der Ventrikelwand und wird nach dem Gesetz von Laplace in dyn/cm^2 ausgedrückt [14, 22–24]. Gemäß der Laplace-Gleichung steht die Spannung im direkten Verhältnis zu Druck (p) und Radius (r) und im umgekehrten Verhältnis zur Wanddicke (d).

Es gibt mindestens 3 Arten von Spannung, die auf die Ventrikelwand einwirken [8]: die *radiale* Spannung wirkt senkrecht zur Endokardoberfläche, die *longitudinale* Spannung wirkt innerhalb der Wand parallel zur Längsachse des Herzens und die *zirkumferentielle* Spannung, die aus quantitativer Sicht am wichtigsten ist, wirkt innerhalb der Wand parallel zur kurzen Achse des Ventrikels. Wenn die Wandhypertrophie in Hinblick auf die Belastung des Ventrikels adäquat ist (z.B. konzentrische Hypertrophie), bleibt die Spannung normal. Wenn die Hypertrophie in Hinblick auf die Druck- und Volumenbelastung inadäquat ist, nimmt die Spannung zu. Wenn die Wanddicke im Verhältnis zur Druck- und Volumenbelastung überproportional zunimmt, nimmt die Spannung ab.

Kardiale Dimensionen und Herzgröße bei chronischer Druck- und Volumenbelastung

Im Verlauf der Ventrikelhypertrophie können sich Herzgröße, Ventrikelmasse, intraventrikuläres Volumen und Spannung ändern. In einer Untersuchungsreihe von mehr als 400 Patienten verglichen wir die intraventrikulären Volumina, die durch quantitative Ventrikulographie gemessen wurden [25]. Bei der chronischen *Druckbelastung*, wie z.B. bei arterieller Hypertonie und bei Aortenstenose, ist das enddiastolische Volumen des linken Ventrikels nahezu normal und schwankt zwischen 130 und 170 ml (Normalwert 152 ± 2 ml) (Abb. 1) [25].

Dementsprechend sind Füllungsvolumen und Schlagvolumen ebenfalls normal. Auf der anderen Seite führt die chronische Volumenüberlastung, wie z.B. bei valvulären und septalen

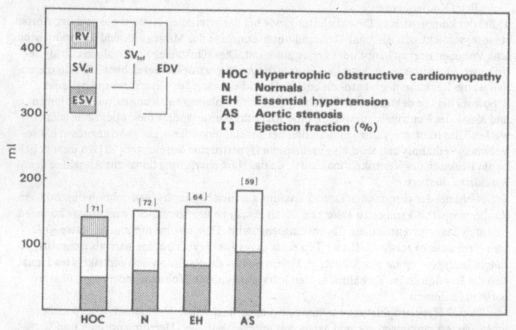

Abb. 1. Linksventrikuläre Volumina bei chronischer Druckbelastung (n = 112). *EDV* enddiastolisches Volumen; *ESV* endsystolisches Volumen; *SV* Schlagvolumen. Man beachte die relativ kleinen Herzdimensionen im Vergleich zur chronischen Volumenbelastung (s. Abb. 2). *HOC* = hypertrophische obstructive Cardiomyopathie, *N* = Normal, *EH* = essentielle Hypertonie, *AS* = Aortenstenose, *Ejiction fraction* = Auswurffraktion des linken Ventrikels

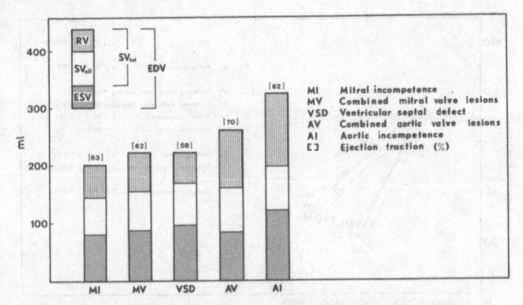

Abb. 2. Linksventrikuläre Volumina bei chronischer Volumenbelastung (n = 132). Man beachte die größen Herzdimensionen im Vergleich zur chronischen Druckbelastung. RV = Regurgitationsvolumen, MI = Mitralinsuffizienz, MV = kombinierte Mitralvitien, VSD = Ventrikelseptumdefekt, AV = kombinierte Aortenvitien, AI = Aorteninsuffizienz

Herzerkrankungen, zu einer starken Zunahme von Herzgröße und enddiastolischem Volumen, das zwischen 200 und 360 ml variiert (Abb. 2) [25]. Dieses erhöhte Füllungsvolumen bewirkt eine beträchtliche Zunahme des Schlagvolumens, während sich das effektive Auswurfvolumen als Folge der in diesen Fällen vorhandenen valvulären Regurgitation nicht signifikant verändert.

Herzgröße und Herzfunktion

Die anhand des enddiastolischen Volumens bestimmte Größe des linken Ventrikels (LV) steht in umgekehrter Beziehung zur LV-Funktion, was anhand der Auswurffraktion („ejection fraction") nachgewiesen werden kann (Abb. 3) [25]. Bei allen Patientengruppen mit angeborenen oder erworbenen Herzerkrankungen nimmt die Auswurffraktion mit zunehmendem enddiastolischen Volumen ab. Die Steilheit dieser Beziehung ist jedoch sehr unterschiedlich: Die geringste Funktionsabnahme bei Zunahme des enddiastolischen Volumens findet sich bei Volumenbelastung, z.B. Aorteninsuffizienz, während bei chronischer Druckbelastung infolge Aortenstenose und essentieller Hypertonie wie auch bei Koronararterienerkrankung der stärkste Funktionsverlust eintritt. Dies bedeutet, daß bei chronischer Druckbelastung mit nur geringer LV-Vergrößerung eine beträchtliche Verminderung der LV-Funktion auftritt, während die LV-Funktion bei chronischer Volumenbelastung trotz ausgeprägter LV-Vergrößerung normal sein kann [25]. Aus praktischer diagnostischer Sicht, z.B. bei der präoperativen Beurteilung der Herzfunktion, können diese Zusammenhänge für die Beurteilung der LV-Funktion anhand der Größe des linken Ventrikels oder des Herzens im Routinethoraxbild hilfreich sein, vorausgesetzt, die klinische Ursache oder Ätiologie der LV-Hypertrophie oder -Dilatation ist bekannt.

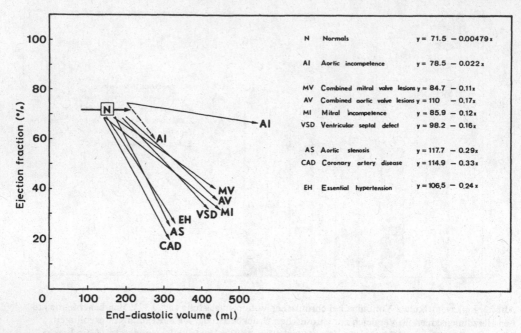

Abb. 3. Beziehung zwischen enddiastolischem Volumen (*Abszisse*) und Auswurffraktion (*Ordinate*). Abk. vgl. Abb. 1, 2. *CAD* = koronare Herzkrankheit

Wandspannung und Ventrikelfunktion – diagnostische und therapeutische Konsequenzen

Das unterschiedliche Verhalten dieser Charakteristika (s. Abb. 3) kann prinzipiell auf Unterschieden der Kontraktilität und/oder der Füllungsverhältnisse des linken Ventrikels beruhen. Abgesehen von Änderungen der Kontraktilität können die typischen Veränderungen der LV-Füllung die LV-Funktion reduzieren und zu einer Zunahme der Herzgröße führen. Dementsprechend wurde der Zusammenhang zwischen Wandspannung und Funktion bei chronischer Druck- und Volumenbelastung ermittelt [22–24]. Mit der Zunahme der systolischen Wandspannung nahm die Funktion des linken Ventrikels, ausgedrückt durch die ventrikuläre Auswurffraktion, ab (Abb. 4). Eine Verdoppelung der Spannung bewirkte eine Verminderung der Auswurffraktion um ungefähr 50% [22–24]. Da die systolische Wandspannung aus dem systolischen Druck und dem Masse-Volumen-Verhältnis resultiert, entspricht sie der ventrikulären Nachlast, mit der die Wand des linken Ventrikels belastet wird. Daraus kann geschlossen werden, daß Herzgröße, d.h. enddiastolisches Volumen, und systolische Wandspannung die primären Determinanten der Ventrikelleistung darstellen [22–24].

Die praktische *diagnostische* Konsequenz aus diesen Beziehungen lautet, daß die Größe sowohl des Herzens als auch des linken Ventrikels, wie sie durch das Röntgenthoraxbild oder durch zweidimensionale Echokardiographie bestimmt werden kann, zu den brauchbarsten und wichtigsten diagnostischen Parameters für die nichtinvasive Beurteilung der Ventrikelfunktion gehört.

Falls erforderlich kann die ventrikuläre Nachlast, d.h. die systolische Wandspannung, mit diesen nichtinvasiven Verfahren durch simultane Bestimmung des Drucks und der Ventrikelgeometrie ermittelt werden.

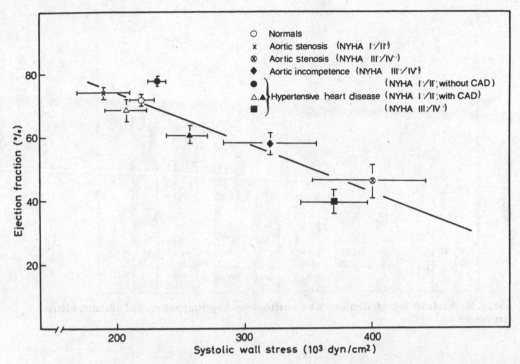

Abb. 4. Beziehung zwischen systolischer Wandspannung (= linksventrikuläre Belastung) und Auswurffraktion. Man beachte die Abnahme der Auswurffraktion mit zunehmender Wandspannung

Das *therapeutische* Ziel, das sich aus diesen diagnostischen Verfahren ableiten läßt, umfaßt das gesamte Spektrum pharmakologischer und anderer Therapieverfahren zur Verkleinerung der Herzgröße und der Größe des linken Ventrikels, um damit die systolische Wandspannung zu senken und die linksventrikuläre Funktion zu verbessern.

Myokardialer Sauerstoffverbrauch bei chronischer Herzerkrankung

Der myokardiale Sauerstoffverbrauch pro Gewichtseinheit ist bei klinischen Herzerkrankungen sehr unterschiedlich (Abb. 5) [2, 23]. Am niedrigsten ist er bei normotonen Patienten mit Koronararterienerkrankung, er ist normal bei konzentrischer und klinisch kompensierter LV-Hypertrophie selbst bei extremer Druckbelastung, und er ist erhöht bei dilatierten Herzen mit Aortenklappenerkrankungen.

Es fand sich keine Korrelation zwischen Sauerstoffverbrauch und ventrikulären Funktionsparametern, wie Herzindex, isovolumetrische Kontraktilitätsindices und Parametern der Auswurfphase. Eine signifikante Korrelation ergab sich jedoch zwischen systolischer Wandspannung und myokardialem Sauerstoffverbrauch (Abb. 6). Patienten mit dekompensierten Aortenklappenfehlern lagen im oberen und normotone Gesunde im unteren Bereich dieser Korrelation [22–24]. Die Extrapolation auf eine Spannung von Null ergab einen Achsenabschnitt von 1,29 ml/min·100 g, ein Wert, der sehr gut dem Sauerstoffverbrauch des leerschlagenden Herzens entspricht. Die Steigerung der Regressionsgeraden zeigt eine Zunahme des myokardialen Sauerstoffverbrauchs um 3,4 ml/min·100 g pro Zunahme der systolischen

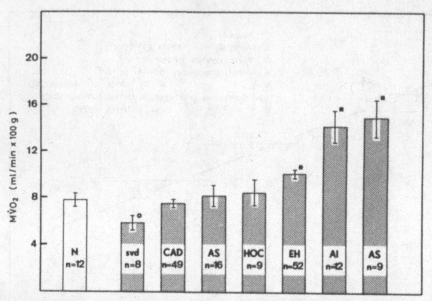

Abb. 5. Myokardialer Sauerstoffverbrauch bei verschiedenen hypertrophischen und dilatativen Herzerkrankungen

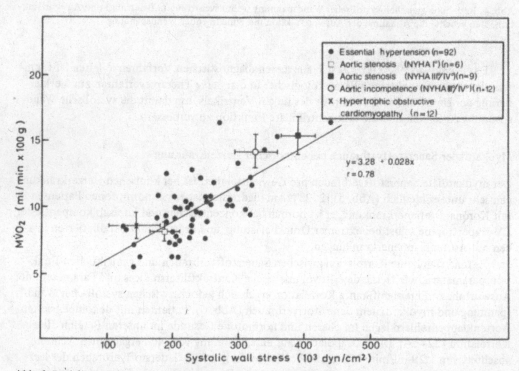

Abb. 6. Beziehung zwischen systolischer Wandspannung je Querschnittfläche und myokardialem Sauerstoffverbrauch je Gewichtseinheit

Spannung um 100 Einheiten (10^3 dyn/cm²) sowohl bei Gesunden als auch bei Patienten mit Koronararterienerkrankungen und hypertrophischer Herzerkrankung.

Hypertrophiegrad des linken Ventrikels

In Patientengruppen mit hypertrophischer Herzerkrankung findet man eine umgekehrte Beziehung zwischen Masse-Volumen-Verhältnis und maximaler systolischer Wandspannung (Abb. 7). Das größte Masse-Volumen-Verhältnis wurde bei der hypertrophisch-obstruktiven Kardiomyopathie beobachtet, während die niedrigsten Werte bei Dekompensation infolge Druck- und Volumenbelastung bei Aortenklappenvitien gefunden wurden [22–24]. Die konzentrische LV-Hypertrophie infolge essentieller Hypertonie und Aortenstenose lag innerhalb dieser Korrelation, während die Werte bei Normotonikern bei gleichem Masse-Volumen-Verhältnis in Richtung zu niedriger systolischer Spannung, d.h. zu einer niedrigeren isobaren Beziehung verschoben waren.

Unter Berücksichtigung dieser Besonderheiten können mindestens 3 Typen von LV-Hypertrophie unterschieden werden (Abb. 8) [22–24]:

1. Adäquate Hypertrophie, bei der die systolische Wandspannung selbst bei extremer Druckbelastung normal gehalten wird; sie ist Folge einer adäquaten Zunahme des Masse-Volumen-Verhältnisses parallel zur Druckbelastung.
2. Inadäquate Hypertrophie (bei niedriger Spannung), die mit einer ausgeprägten, im Vergleich zum intraventrikulären Volumen überproportionalen Zunahme der LV-Masse einhergeht.
3. Inadäquate Hypertrophie (bei hoher Spannung), die durch eine exzessive, im Vergleich zur LV-Massenzunahme überproportionale Dilatation gekennzeichnet ist.

Somit können bei der chronisch-hypertrophischen Herzkrankheit zumindest 2 Formen einer inadäquaten Hypertrophie vorkommen.

Aus metabolischer Sicht besteht bei der Hypertrophie mit hoher Spannung ein erhöhter Sauerstoffverbrauch pro Masseneinheit bei gleichzeitiger Beeinträchtigung der LV-Funktion. Dagegen kann der Sauerstoffverbrauch pro Masseneinheit des LV bei Hypertrophie mit niedriger Spannung normal oder erniedrigt sein, wenn die LV-Funktion normal ist. Dies erklärt z.B. teilweise das Vorkommen von normalem, erniedrigtem oder erhöhtem Sauerstoffverbrauch pro LV-Masseneinheit bei chronischer Druck- oder Volumenbelastung. Trotz hoher Druckbelastung kann der Sauerstoffverbrauch bei der Aortenstenose normal oder sogar erniedrigt sein, solange Herzgröße und systolische Wandspannung normal bzw. vermindert sind. Auf der anderen Seite kann dieselbe Druckbelastung einen hohen Sauerstoffverbrauch bedingen, wenn der LV dilatiert und die systolische Wandspannung zunimmt [22–24].

Kardiale Folgen von hypertensiven Krisen

Zunahme (hypertensive Krise) oder Abnahme (antihypertensive Behandlung) des systolischen Drucks gehen mit Veränderungen der systolischen Wandspannung und damit des MVO_2 einher. Die druckinduzierten Spannungsveränderungen hängen jedoch sowohl von den individuellen isobaren Bedingungen als auch vom ursprünglichen Masse-Volumen-Verhältnis ab (Abb. 9). Derselbe Druckanstieg (z.B. von 120 auf 200 mm Hg) (A' → B' in Abb. 9) führt bei einem Masse-Volumen-Verhältnis von 4 g/ml zu einer Spannungszunahme von nur 80 · 10^3 dyn/cm², während derselbe Druckanstieg (A → B) bei einem Masse-Volumen-Verhältnis von 1,2 g/ml eine erhebliche Spannungszunahme von 180 · 10^3 dyn/cm² bewirkt. Die gleichen

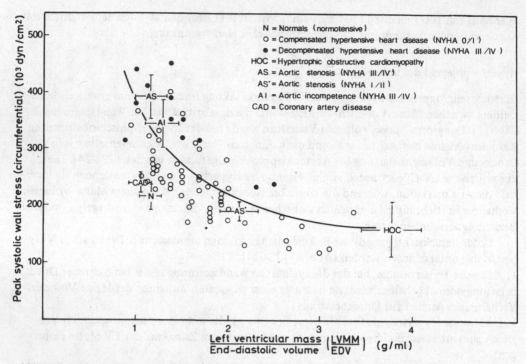

Abb. 7. Beziehung zwischen linksventrikulärem Masse-Volumen-Verhältnis (*LVMM/EDV*) und maximaler systolischer Wandspannung. Man erkennt eine Abnahme der Wandspannung mit Zunahme des Masse-Volumen-Verhältnisses. Die Kurve (= Isobare für alle Patienten mit essentieller Hypertonie) wurde mittels Polynomanpassung (Y = 31,2 + 371,2 · 1/X, wobei Y = Wandspannung und X = Masse-Volumen-Verhältnis) errechnet. Man beachte: Normotone Normalpersonen (*N*) und Normotoniker mit Koronararterienerkrankung sind bei vergleichbarem Masse-Volumen-Verhältnis in Richtung niedrigerer Spannung (= niedrigere Isobare verlagert. Die Hypertrophiegrad bei essentieller Hypertonie kann aus dem Verlauf dieser Kurve abgeleitet werden: Bei normalem Masse-Volumen-Verhältnis ist eine erhöhte Wandspannung bei dekompensierter Hypertension vorhanden (Grad III oder IV), (Hypertrophie mit hoher Spannung), wohingegen ein angemessener Anstieg des Masse-Volumen-Verhältnisses trotz einer gesteigerten systolischen Druckbelastung eine normale systolische Wandspannung aufrecht erhält. (Hypertrophie mit normaler Spannung.) Im Gegensatz dazu führt ein exzessiver Anstieg der linksventrikulären Masse, die in keinem Verhältnis zum Volumen steht, zu einem Abfall der systolischen Wandspannung (Hypertrophie mit niedriger Spannung.).

Die hypertrophische Herzkrankheit (AS, AI, HOC) kann sich innerhalb der isobaren Eigenschaften der hypertensiven Herzkrankheit bewegen, wenn der systolische Druck bei vergleichbarem Masse-Volumen-Verhältnis erhöht ist.

Linksventrikuläre Hypertrophie, verursacht durch Aortenstenose, kann mit erhöhter Wandspannung (AS, III oder IV), (Hypertrophie mit hoher Spannung), oder normaler Wandspannung verbunden sein (AS^X, I oder II), (Hypertrophie mit normaler Spannung). Die Wandspannung kann sogar reduziert sein, trotz erhöhter intraventrikulärer, systolischer Druckbelastung bei hypertrophisch obstruktiver Kardiomyopathie (Hypertrophie mit niedriger Wandspannung)

Berechnungen und Konsequenzen bezüglich systolischer Wandspannung und damit M$\dot{V}O_2$ gelten für therapeutisch induzierte Druckabnahmen. Dies bedeutet aus diagnostischer und prognostischer Sicht, daß ein systolischer Druckanstieg in einem dilatierten Hypertonieherzen eine stärkere Zunahme der maximalen systolischen Wandspannung und des M$\dot{V}O_2$ be-

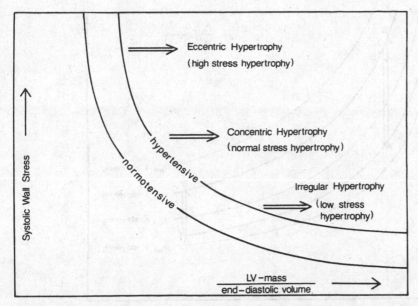

Abb. 8. Graphische Darstellung der Angemessenheit der linksventrikulären Hypertrophie bei chronisch hypertrophischen Herzerkrankungen des Menschen

dingt als in einem nichtdilatierten Hypertonieherzen. Da sowohl Spannungs- als auch Stoffwechselreserven beim Menschen limitiert sind, wird die linksventrikuläre Spannungskapazität unter den folgenden Bedingungen zunehmend reduziert: 1. Zunahme der initialen systolischen Spannung, 2. Abnahme des Masse-Volumen-Verhältnisses und 3. Anstieg des systolischen Drucks. Allerdings führt die therapeutische Senkung des systolischen Drucks bei Patienten mit linksventrikulärer Dilatation zu einer stärkeren Reduktion sowohl der Spannung als auch des Sauerstoffverbrauchs als bei Patienten mit konzentrischer Hypertrophie (Abb. 9). Somit verdeutlicht die Beziehung zwischen Masse-Volumen-Verhältnis und maximaler systolischer Wandspannung die Bedeutung von druckabhängigen Veränderungen der systolischen Spannung und damit der myokardialen Spannung und der metabolischen Reserve [22—24].

Kardiale Reservekapazitäten

Zwischen den koronaren, metabolischen und systolischen Spannungsreserven des linken Ventrikels scheint eine enge Beziehung zu existieren (Tabelle 4) [23]. Dies erleichtert offensichtlich die Erklärung der eingeschränkten linksventrikulären Funktion und Reservekapazität bei Erkrankungen, die mit koronaren (z.B. koronare Herzerkrankung) und metabolischen (z.B. Hyperthyreose) Störungen und Anomalien der systolischen Wandspannung (z.B. dekompensierte Druckbelastung des linken Ventrikels) vergesellschaftet sind. Da das menschliche Herz fast ausschließlich aerob arbeitet, ist eine Zunahme der linksventrikulären Funktion v.a. mit einer Erhöhung der myokardialen Sauerstoffversorgung verknüpft. Bei Koronararterienerkrankungen ist die Koronarreserve infolge der Koronarstenose eingeschränkt. Demzufolge stellt der koronare Faktor das begrenzende Glied dar, das die Sauerstoffverfügbarkeit des

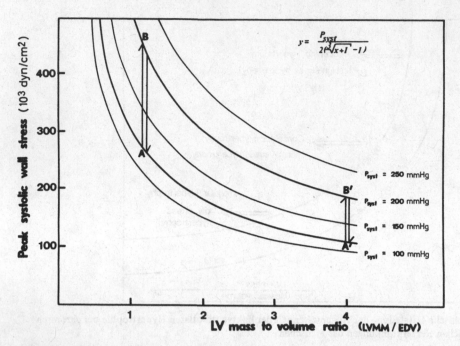

Abb. 9. Beziehung zwischen linksventrikulärem Masse-Volumen-Verhältnis und systolischer Wandspannung bei verschiedenen isobaren Bedingungen. Weitere Erklärungen im Hinblick auf die hypertensive Krise siehe Text

Myokards reduziert und damit die metabolischen Reserven und die systolischen Spannungsreserven limitiert. Bei der hyperthyreoten Herzkrankheit kommt es infolge eines exzessiven Anstiegs der Herzfrequenz, des Herzzeitvolumens und der Kontraktilität zu einer Zunahme des MVO_2, wodurch sowohl die Koronarreserve als auch die systolische Spannungsreserve begrenzt werden. Hier spielt offensichtlich die Stoffwechselsteigerung die limitierende Rolle. Bei der dekompensierten Druckbelastung des linken Ventrikels sind sowohl die koronaren als auch die metabolischen Reserven reduziert — wie bereits weiter oben gezeigt wurde —, da das Spannungsniveau bereits in Ruhe erhöht ist. Der bereits in Ruhe erhöhte linksventrikuläre Füllungsdruck kann also die maximale Spannungskapazität von vornherein limitieren.

Aus diesen Befunden ergibt sich, daß die koronaren und metabolischen Reserven sowie die systolischen Spannungsreserven des menschlichen Herzens eng miteinander zu korrelieren scheinen; man kann begründet annehmen, daß die Bestimmung der Koronarreserve einen wichtigen Einblick in die metabolischen Reserven und in die Reserven der Leistungsfähigkeit des linken Ventrikels gibt [23].

Koronare Hämodynamik bei der hypertrophischen Herzkrankheit

Bei insgesamt 351 Patienten wurden im Rahmen diagnostischer Bestimmungen der Koronardurchblutung die folgenden Parameter analysiert: a) Koronardurchblutung, b) Koronarwiderstand und c) Koronarreserve (= Verhältnis des Koronarwiderstands unter kontrollierten Bedingungen und unter maximaler koronarer Vasodilatation, die durch Dipyridamol — 0,5

Tabelle 4. Minimal- und Maximalwerte der höchsten systolischen Wandspannung. Alle Werte (Maximum gegen Minimum) p < 0,001

	Minimum	Maximum	Maximum/Minimum
Maximale systolische zirkumferentielle Wandspannung [10^3 dyn/cm^2][a]	100 ± 12	450 ± 46	4,5 = Spannungsreserve
Myokardialer Sauerstoffverbrauch [ml/min · 100 g][b]	5,2 ± 0,3	24 ± 2,9	4,6 = Metabolische Reserve
Koronarer Blutfluß [ml/min · 100 g][c]	79 ± 12	392 ± 26	4,9 = Koronarreserve

[a] Essentielle Hypertonie
[b] Chronische valvuläre und hypertensive Druckbelastung
[c] Normalpersonen (vor und nach Verabreichung von 0,5 mg/kg Dipyridamol)

mg/kg KG i.v. − erzielt wurde) [1, 27]. Die Koronarreserve, die bei Gesunden im Mittel bei 4,9 lag, war bei Patienten mit essentieller Hypertonie signifikant reduziert (Tabelle 5). Hypertoniker mit einer begleitenden Koronararterienerkrankung hatten eine quantitativ ähnliche Koronarreserve wie normotone Patienten mit Koronararterienerkrankung [20, 22]. Allerdings ergab sich selbst bei jungen Hypertonikern mit Hypertrophie ohne Koronararterienerkrankung eine signifikante Reduktion der Koronarreserve, die gegenüber der gesunden Kontrollgruppe um 34% vermindert war. Dies kann so interpretiert werden, daß Patienten mit einer hypertensiven LV-Hypertrophie ein erhöhtes Risiko für koronare und ischämische Ereignisse aufweisen, selbst wenn keine Koronarstenose vorhanden ist. Somit scheint eine der ersten vaskulären Veränderungen bei der essentiellen Hypertonie den Koronarkreislauf zu beeinflussen.

Diese hypertonieabhängige Verminderung der Koronarreserve scheint nicht von der Hypertrophie abhängig, sondern für die hypertensive Hypertrophie spezifisch zu sein, da − mit Ausnahme der dekompensierten Aortenstenose − bei signifikanter myokardialer Hypertro-

Tabelle 5. Koronarer Perfusionsdruck (P_{cor}), koronararteriovenöse Sauerstoffdifferenz ($avDO_2$), Koronardurchblutung des linken Ventrikels (V_{cor}), Koronarwiderstand (R_{cor}) und Koronarreserve bei Gesunden, bei Patienten mit essentieller Hypertonie (*EH*) mit normalem Koronarangiogramm und bei Normotonikern mit Koronararterienerkrankung (*CAD*). Man beachte den Anstieg des Koronarwiderstands bei EH; $avDO_2$ und damit Sauerstoffextraktion waren in den 3 Gruppen unverändert

	P_{cor} [mmHg]	$avDO_2$ [Vol.-%]	V_{cor} [ml/min · 100 g]	R_{cor} [mmHg · min · 100 g · ml^{-1}]	Koronarreserve
Normalpersonen (n = 11)	82 ± 2	12,2 ± 0,1	71 ± 3	1,15 ± 0,04	4,9 ± 0,25
EH (n = 63)	129 ± 8[a]	12,9 ± 0,2	83 ± 2[b]	1,57 ± 0,06[a]	3,25 ± 0,3
CAD (n = 38)	87 ± 5	12,8 ± 0,6	64 ± 3[c]	1,36 ± 0,09	1,78 ± 0,08

[a] p < 0,001; [b] p < 0,005; [c] p < 0,02

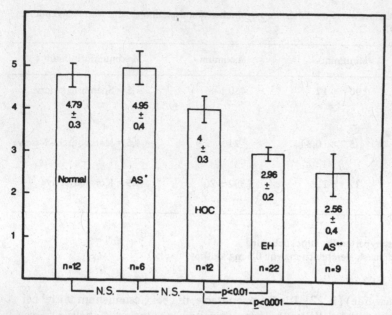

Abb. 10. Koronare Reserven im Normalfall, bei klinisch kompensierter Aortenstenose (AS^X), bei hypertrophisch obstruktiver Kardiomyopathie (HOC), bei hypertensiver Hypertrophie mit normalem Koronarangiogramm (EH) und bei dekompensierter Aortenstenose (AS^{XX}). Man beachte den signifikanten Rückgang der Koronarreserve bei hypertensiver Hypertrophie (unter normalem myokardialen Sauerstoffverbrauch), verglichen mit der nicht-hypertensiven Hypertrophie (AOC, AS^X). Bei dekompensierter Aortenstenose mit erheblichem Anstieg des Sauerstoffverbrauchs ist die Koronarreserve metabolisch herabgesetzt

phie infolge klinisch kompensierter Aortenstenose und hypertrophisch-obstruktiver oder nichtobstruktiver Kardiomyopathie eine normale Koronarreserve gefunden wird (Abb. 10) [10, 11]. Die durch die Hypertonie induzierten Gefäßläsionen im Koronararteriensystem können also die Koronarreserve im arteriolären und kapillaren Bereich beträchtlich reduzieren, während die Hypertrophie allein keine signifikante Einschränkung der myokardialen Sauerstoffversorgung zur Folge haben muß.

Pharmakotherapeutische Maßnahmen

Analgetika

Analgetika werden in der Intensivmedizin beispielsweise in der postoperativen Phase, beim akuten Myokardinfarkt, bei Perikarditis, Myokarditis und anderen Erkrankungen häufig benötigt und eingesetzt. Bei Herzpatienten besteht das therapeutische Ziel in der Schmerzlinderung ohne Kardiodepression. Klinische Beobachtungen zeigten, daß nach Verabreichung verschiedener Analgetika manchmal eine Abnahme der linksventrikulären Funktion auftreten kann [13].

Aus diesem Grunde wurde eine systematische Untersuchung der Wirkungen einiger klinisch eingesetzter Analgetika auf die Kontraktilität mittels experimenteller und klinischer Herzkatheterstudien begonnen. Die Hauptergebnisse der *experimentellen* Studien zeigen,

Tabelle 6. Relative kontraktilitätsdepressive Potenz verschiedener Analgetika.[a] Man beachte die fehlende Kardiodepression bei Morphin, Fentanyl, Piritramid und Tilidin, während die Kontraktilität unter Meperidin erheblich abnimmt

| | Äquianalgetische Dosen | | Badkonzentrationen, die eine 50%ige Depression der Kontraktilität bewirkten | Relative, kontraktilitätsdepressive Potenz |
	[mg]	Potenz	[µg/ml]	
Morphin	10	1	2000	1
Fentanyl	0,1– 0,2	50 –100	50–100	2– 4
Piritramid	5 –10	1 – 2	1000	1– 2
Pentazocin	30	0,3	50	60
Meperidin	70	0,1– 0,2	100	100–200
Tilidin	100	0,1– 0,4	400	10– 50

[a] Bezogen auf 50%ige Reduktion von dl/dt_{max}

daß Morphin, Fentanyl und Piritramid in klinisch vergleichbaren Dosisbereichen keine relevante und unterschiedliche kontraktilitätssenkende Potenz besitzen, während Meperidin, das heißt Pethidin (Dolantin) die Kontraktilität signifikant vermindert (Tabelle 6) [15, 17]. Somit muß nach Verabreichung von hohen Dosen Morphin, Fentanyl oder Piritramid keine myokardiale und kontraktile Depression erwartet werden. Dagegen muß Meperidin beim Herzpatienten mit Vorsicht dosiert werden, da es starke kontraktilitätsmindernde Effekte besitzt [15, 17].

Ähnliche Befunde ergaben sich bei *klinischen* Studien mit Meperidin bei chronischen Klappen- und Koronarerkrankungen, wo eine deutliche Senkung des Herzzeitvolumens, des Schlagvolumens und der maximalen Druckanstiegsgeschwindigkeit des linken Ventrikels beobachtet wurde (Abb. 11) [16]. Im Gegensatz zu Meperidin oder Pethidin besaßen jedoch Tilidin (Abb. 12), Morphin und Fentanyl bei Anwendung in therapeutischer und äquianalgetischer Dosis beim Menschen keine kontraktilitätssenkenden Wirkungen. Somit ist eine differenzierte Therapie mit äquianalgetischen Dosen kardioneutraler Analgetika möglich, was bei der analgetischen Behandlung des Herzpatienten mit veränderter Myokardfunktion von Bedeutung sein kann.

Digitalisglykoside

Abgesehen von der antiarrhythmischen Behandlung des Vorhofflatterns werden Digitalisglykoside klinisch zur Unterstützung oder Verbesserung der beeinträchtigten Funktion des insuffizienten Herzens eingesetzt. Diese Indikation ist empirisch gesichert. Allerdings werden Digitalisglykoside häufig auch ohne echte, rationale Indikation zur prophylaktischen Behandlung von Patienten ohne Herzinsuffizienz, z.B. bei arterieller Hypertension und Koronararterienerkrankung, verabreicht. Um dieses Problem zu prüfen, wurden die Wirkungen von intravenös verabreichtem Digoxin (0,01 mg/kg KG) bei Hypertonikern mit klinisch kompensierter, konzentrischer Hypertrophie und normalen Koronarangiogramm hinsichtlich der Ventrikelfunktion und der koronaren Hämodynamik untersucht.

Vor der Digoxingabe war die ventrikuläre Funktion, die anhand der Kontraktionsgeschwindigkeit, der Druck- und der Auswurfindices beurteilt wurde, ganz normal (Tabelle 7) [22].

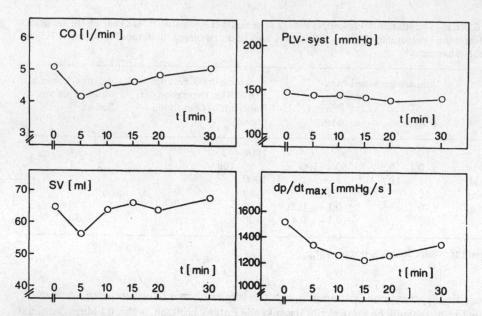

Abb. 11. Wirkungen von Meperidin auf die Ventrikelfunktion beim Menschen. Die *Punkte* stellen Mittelwerte aller Messungen dar. Man beachte die beträchtliche (und statistisch signifikante) Kardiodepression nach Meperidin

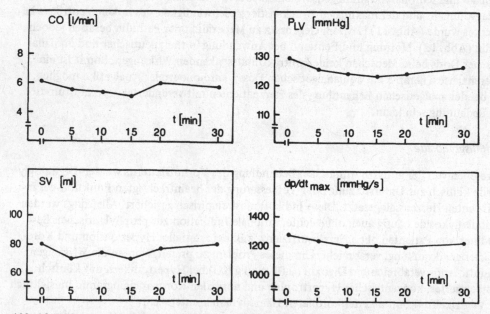

Abb. 12. Wirkungen von Tilidin auf die Ventrikelfunktion beim Menschen. Man beachte, daß im Vergleich zu Meperidin in äquianalgetischer Dosierung keine kontraktilitätsdepressiven Effekte zu beobachten sind

Tabelle 7. Mittelwerte, Standardabweichungen, Signifikanzen (t-Test für gepaarte Differenzen) und prozentuale Änderungen vor und 50 min nach intravenöser Injektion von Digoxin (0,01 mg/kg KG) bei 12 Patienten mit kardial kompensierter essentieller Hypertonie. P_{LV} systolischer Druck im linken Ventrikel; P_{LVED} enddiastolischer Druck im linken Ventrikel; dp/dt_{max} maximale Druckanstiegsgeschwindigkeit im linken Ventrikel; *TTI* Annäherungsformel für den Druck-Zeit-Index, der aus dem Produkt von mittlerem systolischen Druck und Herzfrequenz abgeleitet wird; V_{cor} Koronardurchblutung des linken Ventrikels; R_{cor} koronarer Gefäßwiderstand; $avDO_2$ koronararteriovenöse Sauerstoffdifferenz; MVO_2 myokardialer Sauerstoffverbrauch; *n.s.* = nicht signifikant

	Vor Digoxin		Nach Digoxin		p	%
P_{LV} [mmHg]	196	± 23	198	± 21	n.s.	+ 1,1
P_{LVED} [mmHg]	15,9	± 3,8	15,7	± 3,1	n.s.	− 1,2
dp/dt_{max} [mmHg/s]	2250	± 287	2687	± 243	< 0,001	+19,4
Herzfrequenz [min^{-1}]	74	± 13	71	± 12	n.s.	− 5,2
Herzindex [l/min · m²]	3,67	± 0,57	3,26	± 0,59	< 0,001	−11,2
Schlagvolumenindex [ml/Schlag · m²]	50,9	± 12,5	47,6	± 12	n.s.	− 6,5
Herzarbeit [mmHg · ml/min · m²]	675	± 86	610	± 91	< 0,005	− 9,7
TTI [P_{syst} · n]	13828	± 2927	13296	± 2652	n.s.	− 3,8
V_{cor} [ml/min · 100 g]	74,4	± 14,2	67,8	± 13,1	< 0,01	− 8,8
R_{cor} [mmHg · min · 100 g · ml^{-1}]	1,54	± 0,21	1,71	± 0,19	< 0,001	+11
$avDO_2$ [Vol.-%]	12,15	± 1,29	12,95	± 1,17	< 0,001	+ 5,9
MVO_2 [ml/min · 100 g]	9,03	± 2,14	8,82	± 1,83	n.s.	− 2,1

50 min nach Digoxingabe trat eine deutliche Zunahme der maximalen Druckanstiegsgeschwindigkeit (um 19,4%) ein. Der Herzindex fiel jedoch um 11,2%, und − als Folge der Veränderungen des mittleren systolischen Drucks und des Herzindex − die externe Herzarbeit nahm um 9,7% ab. Herzfrequenz und Schlagvolumenindex sanken um 5,2 bzw. 0,5% (Tabelle 7). Aufgrund der arteriellen Druckerhöhung und der Abnahme des Herzindex erhöhte sich der periphere Gesamtwiderstand signifikant (um 14,9%).

50 min nach Digoxingabe war die Koronardurchblutung signifikant um 8,8% reduziert, während sowohl der koronare Gefäßwiderstand als auch die koronare arteriovenöse Sauerstoffdifferenz um 11% bzw. um 5,9% angestiegen waren (Tabelle 7) [22]. Der Sauerstoffverbrauch des linken Ventrikels fiel gering um 2,1% ab.

Diese Studien zeigen, daß die Hauptwirkungen von intravenös verabreichtem Digoxin beim nichtinsuffizienten, hypertrophierten Herzen in einer beträchtlichen Zunahme der Kontraktilität, einer mäßigen Abnahme der linksventrikulären Pumpfunktion und einem erheblichen Anstieg des koronaren Gefäßwiderstands und der koronaren Sauerstoffausschöpfung bestehen. Dementsprechend ist Digoxin zur Verbesserung der ventrikulären Funktion bei klinisch kompensierter essentieller Hypertonie nicht nur ungeeignet, sondern kann sogar zu einer Verschlechterung der myokardialen Sauerstoffversorgung infolge des erhöhten koronaren Gefäßwiderstands und der verminderten Koronardurchblutung führen. Somit kann gefolgert werden, daß Digitalisglykoside bei essentieller Hypertonie mit kardialer Kompensation nicht indiziert sind. Es muß noch angemerkt werden, daß unsere Gruppe und auch andere Untersucher bei Normotonikern mit Koronararterienerkrankungen ganz ähnliche Ergebnisse gefunden haben.

Tabelle 8. Akute hämodynamische Wirkung von Hydralazin auf die linksventrikuläre Funktion und die koronare Hämodynamik. Man beachte die effektive Entlastung des Ventrikels und die koronardilatierende Kapazität von Hydralazin. Abkürzungen s. Tabelle 7

	Vor Hydralazin	Nach Hydralazin	p	%
P_{LV} [mmHg]	167,2 ± 8,43	140,24 ± 16,40	< 0,001	−16,12
P_{LVED} [mmHg]	15,42 ± 3,45	11,25 ± 4,12	< 0,01	−27,04
dp/dt_{max} [mmHg/s]	1836,33 ± 513,51	1988,66 ± 823,42	n.s.	+ 8,30
Herzfrequenz [min^{-1}]	75,0 ± 16,0	80,0 ± 16,0	n.s.	+ 6,8
Herzindex [l/min · m²]	2,61 ± 0,38	3,25 ± 0,43	< 0,001	+24,24
Schlagvolumenindex [ml/Schlag · m²]	37,02 ± 9,76	43,83 ± 10,24	< 0,005	+18,40
Herzarbeit [mmHg · ml/min · m²]	447,55 ± 58,73	480,64 ± 70,51	n.s.	+ 7,39
TTI [P_{syst} · n]	1088,18 ± 243,68	920,18 ± 138,64	< 0,01	−15,44
V_{cor} [ml/min · 100 g]	59,42 ± 12,84	83,86 ± 33,09	< 0,02	+41,13
R_{cor} [mmHg · min · 100 g · ml^{-1}]	1,71 ± 0,57	1,09 ± 0,40	< 0,01	−36,14
avDO$_2$ [Vol.-%]	13,47 ± 1,80	10,97 ± 1,63	< 0,001	−18,58
MVO$_2$ [ml/min · 100 g]	8,47 ± 2,34	9,10 ± 3,12	n.s.	+ 7,51

Vasodilatatoren (Hydralazin)

Die dritte Medikamentenstudie wurde vor und 30 min nach intravenöser Infusion von 20 mg Hydralazin bei Patienten mit klinisch kompensierter und dekompensierter hypertensiver Herzkrankheit vorgenommen. Unter dem Einfluß von Hydralazin nahmen der systolische Druck im linken Ventrikel um 16% und der enddiastolische Druck im linken Ventrikel um 21% ab (Tabelle 8) [22]. Weder die Herzfrequenz noch die maximale Druckanstiegsgeschwindigkeit des linken Ventrikels zeigten signifikante Veränderungen. Herzindex und Schlagvolumenindex erhöhten sich um 24% bzw. 18%, während die externe Herzarbeit infolge der Senkung des systolischen Blutdrucks und der Zunahme des Herzzeitvolumens nahezu unverändert blieb. Das Produkt aus mittlerem systolischem Druck und Herzfrequenz nahm signifikant um 15% ab.

Die Koronardurchblutung wurde beträchtlich um 41% gesteigert (von 59 auf 83 ml/min · 100 g) (Tabelle 8) [22]. Der koronare Gefäßwiderstand nahm um 36% ab (von 1,71 auf 1,09 Einheiten) und die koronare, arterio-venöse Sauerstoffdifferenz war deutlich vermindert. Der myokardiale Sauerstoffverbrauch des linken Ventrikels blieb nahezu unverändert. Alle diese hämodynamischen Veränderungen waren am insuffizienten Herzen noch ausgeprägter.

Die Ergebnisse zeigen, daß Hydralazin folgende Wirkungen besitzt: a) Effektive Entlastung des linken Ventrikels, wie die Reduktion sowohl des enddiastolischen als auch des systolischen Drucks im linken Ventrikel zeigt, b) eine beträchtliche Steigerung der linksventrikulären Pumpfunktion und schließlich c) eine deutliche Zunahme der Koronardurchblutung ohne signifikante Änderung des myokardialen Sauerstoffverbrauchs.

Unter Berücksichtigung dieser Ergebnisse können vasodilatierende Medikamente vom Typ des Hydralazin bei Herzinsuffizienz als wertvolle Therapeutika angesehen werden, wenn eine Aufrechterhaltung und/oder eine Verbesserung der Ventrikelfunktion ohne Veränderung des myokardialen Energiebedarfs gewünscht werden.

Zusammenfassung

1. Die chronische Druckbelastung führt zu einer geringeren Ventrikelgröße als die chronische Volumenbelastung. Die linksventrikuläre Funktion steht in umgekehrter Beziehung sowohl zum linksventrikulären Volumen (Größe) als auch zur systolischen Wandspannung.

2. Die systolische Wandspannung stellt die Hauptdeterminante der ventrikulären Nachlast dar. Die systolische Wandspannung korreliert direkt mit dem myokardialen Sauerstoffverbrauch.

3. Die systolische Wandspannung ist eine wichtige Resultante des Hypertrophiegrades des linken Ventrikels. Im Verlauf der chronischen Herzerkrankung können zumindest 2 Typen von inadäquater Hypertrophie vorkommen (Hypertrophie mit niedriger Spannung und Hypertrophie mit hoher Spannung).

4. Morphin, Fentanyl und Piritramid besitzen keine direkte kardiodepressive Potenz. Dagegen besitzt Meperidin (Pethidin) starke negativ inotrope Effekte und sollte bei herzkranken Patienten zurückhaltend angewandt werden.

5. Im nichtinsuffizienten Herzen kann intravenös verabreichtes Digoxin sowohl die kardiale Auswurffunktion als auch die koronare Durchblutung verschlechtern (verminderte Sauerstoffverfügbarkeit?). Die Anwendung von Digoxin kann beim nichtinsuffizienten Herzen nur unter Vorbehalt empfohlen werden.

6. Hydralazin führt zu einer deutlichen Verbesserung der Ventrikelfunktion und der Sauerstoffverfügbarkeit des Myokards im suffizienten und insuffizienten Herzen. Der nur geringe Anstieg des myokardialen Energiebedarfs beruht möglicherweise auf der effektiven, systolischen Entlastung (Reduktion der Wandspannung, Abnahme der Ausflußimpedanz), die den Energiemehrverbrauch infolge der gesteigerten Herzfunktion ausgleicht.

Literatur

1. Braunwald E, Ross J, Sonnenblick EH (1968) Mechanisms of contraction of the normal and failing heart. Little, Brown & Co, Boston
2. Braunwald E (1971) Control of myocardial oxygen consumption. Physiological and clinical considerations. Am J Cardiol 27:416–432
3. Bretschneider HJ (1967) Aktuelle Probleme der Koronardurchblutung und des Myokardstoffwechsels, von 15. Stuttgart, Regensburg Ärztl Fortbild, S 1–27
4. Bürger SB, Strauer BE (1977) Dynamics of left ventricular hypertrophy and contraction in spontaneously hypertensive rats (abstr). Circulation [Suppl III] 56:234
5. Bürger SB, Strauer BE (1978) Left ventricular geometry and wall stress in various stages of hypertrophy due to spontaneous essential hypertension (abstr). Circulation [Suppl II] 57/58:158
6. Gaasch WH, Battle WE, Oboler HH, Banas JS, Levine HJ (1972) Left ventricular stress and compliance in man. Circulation 45:746–762
7. Greene DG, Carlisle R, Grant C, Bunnell I (1967) Estimation of left ventricular volume by one-plane cineangiography. Circulation 35:61–69
8. Hood WP (1971) Dynamics of hypertrophy in left ventricular wall of man. In: Alpert NR (ed) Cardiac hypertrophy. Academic Press, New York, pp 445–452
9. Hugenholtz PG, Kaplan E, Hull E (1969) Determination of left ventricular wall thickness by angiocardiography. Am Heart J 78:513–522
10. Kochsiek K, Heiss HW, Tauchert M, Strauer BE (1971) Koronarreserve und Sauerstoffverbrauch bei hypertrophischer obstruktiver Cardiomyopathie. Verh Dtsch Ges Inn Med 27:880–883
11. Kochsiek K, Tauchert M, Cott L, Neubaur J (1970) Die Koronarreserve bei Patienten mit Aortenvitien. Verh Dtsch Ges Inn Med 76:214–218

12. Linzbach HJ (1960) The heart failure from the point of view of quantitative anatomy. Am J Cardiol 5:370
13. Lowenstein E, Hallowell P, Levine FH et al. (1969) Cardiovascular response to large doses of intravenous morphine in man. New Engl J Med 281:1389
14. Sandler E, Dodge HT (1963) Left ventricular tension and stress in man. Circ Res 13:91–104
15. Strauer BE (1972) Contractile responses to morphine, piritramide, pethidine and fentanyl: A comparative study on the isolated ventricular myocardium. Anesthesiology 37:304
16. Strauer BE (1973) Die Wirkung von Pethidin auf Herzmechanik und Kontraktilität des menschlichen Herzens. Klin Wochenschr 51:1105
17. Strauer BE (1975) Dynamik, Koronardurchblutung und Sauerstoffverbrauch des normalen und kranken Herzens. Karger, Basel
18. Strauer BE, Scherpe A (1975) Myocardial mechanics and oxygen consumption in experimental hyperthyroidism. In: Roy PE, Harris P (eds) The cardiac sarcoplasm. University Park Press, Baltimore, pp 495–502
19. Strauer BE, Scherpe A (1975) Experimental hyperthyroidism IV. Myocardial muscle mechanics and oxygen consumption in eu- and hyperthyroidism. Basic Res Cardiol 70:246–255
20. Strauer BE (1977) Die quantitative Bestimmung der Koronarreserve in der Diagnostik koronarer Durchblutungsstörungen. Internist (Berlin) 18:579
21. Strauer BE, Beer K, Heitlinger K, Höfling B (1977) Left ventricular systolic wall stress as a primary determinant of myocardial oxygen consumption: comparative studies in patients with normal left ventricular function, with pressure and volume overload and with coronary heart disease. Basic Res Cardiol 72:306–313
22. Strauer BE (1980) Hypertensive heart disease. Springer, Berlin Heidelberg New York
23. Strauer BE (1979) Myocardial oxygen consumption in chronic heart disease: Role of wall stress, hypertrophy and coronary reserve. Am J Cardiol 44:731
24. Strauer BE (1979) Ventricular function and coronary hemodynamics in hypertensive heart disease. Am J Cardiol 44:999
25. Strauer BE (1976) Änderungen der Kontraktilität bei Druck- und Volumenbelastungen des Herzens. Vortr Dtsch Ges Kreislaufforsch
26. Strauer BE (ed) (1981) The heart in hypertension. International Boehringer Mannheim Symposium Springer, Berlin Heidelberg New York
27. Tauchert M (1973) Koronarreserve und maximaler Sauerstoffverbrauch des menschlichen Herzens. Basic Res Cardiol 68:1–83

Anaesthesie bei koronarer Herzkrankheit und Herzversagen

G. Smith

Die koronare Herzkrankheit (KHK) zählt bei der Bevölkerung Westeuropas und Nordamerikas zu den häufigsten Ursachen für Morbidität und Mortalität. Ihre weite Verbreitung zeigt sich an der Tatsache, daß über 40% der erwachsenen männlichen Patienten in der Altersgruppe zwischen 45 und 55 Jahren an den Folgen dieser Krankheit sterben. Darüber hinaus besteht bei der Behandlung dieser Erkrankung das Problem, daß nur bei einem von 10 Patienten mit KHK Symptome zu erkennen sind. Nachdem operative Eingriffe zunehmend auch an älteren Patienten vorgenommen werden, bei denen die KHK weit verbreitet ist, werden auch die Anaesthesisten häufiger mit diesem Problem konfrontiert.

Mehrere retrospektive epidemiologische Studien aus den USA haben bestätigt, daß Patienten mit Herzischämie während eines operativen Eingriffs und einer Anaesthesie einem erhöhten perioperativen Myokardinfarktrisiko ausgesetzt sind. Im ganzen gesehen liegt bei der Bevölkerung im Alter von über 30 Jahren die Gesamtrate eines perioperativen Myokardinfarkts bei etwa 0,13%, bei Männern über 50 Jahre bei 0,6%. Liegt ein präoperativer Myokardinfarkt vor, so steigt das Risiko eines perioperativen Reinfarkts auf 6%, bezogen auf die Gesamtbevölkerung [1–4]. Außerdem gibt es klare Anhaltspunkte dafür, daß die Rate für einen postoperativen Reinfarkt um so höher liegt, je kürzer der Zeitabstand zwischen erstem Myokardinfarkt und Operation ist. Am höchsten ist das Risiko für einen erneuten Infarkt, wenn Infarktereignis und Operation weniger als 6 Monate auseinanderliegen.

In einer Studie von Goldman et al. aus dem Jahre 1978 [5] an Patienten, die über 40 Jahre alt waren, trat bei 3% der Patienten, bei denen es vor dem operativen Eingriff noch zu keinem Infarkt gekommen war, ein postoperativer Infarkt auf. Bei einem Infarkt 2–5 Jahre vor der Operation stieg die Reinfarktrate auf 4% an. Ein Infarktereignis in einem Zeitraum von 6 Monaten bis zu 2 Jahren vor dem operativen Eingriff war mit einer perioperativen Reinfarktrate von 8% verbunden. Hatte aber ein Infarktereignis innerhalb von 6 Monaten vor der Operation stattgefunden, so kam es zu einem dramatischen Anstieg der Reinfarktrate. In Übereinstimmung mit anderen Studien stellte man fest, daß die Gesamtsterblichkeitsrate für den ersten Infarkt nach der Operation bei etwa 19% liegt, während bei einem postoperativen Reinfarkt diese Rate auf über 50% ansteigt.

Mit Hilfe einer Diskriminanzfunktionsanalyse wurden verschiedene Faktoren bestimmt, die mit der Entwicklung von postoperativen kardialen Komplikationen in Wechselbeziehung standen. Jeder dieser Faktoren erhielt eine Punktzahl, aus der die relative Bedeutung hervorging. Zu den Faktoren mit der höchsten Punktzahl gehörten:
1. Dreifache Herztöne oder Erhöhung des Jugularvenendrucks,
2. Myokardinfarkt während der vorangegangenen 6 Monate,
3. Herzrhythmusstörungen,
4. mehr als 5 ventrikuläre Extrasystolen vor der Operation.

Zu den Faktoren mit niedriger Punktzahl zählten:
1. Alter über 70 Jahre,
2. Notoperation,
3. schlechter Allgemeinzustand,
4. intrathorakale oder intraabdominale Eingriffe.

Keine dieser klinischen Studien stellte ein bestimmtes Anaesthetikum oder eine bestimmte Anaesthesiemethode als besonders riskant heraus, und im großen und ganzen kann aus all diesen epidemiologischen Untersuchungen der Schluß gezogen werden, daß im Falle von elektiven Eingriffen Herzversagen und Arrhythmie unbedingt zuvor behandelt werden müssen und die Operation selbst frühestens 6 Monate nach dem Infarktereignis stattfinden sollte.

Obwohl es denkbar ist, daß Ereignisse während der postoperativen Periode, in der es nicht so viele Kontrollmöglichkeiten wie während des Eingriffs selbst gibt, eher für die Entwicklung eines postoperativen Myokardinfarkts verantwortlich sind, ist es von großer Bedeutung, sich Gedanken über die am besten geeigneten Anaesthesiemethoden für die große Anzahl der Patienten zu machen, die durch erkennbare oder verschleierte Herzischämie gefährdet sind.

Ereignisse während der Anaesthesie können durch eine Störung des Gleichgewichts zwischen Sauerstoffangebot und Sauerstoffbedarf des Myokards eine Ischämie induzieren (Tabelle 1). Das Sauerstoffangebot an das Myokard wird vom koronaren Perfusionsdruck und vom koronaren Gefäßwiderstand bestimmt, der durch die Höhe der myokardialen Stoffwechselaktivität autoreguliert wird. Der Sauerstoffgehalt wird durch die Hämoglobinkonzentration, durch den arteriellen Sauerstoffpartialdruck sowie durch die O_2-Sättigung des Hämoglobins bestimmt, und es ist offenkundig sehr wichtig, bei Patienten mit Herzischämie ein Optimum an Hämoglobin zu erreichen und eine Hypoxämie zu vermeiden.

Hauptsächliche Determinanten für den Sauerstoffbedarf sind myokardiale Kontraktilität und linksventrikuläre Wandspannung [6]. Die Herzfrequenz ist wahrscheinlich der drittwichtigste Faktor, während die äußere Herzarbeit an letzter Stelle kommt. Nach klassischer klinischer Lehrmeinung müssen bei Patienten mit Herzischämie ein Anstieg des Sauerstoffbedarfs durch Verhinderung exzessiver sympathoadrenaler Aktivität (durch ausreichende Sedierung des Patienten vor der Operation) sowie Tachykardie und Hypertonie, die durch zu flache Anaesthesie und Schmerz verursacht werden können, vermieden werden. Des weiteren sollte man eine übermäßige Volumenbelastung des Herzens vermeiden, zu der es durch zu reichlich bemessene intravenöse Infusion oder bei Herzversagen kommen kann.

Die Koronarperfusion wird vom koronaren Perfusionsdruck und vom koronaren Gefäßwiderstand bestimmt. Der koronare Gefäßwiderstand hängt nicht nur vom aktiven Tonus der kleinen Koronargefäße ab, sondern auch vom Ausmaß der Kompression, die durch die Kon-

Tabelle 1. Determinanten für myokardiales Sauerstoffangebot und myokardialen Sauerstoffbedarf

Sauerstoffangebot	Sauerstoffbedarf
Koronarer Perfusionsdruck	Myokardiale Kontraktilität
Koronärer Gefäßwiderstand	Linksventrikuläre Wandspannung
Sauerstoffgehalt: Hämoglobin	Herzfrequenz
paO_2	Äußere Herzarbeit (Herzzeitvolumen mal mittlerer
SaO_2	arterieller Druck)

traktion der Ventrikelmuskulatur während der Systole hervorgerufen wird. Das Ausmaß dieser Kompression wiederum wird von der linksventrikulären Wandspannung, vom linksventrikulären enddiastolischen Druck und von der Herzfrequenz bestimmt. Damit ist das Risiko einer Drosselung der subendokardialen Zirkulation größer als das Risiko der epikardialen Zirkulation. Während der Ausbildung eines Herzversagens geht eine endokardiale Ischämie auch der Entwicklung einer transmuralen Ischämie voraus. Durch den Einsatz der radioaktiv markierten „Microspheremethode" ist es einigen Forschern in jüngster Zeit gelungen, die Verteilung des Blutstroms zwischen subendokardialer und subepikardialer Zirkulation zu bestimmen. Es konnte gezeigt werden, daß sowohl die thorakale Epiduralanaesthesie [7] als auch die Halothananaesthesie [8] das endokardialepikardiale Verteilungsverhältnis verbessern.

Im Laufe der letzten 10 Jahre gab es eine große Zahl von tierexperimentellen Untersuchungen über die Auswirkungen von Anaesthetika und anaesthesiologischen Methoden auf die Koronarperfusion und den myokardialen Sauerstoffverbrauch. Halothan wurde in einer Vielzahl von unterschiedlichen Versuchsmodellen zu den meisten Untersuchungen herangezogen, und es hat sich gezeigt, daß trotz der durch dieses Anaesthetikum verursachten beachtlichen Verminderung des koronaren und myokardialen Blutstroms die Veränderungen in der Sauerstoffausschöpfung minimal waren [9—11].

Untersuchungen zum Laktat im Rahmen des myokardialen Sauerstoffverbrauchs haben ebenfalls darauf hingewiesen, daß Halothan in keinem Zusammenhang mit einer Beeinträchtigung der myokardialen Oxygenierung im normalen Myokard steht [11, 12]. Vor kurzem wurde bestätigt, daß Halothan beim Menschen in endexspiratorischen Konzentrationen von 0,7—1,5% eine beträchtliche Reduzierung des myokardialen Sauerstoffverbrauchs und der myokardialen Durchblutung hervorrief. Trotz einer Senkung des mittleren arteriellen Drucks auf ein Maximum von 60 mmHg nahm jedoch die Sauerstoffausschöpfung mit der höheren Konzentration von Halothan signifikant ab [13].

Tierexperimentelle Untersuchungen oder Studien am Menschen mit anderen Anaesthetika, u.a. mit Enfluran [14], Althesin [15], Thiopental [16] sowie Ketamin [17, 18], haben ebenfalls gezeigt, daß trotz der beachtlichen Veränderungen der koronaren Durchblutung und des myokardialen Sauerstoffverbrauchs, die diese Pharmaka hervorrufen können, das Verhältnis zwischen Sauerstoffangebot und Sauerstoffbedarf des Herzens aufrechterhalten bleibt. Damit entstehen die Veränderungen als Folge eines geänderten metabolischen Bedarfs, und es kommt zu keinen oder nur minimalen Änderungen der Sauerstoffausschöpfung im Myokard. Eine Ausnahme scheint hier das Einleitungsanaesthetikum Propanidid zu sein, das eine deutliche, aber vorübergehende koronare Vasodilatation verursachte, die in einer bemerkenswerten vorübergehenden Verringerung des koronaren Gefäßwiderstands resultierte [35].

In jüngster Zeit hat sich das Augenmerk auf die Auswirkung von Anaesthetika und Anaesthesiemethoden auf das Verhältnis von myokardialem Sauerstoffangebot zu myokardialem Sauerstoffbedarf bei Tieren mit experimentell induzierter Myokardischämie gerichtet. Der Autor war an verschiedenen Studien beteiligt, in denen mit dem von Marshall u. Parratt [19] beschriebenen Hundeversuchsmodell gearbeitet wurde. In diesem Modell wird der Blutstrom mit Hilfe eines elektromagnetischen Flußmessers im Hauptstamm der linken Kranzarterie gemessen. Der Sauerstoffverbrauch im normalen Myokardgewebe wird aus dem Produkt von Durchblutung und arteriovenöser Sauerstoffgehaltsdifferenz berechnet. Veränderungen in dem gesunden Gebiet werden mit Veränderungen des Blutstroms und des Sauerstoffverbrauchs in einem Myokardgebiet verglichen, das durch einstufige Ligatur des vorderen absteigenden Asts der linken Hauptkoronararterie ischämisch gemacht wurde. In diesem Gebiet

wird der Blutstrom mit Hilfe einer radioaktiven Clearancetechnik gemessen und der Sauerstoffverbrauch aus Blutproben einer kollateralen Vene berechnet.

Mit diesem Modell wurde in einer Gruppe von 6 Hunden demonstriert, daß eine Erhöhung des arteriellen pCO_2 von 37,6 auf 68,4 mmHg mit einem Anstieg des mittleren arteriellen Drucks von 88 auf 104 mmHg verbunden war; gleichzeitig kam es zu einer signifikanten
Vermehrung des Blutstroms zum normalen Myokard und zu einer Erhöhung des Herzzeitvolumens. Im ischämischen Gebiet verringerte sich dagegen der Blutstrom trotz einer Steigerung des Sauerstoffverbrauchs („coronary steal"). Diese Veränderungen waren von einer Zunahme der ST-Senkung im EKG begleitet. Die Wiederherstellung der Normokapnie war mit
einer Verbesserung der Durchblutung im ischämischen Gebiet und einer Verbesserung im
EKG verbunden.

Auf ähnliche Weise hat der Autor auch an einer Gruppe von 7 Windhunden demonstriert, daß es durch Natriumnitroprussid ebenfalls zu einem „coronary steal" aus einem
ischämischen Gebiet kommt.

Der Wirkstoff wurde als 0,01%ige Lösung in einer Dosis infundiert, die ausreichte, eine
Senkung des mittleren arteriellen Drucks von 96 auf 53 mmHg und eine geringfügige, nicht
signifikante Erhöhung der Herzfrequenz von 139 auf 148 Schläge/min zu bewirken. Dabei
war das Herzzeitvolumen nicht verändert; der mittlere koronare Blutstrom zum gesunden
Gebiet des Myokards blieb unverändert und das Verhältnis zwischen Verfügbarkeit und Verbrauch von Sauerstoff im normalen Myokard verbesserte sich geringfügig, wenn auch nicht
signifikant. Im ischämischen Myokard verringerte sich der myokardiale Blutfluß von 44 auf
23 ml/100g·min, aber der Sauerstoffverbrauch nahm entsprechend ab, so daß es zu keiner
signifikanten Veränderung des Verhältnisses zwischen Verfügbarkeit und Verbrauch von
Sauerstoff kam. Wurde jedoch Natriumnitroprussid in einer höheren Dosis, die eine Herabsetzung des mittleren arteriellen Drucks von 87 auf 39 mmHg zur Folge hatte, infundiert,
kam es — trotz einer Erhöhung des Quotienten von Verfügbarkeit und Verbrauch im normalen Myokardgebiet — zur Abnahme des Quotienten im ischämischen Teil des Myokards. Die
Veränderung des Quotienten in den beiden Gebieten unterschied sich signifikant und zeigte
eine Verschlechterung der Oxygenierung im ischämischen Gebiet im Vergleich zum normalen
Teil des Myokards.

Diese noch nicht veröffentlichten Beobachtungen bestätigen vorangegangene Studien
von Chiairello et al. [20], die feststellten, daß Nitroglyzerin bei 10 Patienten mit akutem
transmuralem Vorderwandinfarkt das Ausmaß der ST-Hebung verbesserte, Nitroprussid hingegen, bei ähnlichen hämodynamischen Veränderungen wie nach Nitroglyzerin, eine Vergrößerung der ST-Hebungen bewirkte. Diese Beobachtungen führten zu einer methodischen Studie an 14 Hunden, bei denen am offenen Thorax eine Okklusion der Koronararterie herbei-
geführt und die lokale Myokarddurchblutung mit der Microspheretechnik gemessen wurde.
Es zeigte sich, daß Nitroprussid das Ausmaß der ST-Hebung steigerte und den myokardialen
Blutstrom im ischämischen Gebiet verringerte, während es durch Nitroglyzerin zu einer Abnahme der ST-Segmenthebung, zu einer Vermehrung des lokalen, myokardialen Blutstroms
im ischämischen Gebiet und zu einer Vergrößerung des endokardial-epikardialen Quotienten
im ischämischen Gebiet kam. Diese Beobachtungen deuten darauf hin, daß Nitroglyzerin
dem Natriumnitroprussid möglicherweise vorzuziehen ist, wenn es darum geht, bei Patienten
mit Erkrankung der Koronararterien Preload und Afterload während der Anaesthesie zu senken.

Anhand des Versuchsmodells von Marshall und Parratt haben Smith et al. gezeigt, daß
Halothan bei akuter experimenteller myokardialer Ischämie offensichtlich einen vorteilhaf-

ten Einfluß auf das Verhältnis zwischen Sauerstoffangebot und Sauerstoffbedarf hat [21]. Trotz einer 42%igen Herabsetzung des mittleren Arteriendrucks bei einer Gruppe von 8 Windhunden kam es unter 1 Vol% Halothan inspiratorisch zu einer signifikanten Verbesserung des Verhältnisses von Sauerstoffangebot und Sauerstoffverbrauch im ischämischen im Vergleich zum normalen Gebiet; verbunden damit war eine deutliche Verbesserung des pO_2 im venösen Abfluß aus der ischämischen Kollateralvene im Vergleich zum Blut im Koronarsinus. Obwohl dieser Wirkmechanismus nicht untersucht werden konnte, lag die Vermutung nahe, daß eine 15%ige Herabsetzung der Herzfrequenz dafür ursächlich in Frage kam.

Zwei weitere, vor kurzem veröffentlichte Studien lassen ebenfalls darauf schließen, daß Halothan einen vorteilhaften Einfluß auf die Beziehung zwischen Sauerstoffangebot und Sauerstoffbedarf bei akuter myokardialer Ischämie beim Hund hat. Bland und Lowenstein [22] demonstrierten durch Summierung der ST-Segmenthebung, daß 0,75% Halothan das Ausmaß der myokardialen Ischämie herabsetzte, die durch Konstriktion der LAD beim Hund induziert worden war.

Vor kurzem haben Verrier et al. [8] gezeigt, daß beim Hund mit schrittweiser Konstriktion der Koronararterie unter dem Einfluß von Halothan eine größere Koronarreserve als unter N_2O-Anaesthesie beobachtet werden kann. Die Koronarreserve wird definiert als die Differenz zwischen der Koronardurchblutung in Ruhe und derjenigen, die bei maximaler Vasodilatation durch Infusion von Carbochromen erreicht werden kann. Von besonderem Interesse könnte folgendes Phänomen sein, auf das Verrier in seiner letzten Publikation hingewiesen hat: Wurde in der mit Halothan behandelten Gruppe durch einen Schrittmacher die gleiche Zunahme der Herzfrequenz wie unter N_2O erzeugt, so verschwand die vorteilhafte Wirkung von Halothan und die Koronarreserve wurde für beide Anaesthesiegruppen, d.h. für Halothan und für N_2O, identisch.

Während einer durch Carbochromen induzierten maximalen Koronardilatation besteht eine lineare Beziehung zwischen Druck und Blutfluß. Die Extrapolation dieser Beziehung auf einen Blutfluß von Null ergibt einen Druck, bei dem die Myokarddurchblutung sistiert. Dieser Schnittpunkt von Null-Fluß und Druck („Wasserfalldruck") ist offenbar beträchtlich höher als rechter Vorhofdruck, linker Vorhofdruck oder Koronarsinusdruck [8, 23]. Der „Wasserfalldruck" ist am höchsten im Subendokard und am geringsten im Subperikard und ist ein Maß für den Gewebsdruck. Während der Halothananaesthesie war der „Wasserfalldruck" niedriger als während einer N_2O-Anaesthesie [8]. Die Verwendung des „Wasserfalldrucks" anstelle des linken oder rechten Vorhofdrucks bei der Berechnung des Gefäßwiderstands könnte frühere, einander widersprechende Angaben in Übereinstimmung bringen, nach denen Halothan einmal zu einem geringfügigen Anstieg [9, 24], das andere Mal zu einer Verminderung [25, 26] des koronaren Gefäßwiderstands geführt hatte.

Die vorteilhaften Effekte von Halothan könnten verursacht sein durch:

a) eine Verminderung der Ventrikelwandspannung;

b) eine Herabsetzung der gesamten ventrikulären Wandspannung durch Verringerung der Herzfrequenz;

c) eine Reduzierung des Sauerstoffverbrauchs durch Herabsetzung von Herzfrequenz, Myokardkontraktilität und ventrikulärer Wandspannung.

Es sollte noch erwähnt werden, daß ein Anstieg des linksventrikulären enddiastolischen Drucks oder des intraluminalen Drucks den Blutstrom im subendokardialen Plexus verringern würde. In allen drei oben genannten experimentellen Studien [8, 21, 22] kam es durch Halothan zu keinem Anstieg des linksventrikulären enddiastolischen Drucks, obwohl bei kontrollierten Untersuchungen am Menschen über die Auswirkungen von Halothan auf die

Koronardurchblutung eine endexspiratorische Halothankonzentration von 1,5% mit einer signifikanten Erhöhung des linksventrikulären enddiastolischen Drucks verbunden war [13].

Damit scheint allgemein Übereinstimmung darüber zu bestehen, daß Halothan bei einer experimentellen myokardialen Ischämie eine vorteilhafte Wirkung hat. Dieser Effekt ist wahrscheinlich in der Hauptsache von der Reduzierung der Herzfrequenz abhängig, und es gibt keine Hinweise darauf, daß Halothan irgendeinen spezifischen Einfluß im Hinblick auf die Verbesserung einer myokardialen Ischämie hat. In einer Studie, die vor kurzem bei Patienten mit einer Koronararterienbypassoperation durchgeführt wurde, kam es − wie die EKG-Überwachung zeigte − in der Patientengruppe mit Halothananaesthesie intraoperativ seltener zu Ischämie als in der Gruppe mit Morphinanaesthesie [27]. Dies stimmt mit der Ansicht überein, daß − vorausgesetzt eine übermäßige Hypotonie wird vermieden − Halothan ein geeignetes Anaesthetikum für Patienten mit myokardialer Ischämie ist.

Auch wenn es uns durch die Tierversuche möglich ist, die Grundsätze für die Aufrechterhaltung des hämodynamischen Zustandes besser zu begreifen, geben sie uns leider keine weitere Orientierung im Hinblick auf die Grenzen von Veränderungen des mittleren arteriellen Drucks, der Herzfrequenz, des linksventrikulären enddiastolischen Drucks oder von Alterationen anderer hämodynamischer Faktoren, die vom Patienten mit ischämischer Herzerkrankung toleriert werden können. Um dies herauszufinden, muß man sich klinischen Studien zuwenden. Im Augenblick stehen jedoch kaum aufschlußreiche Informationen zur Verfügung.

Es ist bekannt, daß sich die Einleitung einer Anaesthesie bei Patienten mit drohendem Myokardinfarkt vorteilhaft auf die Reduzierung des Ischämieausmaßes auswirken kann [28]. Weiterhin ist bekannt, daß sich die Ischämie i. allg. bei Patienten mit ischämischer Herzerkrankung entwickelt, die sich einer Anaesthesie unterziehen, und daß sie am häufigsten bei endotrachealer Intubation mit gleichzeitiger arterieller Hypertonie auftritt [29].

Nachdem Tierversuche wenig hilfreich bei dem Versuch sind, die Grenzwerte hämodynamischer Parameter festzulegen, die während der Anaesthesie nicht überschritten werden sollten, hat sich die Aufmerksamkeit in letzter Zeit insbesondere auf das Bemühen konzentriert, klinische Vorzeichen einer myokardialen Ischämie zu bestimmen. Da das Produkt aus Herzfrequenz und systolischem arteriellem Druck (RPP) während Belastung beim wachen Patienten mit Angina pectoris mit dem myokardialen Sauerstoffverbrauch korreliert [30], wurde empfohlen, daß das RPP während der Anaesthesie 12 000 nicht überschreiten sollte [31]. Vor kurzem wurde jedoch gezeigt, daß das RPP während der Anaesthesie ein schlechtes Korrelat für den myokardialen Sauerstoffverbrauch beim Menschen [13] und für die Entwicklung von myokardialer Ischämie während der klinischen Anaesthesie ist [32]. Zu verschiedenen Studien, die dies demonstriert haben, zählt eine aus jüngster Zeit, die sich der Diskriminanzfunktionsanalyse bedient. Bei Patienten, die sich unter Halothananaesthesie einer Koronararterienbypassoperation unterzogen, zeigte es sich, daß durch Messung von pulmonal-arteriellem Verschlußdruck, zentralem Venendruck, RPP und arteriellem Druck allein eine Ischämie nur unzureichend voraussagbar war. Eine Kombination von Hypotonie mit erhöhtem zentralvenösem Druck (wie es bei Herzversagen vorkommen kann) oder eine Verbindung von Hypotonie mit Tachykardie stellten aber zuverlässige Vorzeichen für die Entwicklung einer Ischämie dar [32]. Ähnlich zeigten Thomson et al. [33] in einer gleichgearteten Patientengruppe, daß RPP zwar nicht mit perioperativer Ischämie korreliert, wohl aber eine gute Korrelation zwischen $\frac{DPTI}{SPTI}$ und intraoperativer Ischämie bestand. Darüber hinaus korrelierten niedrigere Werte dieses Index präoperativ mit den Patienten, bei denen sich perioperativ ischämische Veränderungen zeigten. Leider wird es wegen der Heterogenität der ischämischen Herzerkrankungen nicht möglich sein, im voraus die optimalen Werte der hämodynamischen Variablen für den einzelnen Patienten zu bestimmen. Ziel des Anaesthesisten ist die Erhaltung des Gleichgewichts zwischen myokardialem Sauerstoffangebot und -verbrauch [34]. Zum gegenwärtigen Zeitpunkt besteht die einzige brauchbare Möglichkeit für die Entdeckung eines Ungleichgewichts in der Verwendung des Elektrokardiogramms, insbesondere der V5-Ableitung.

Zusammenfassend läßt sich für die Behandlung von Patienten mit Koronararterienerkrankung derzeit folgender Rat geben:

a) Aufrechterhaltung des arteriellen Systemdrucks auf präoperativen, anginafreien Werten;

b) Aufrechterhaltung der niedrigsten Herzfrequenz, die sich mit der Aufrechterhaltung des Herzzeitvolumens noch vereinbaren läßt;

c) Unterdrückung jeglicher sympathoadrenaler Aktivität, die sich durch präoperative Angst, Schmerz oder zu leichte Narkose entwickeln kann;

d) Aufrechterhaltung von kardialen Füllungsdrücken im Bereich der präoperativen, anginafreien Werte durch sorgfältige Überwachung des zentralvenösen Drucks und — falls möglich oder indiziert — des pulmo-kapillaren Verschlußdrucks.

Literatur

1. Knapp RB, Topkins MJ, Artusio JF (1962) The cerebrovascular accident and coronary occlusion in anesthesia. JAMA 182:332
2. Topkins MJ, Artusio JF (1964) Myocardial infarction and surgery, a five year study. Anesth Analg (Cleve) 23:716
3. Steen PA, Tinker JH, Tarhan S (1978) Myocardial reinfarction after anesthesia and surgery. JAMA 239:2655
4. Tarhan S, Moffitt EA, Taylor WE et al. (1972) Myocardial infarction after general anesthesia. JAMA 220:1451
5. Goldman L, Caldera DL, Southwick FS, et al. (1978) Cardiac risk factors and complications in noncardiac surgery. Medicine 57:357
6. Braunwald E (1971) Control of myocardial oxygen consumption: physiologic and clinical considerations. Am J Cardiol 27:416
7. Klassen GA, Bramwell RS, Bromage PR, et al. (1980): Effect of acute sympathectomy by epidural anesthesia on the canine coronary circulation. Anesthesiology 52:8
8. Verrier ED, Edelist G, Consigny PM, et al. (1980) Greater coronary vascular reserve in dogs anesthetized with halothane. Anesthesiology 53:445
9. Smith G, Vance JP, Brown DM, et al. (1974) Changes in canine myocardial blood flow and oxygen consumption in response to halothane. Br J Anaesth 46:821
10. Merin RG, Kumazawa T, Luka NL (1976) Myocardial function and metabolism in the conscious dog and during halothane anesthesia. Anesthesiology 44:402
11. Merin RG, Verdouw PD, de Jong JW (1977) Dose-dependent depression of cardiac function and metabolism by halothane in swine (Sus scrofa). Anesthesiology 46:417
12. Merin RG (1969) Myocardial metabolism in the halothane-depressed canine heart. Anesthesiology 31:20
13. Sonntag H, Merin RG, Donath U, et al. (1979) Myocardial metabolism and oxygenation in man awake and during halothane anesthesia. Anesthesiology 51:204
14. Merin RG, Kumazawa T, Luka NL (1976) Enflurane depresses myocardial function, perfusion and metabolism in the dog. Anesthesiology 45:501
15. Sonntag H, Schenk HD, Regensburger D, et al. (1973) Effects of Althesin (Glaxo CT1341) on coronary blood flow and myocardial metabolism in man. Acta Anaesthesiol Scand 17:218
16. Sonntag H, Hellberg K, Schenk HD, et al. (1975) Effects of thiopental (Trapanal) on coronary blood flow and myocardial metabolism in man. Acta Anaesthesiol Scand 19:69

17. Folts JD, Alfonso S, Rowe GG (1975) Systemic and coronary haemodynamic effects of ketamine in intact anaesthetized and unanaesthetized dogs. Br J Anaesth 47:686
18. Smith G, Thorburn J, Vance JP, et al. (1979) The effects of ketamine on the canine coronary circulation. Anaesthesia 34:555
19. Marshall RJ, Parratt JR (1973) The effects of dipyridamole on blood flow and oxygen handling in the acutely ischaemic and normal canine myocardium. Br J Pharmacol 49:391
20. Chiariello M, Gold HK, Leinbach RC, et al. (1976) Comparison between the effects of nitroprusside and nitroglycerin on ischemic injury during acute myocardial infarction. Circulation 54:766
21. Smith G, Rogers K, Thorburn J (1980) Halothane improves the balance of oxygen supply to demand in acute experimental myocardial ischaemia. Br J Anaesth 52:577
22. Bland JHL, Lowenstein E (1976) Halothane-induced decrease in experimental myocardial ischaemia in the non-failing canine heart. Anesthesiology 45:287
23. Klocke FJ, Ellis AK, Orlick AE (1980) Sympathetic influences on coronary perfusion and evolving concepts of driving pressure, resistance and transmural flow regulation. Anesthesiology 52:1
24. Vance JP, Brown DM, Smith G, et al. (1979) Coronary blood flow responses to hypoxia in the presence and absence of halothane. Br J Anaesth 51:193
25. Vatner SF, Smith NT (1974) Effects of halothane on left ventricular function and distribution of regional blood flow in dogs and primates. Circ Res 34:155
26. Domenech RJ, Macho P, Valdes J, et al. (1977) Coronary vascular resistance during halothane anesthesia. Anesthesiology 46:236
27. Kistner JR, Miller ED, Lake CL, et al. (1979) Indices of myocardial oxygenation during coronary-artery revascularisation in man with morphine versus halothane anesthesia. Anesthesiology 50:324
28. Estafanous FG, Viljoen JF (1974) Effect of induction of anaesthesia and ventilation on e.c.g. signs of ischaemia in patients with acute coronary artery insufficiency. Anesth Analg (Cleve) 53:610
29. Roy WL, Edelist G, Gilbert B (1979) Myocardial ischaemia during non-cardiac surgical procedures in patients with coronary artery disease. Anesthesiology 51:393
30. Robinson BF (1967) Relation of heart rate and systolic blood pressure to the onset of pain and angina pectoris. Circulation 35:1073
31. Gaines GY, Giesecke AH (1980) Hypotension during noncardiac anesthesia in the cardiac patient. In: Brown BR Jr (ed) Anesthesia and the patient with heart disease. FA Davis Company, Philadelphia, p 101
32. Lieberman RW, Orkin FK, Schwartz AJ, et al. (1980) Predictors of ischaemia during CABG with halothane. Anesthesiology 53:S96
33. Thomson IR, Lappas DG, Emerson CW, et al. (1980) Pre-op DPTI/SPTI: Predictor of intra-op ischaemia? Anesthesiology 53:S107
34. Smith G (1976) The coronary circulation and anaesthesia (Editorial). Br J Anaesth 48:933
35. Smith G, Vance JP, Brown DM (1973) The effect of propanidid on myocardial blood flow and oxygen consumption in the dog. Br J Anaesth 45:691

Anaesthesiologisches Vorgehen bei Chirurgie an Herzkranzgefäßen und am Herzen

D.G. Lappas

Über die Methoden des anaesthesiologischen Vorgehens bei Patienten, die sich einer Herzoperation unterziehen müssen, wurde so viel geschrieben, daß die Prinzipien für einen richtigen und einwandfreien Einsatz der Anaesthesie häufig vergessen werden. Für das anaesthesiologische Vorgehen bei herzchirurgischen Patienten ist es ungemein wichtig, die Pathophysiologie der kardiovaskulären Schädigung und den Funktionszustand des Myokards zu kennen [17].

Durch das breite Spektrum von Anaesthetika, die von dem erkrankten Herzen toleriert werden, ist die Auswahl des Anaesthetikums selbst für den Patienten weit weniger bedeutsam als vielmehr die Sorgfalt, mit der es angewandt wird.

Es gibt zahlreiche Studien, in denen die Einflüsse von Anaesthetika auf das Herz-Kreislauf-System beschrieben und bewertet werden [2, 5, 6, 14, 28, 22, 24]. Die Angaben widersprechen einander, und so kommt es häufig bei den Anaesthesiologen zu Unklarheiten. Bei der Interpretation der kardiovaskulären Effekte verschiedener Anaesthetika müssen folgende Punkte berücksichtigt werden:

1. Man darf nicht vergessen, daß ein Großteil der Angaben in der Literatur das Ergebnis von Untersuchungen an normalen gesunden Patientenkollektiven ist. Der Patient mit ernsthafter Herzerkrankung wird auf Anaesthetika häufig nicht in der gleichen Weise ansprechen wie ein normaler Patient.

2. Durch die vor der Einleitung der Anaesthesie angewandte Therapie kann eine beachtliche Abschwächung oder Verstärkung der zirkulatorischen Effekte des gewählten Anaesthetikums eintreten.

3. Für die intraoperative Behandlung des Patienten ist es äußerst wichtig, die Ausgangsbedingungen der Herz-Kreislauf-Funktion zu kennen.

4. Man hat herausgefunden, daß bei kombinierter Anwendung von 2 Anaesthetika der resultierende kardiovaskuläre Effekt nicht notwendigerweise einfach die Summe der Auswirkungen der eingesetzten Pharmaka darstellt [14, 25, 27, 28].

Es gibt kaum Anhaltspunkte dafür, daß bestimmte Anaesthetika oder anaesthesiologische Methoden dem Risikopatienten mit kardiovaskulärer Erkrankung besondere Vorteile bieten [1]. Tatsächlich dürfte ein besseres Verständnis der grundlegenden hämodynamischen Besonderheiten, wie sie für eine kardiale Primärerkrankung charakteristisch sind, für eine entscheidende Anhebung der Überlebensraten weit bedeutsamer sein [3, 4].

Unter Berücksichtigung dieser Punkte soll hier kurz auf die Pathophysiologie im Zusammenhang mit den verschiedenen Herzklappenerkrankungen und der koronaren Herzkrankheit eingegangen werden. Es liegt auf der Hand, daß eine tiefgreifende und detaillierte Diskussion sämtlicher kardiovaskulärer Auswirkungen der verschiedenen Anaesthetika ein weit gespanntes Thema ist, das den Rahmen dieser Abhandlung sprengen würde. Die wesentlichsten Punkte aber sollen als Teil der Überlegungen, die bei der Anaesthesie von herzchirurgischen Patienten anzustellen sind, hier behandelt werden.

Bei Patienten mit Herzklappenerkrankung sollte sich der Anaesthesist der zirkulatorischen Variablen bewußt sein, die er beeinflussen kann [26]. Er kann beispielsweise nicht die Klappenerkrankung an sich verändern, aber er kann Einfluß nehmen auf Herzfrequenz, intravaskuläres Volumen [23], ventrikuläre Füllungsdrücke und den Gefäßwiderstand.

Aortenstenose

Die Aortenklappenstenose ist das klassische Beispiel einer chronischen Drucküberbelastung aufgrund einer Behinderung der linksventrikulären Entleerung. Nach und nach reagiert das Herz auf die überhöhte Druckbelastung mit einer konzentrischen Hypertrophie der Ventrikelwand, während sich die Größe des Ventrikels selbst nicht ändert.

Die ventrikuläre Compliance ist verringert und geringe Veränderungen des Volumens sind mit unverhältnismäßig großen Änderungen des ventrikulären Füllungsdrucks verbunden. Vorhofkontraktion und Sinusrhythmus sind wichtig, weil durch sie via Pumpeffekt des Vorhofs bis zu 40% der Ventrikelfüllung erfolgt. Im frühen Stadium der Krankheit bleiben Schlagvolumen und Herzzeitvolumen im Rahmen der Norm. Allmählich aber entwickelt sich eine Insuffizienz des linken Ventrikels, und Schlagvolumen sowie Herzzeitvolumen nehmen deutlich ab.

Wenn keine Symptome vorhanden sind, wird die Anaesthesie gewöhnlich gut vertragen, wogegen Patienten, bei denen sich zweifelsfrei Symptome zeigen, stark gefährdet sind [18, 27]. Da die wichtigste krankhafte Veränderung eine Behinderung der linksventrikulären Entleerung ist, muß die Aufrechterhaltung der myokardialen Kontraktilität an erster Stelle stehen. Inhalationsanaesthetika und Barbiturate sollten deshalb — wenn überhaupt — nur mit äußerster Vorsicht eingesetzt werden. Die Aufrechterhaltung eines guten Perfusionsdrucks ist wichtig, damit die Perfusion des hypertrophierten Myokards gesichert ist. Um Schlagvolumen und arteriellen Druck aufrechtzuerhalten, ist ein ausreichendes intravaskuläres Volumen sowie die Erhaltung von Sinusrhythmus und normaler Herzfrequenz unbedingt erforderlich.

Aorteninsuffizienz

Die Geschwindigkeit, mit der sich eine Aorteninsuffizienz entwickelt und weiter fortschreitet, hängt von der Ursache ab. So haben beispielsweise Patienten mit rheumatischer Aorteninsuffizienz ein symptomloses Intervall von bis zu 20 Jahren, während bei Patienten mit Klappeninsuffizienz nach bakterieller Endokarditis frühzeitig Symptome zu beobachten sind. Zu akutem Herzversagen kommt es häufig nach einer Klappeninfektion, nach Aortendissektion oder nach Aortentrauma.

Aorteninsuffizienz führt zu einer Volumenüberlastung der linken Herzkammer, da hier zusätzlich zur normalen Ventrikelfüllung aus dem linken Vorhof noch der Rückstrom aus der Aorta hinzukommt. Der Ventrikel paßt sich dieser erhöhten Belastung durch Entwicklung einer exzentrischen Hypertrophie an, d.h. Größe und Wanddicke des Ventrikels nehmen zu. Der Ventrikel wird dehnbarer und eine starke Volumenzunahme wirkt sich auf den Druck nur geringfügig aus. Der linksventrikuläre Füllungsdruck bleibt normal, während das

Gesamtschlagvolumen ansteigt. Das Gesamtschlagvolumen (die aus dem linken Ventrikel ausgeworfene Blutmenge) schließt das Vorwärtsschlagvolumen, d.h. den Anteil, der in die Peripherie geht, wie auch das Rückflußvolumen ein. Die enorme Volumenbelastung wirkt sich jedoch kaum nachteilig auf den Sauerstoffbedarf des Myokards aus, da bei einer rapiden Abnahme der Wandspannung die Kontraktionsgeschwindigkeit steigt. Mit zunehmender Beeinträchtigung der Kontraktilität nimmt das Schlagvolumen und ebenso die „ejection fraction" nach und nach ab und der linksventrikuläre Füllungsdruck steigt an. Aus diesem Grund wird sich ein Anstieg des peripheren Gefäßwiderstands auf die Austreibung, d.h. auf das Schlagvolumen, auswirken.

Bei einer akuten Aorteninsuffizienz kommt es zu einem plötzlichen Anstieg des linksventrikulären enddiastolischen Drucks, weil der normale Ventrikel in Größe und Ausdehnung unvermittelt einem umfangreichen Blutrückstrom ausgesetzt ist. Daraus entwickelt sich ein akutes Herzversagen.

Solange keine gravierende Aortenregurgitation und keine Stauungsinsuffizienz des Herzens vorliegt, werden Anaesthesie und Operation gut vertragen. Die Patienten haben jedoch einen sehr labilen arteriellen Druck, und Anaesthetika mit bekannt hypotensiven Eigenschaften sollten sehr langsam oder in niedrigen Konzentrationen appliziert werden. Die Herzfrequenz sollte leicht erhöht sein, da Bradykardie zur ventrikulären Überdehnung und konsekutiven Lungenstauung führen kann. Vasodilatanzien (Nitroprussid, Nitroglyzerin, Hydralazin) fördern durch Reduktion des peripheren Widerstands den Fluß in der Aorta und vermindern das Rückflußvolumen (Abb. 1) [11]. Umgekehrt setzen Vasokonstriktiva das effektive Herzzeitvolumen herab und sollten nach Möglichkeit vermieden werden.

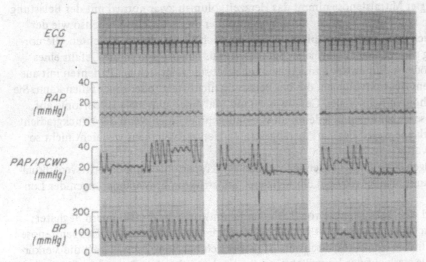

Abb. 1. Hämodynamische Verbesserung unter Natriumnitroprussid (*2. und 3. Säule*) bei einem 62jährigen Patienten mit schwerer Mitral- und Aorteninsuffizienz (*MR/AR*) während einer Herzoperation. Die Infusion von Nitroprussid führte zu einer fortlaufenden Senkung des Drucks im rechten Vorhof (*RAP*), in der Lungenarterie (*PAP*) und des pulmokapillären Drucks (*PCWP*). Der mittlere PAP sank von 36 auf 22 mmHg und der mittlere PCWP von 20 auf 10 mmHg, während die Amplitude der Regurgitationswellen bei der PCWP-Aufzeichnung abnahm. Der systolische arterielle Blutdruck (*BP*) fiel von 155 auf 125 mmHg, während der mittlere arterielle Druck von 90 auf 75 mmHg sank. Die hämodynamische Besserung unter Nitroprussid kann einer Abnahme des Rückstromvolumens zugeschrieben werden, zu der es nach einer Verminderung des peripheren Gefäßwiderstands durch Erhöhung des Herzzeitvolumens (von 4,2 auf 5,1 l/min) kam. Die Herzfrequenz zeigte einen geringen Rückgang

Mitralstenose

Mitralstenose ist fast immer — mit Ausnahme der seltenen angeborenen Form — eine Folge rheumatischer Erkrankungen. Die Symptome entwickeln sich ganz allmählich über Jahre hinweg. In erster Linie liegt die Störung in einer Behinderung der Entleerung des linken Vorhofs. Dadurch kommt es in dreifacher Hinsicht zu hämodynamischen Veränderungen: bei der Füllung des linken Ventrikels, bei der Dynamik des linken Vorhofs und bei Lungenfunktion und Lungenkreislauf. Über die Mitralklappe entwickelt sich ein abnormer diastolischer Gradient. Damit ist der linksventrikuläre enddiastolische Druck normal oder niedrig, während der linke Vorhofdruck erhöht ist. Als Ergebnis des erhöhten Vorhofdrucks steigen pulmonaler Venen- und pulmonaler Kapillardruck an. Der Anstieg des pulmonalen Arteriendrucks ist oft passiv, aber zusätzlich kommt es bei manchen Patienten zu einer arteriolären Konstriktion („reaktive pulmonale Hypertonie"), die zu einer schweren pulmonalen Hypertonie führen kann, welche weit ausgeprägter ist, als es der Reaktion auf den erhöhten linken Vorhofdruck entsprechen würde.

Das hämodynamische Muster einer Mitralstenose variiert zwischen einer Kombination aus normalem Herzzeitvolumen mit großem Druckgradienten an der Mitralklappe bis zu einem niedrigen und fixierten Herzzeitvolumen mit vergleichsweise kleinem Druckgradienten. Das klinische Erscheinungsbild entspricht diesen unterschiedlichen hämodynamischen Mustern. Bei der Mehrzahl der Patienten mit mäßig ausgeprägter oder schwerer Mitralstenose ist der pulmokapilläre Druck (PCWP) erhöht und das Herzzeitvolumen in Ruhelage normal oder fast normal, steigt aber bei Belastung nicht entsprechend an. Bei einigen Patienten mit mäßig ausgeprägter Mitralstenose nimmt das Herzzeitvolumen zwar normal mit der Belastung zu, doch steigen konsekutiv auch der Druckgradient über die Mitralklappe ebenso wie der Linksvorhofdruck und der pulmokapilläre Druck deutlich an. Bei diesen Patienten, die normalerweise jung sind und einen normalen Sinusrhythmus haben, besteht die Gefahr eines akuten Lungenödems. Ein drittes hämodynamisches Muster zeigt sich bei Patienten mit ausgeprägt niedrigem Herzzeitvolumen, das bei Belastung nicht steigt oder sogar fallen kann. Sie weisen einen erhöhten pulmonalen Gefäßwiderstand und eine pulmonale Hypertonie auf. Die Mitralstenose ist bei ihnen in jedem Fall stark ausgeprägt, auch wenn der Druckgradient über die Mitralklappe wegen des stark herabgesetzten Herzzeitvolumens vielleicht nicht so hoch ist wie erwartet.

Zu den Folgen einer fortschreitenden pulmonalen Hypertonie zählen: rechtsventrikuläres Versagen, funktionelle Trikuspidalinsuffizienz und strukturelle Veränderungen der Lungengefäße.

Häufig wird eine Mitralstenose von Tachykardie und/oder Vorhofflimmern begleitet; eine therapeutische Beeinflussung ist deshalb sehr wichtig. Da aufgrund der Klappenstenose die Füllung des linken Ventrikels erschwert ist, wirkt sich bei einer Tachykardie die Verkürzung der Diastole stark auf das Ventrikelvolumen aus. Anaesthetika oder andere Pharmaka, die zu einer Tachykardie führen, sollten deshalb vermieden werden. Inhalationsanaesthetika kann man sehr vorsichtig in niedrigen Dosen applizieren. Bei bereits bestehender pulmonaler Hypertonie dürfen mögliche nachteilige Auswirkungen von Anaesthetika auf den Lungenkreislauf nicht außer acht gelassen werden. Den Einsatz von N_2O sollte man bei pulmonaler Hypertonie vermeiden, weil es dadurch möglicherweise zu einer pulmonalen Vasokonstriktion, und zu einem weiteren Anstieg des Pulmonalarteriendrucks kommen kann. Damit kann dies Pharmakon ein akutes Rechtsherzversagen verursachen. Hohe Dosen von Narkotika (Fentanyl, Morphin) werden gut vertragen, wenn sie langsam infundiert werden. Bei Patienten mit niedrigem Herzzeitvolumen und ausgeprägter Mitralstenose sollten Inhalationsanaesthetika vermieden werden.

Mitralinsuffizienz

Zur reinen Mitralinsuffizienz kommt es i. allg. aufgrund einer anderen Störung, wie beispielsweise Mitralklappenprolaps, Ruptur der Chordae tendineae, Dysfunktion des Papillarmuskels, Verkalkung des Mitralklappenrings oder bakterieller Endokarditis. Nichtsdestoweniger ist die häufigste Ursache für eine klinisch bedeutsame Mitralinsuffizienz eine rheumatische Klappenerkrankung.

Bei Mitralinsuffizienz wird ein Teil des linksventrikulären Bluts in den unter niedrigem Druck stehenden linken Vorhof ausgetrieben. Die Kompensation erfolgt anfangs durch vollständigere linksventrikuläre Entleerung und später durch Dilatation des linken Ventrikels. Bei langanhaltender Mitralinsuffizienz kommt es i. allg. zu einer Erhöhung der Dehnbarkeit des linken Ventrikels, so daß sich das linksventrikuläre Volumen erhöhen kann, ohne daß der linksventrikuläre enddiastolische Druck nennenswert ansteigt. Das Herzzeitvolumen läßt sich damit trotz ausgeprägten mitralen Rückstroms über Jahre hinweg aufrechterhalten. Beim Patienten mit einem großen, dehnbaren linken Vorhof können PCWP und pulmonaler Arteriendruck normal bleiben oder nur leicht erhöht sein. Eine schwere pulmonale Hypertonie tritt i. allg. bei Mitralinsuffizienz weit seltener auf als bei Mitralstenose.

Eine akute, durch Riß der Chordae tendineae oder Papillarmuskelinfarkt verursachte Mitralinsuffizienz führt häufig zu Herzversagen und Lungenödem. In diesen Fällen wird während der Anaesthesie deshalb oft eine vasodilatierende und inotropiefördernde Therapie notwendig. Auch in diesem Fall werden eine Herabsetzung der myokardialen Kontraktilität, ein Anstieg des systemischen und des Lungengefäßwiderstands sowie Tachyarrhythmien schlecht vertragen. Bei Vorliegen einer pulmonalen Hypertonie gelten ähnliche Überlegungen wie bei Mitralstenose.

Koronare Herzkrankheit

Patienten mit KHK in der Anamnese sind besonders anfällig für eine perioperative myokardiale Ischämie, die zu Infarkt, lebensbedrohlichen Arrhythmien oder zu einer Stauungsinsuffizienz des Herzens führen kann.

Die myokardiale Sauerstoffversorgung wird determiniert durch das Verhältnis zwischen myokardialem Sauerstoffbedarf und myokardialem Sauerstoffangebot [3, 9]. Herzfrequenz, ventrikuläre Wandspannung und Kontraktilität sind die wichtigsten Determinanten für den myokardialen Sauerstoffbedarf. Bei der myokardialen Sauerstoffversorgung wirken Koronardurchblutung, Verfügbarkeit von Sauerstoff im Blut sowie regionale Perfusion und Herzfrequenz zusammen [10].

Das klinische und hämodynamische Bild bei Patienten mit Erkrankungen der Koronararterien kann beträchtlich variieren [12]. So weist beispielsweise ein großer Prozentsatz dieser Patienten eine normale Hämodynamik und Herzfunktion auf, bis es zu einer ischämischen Episode kommt. Anaesthetika werden von diesen Patienten gut vertragen. Im Gegensatz dazu wirken sich bei vorhandener Stauungsinsuffizienz des Herzens verschiedene Anaesthetika signifikant auf die Herzleistung aus. Eine genaue Unterscheidung dieser Patienten ist deshalb wichtig, weil sie Risikopatienten sind.

Bei Patienten mit ischämischer Herzerkrankung in der Anamnese kann es während einer Allgemeinanaesthesie zu hämodynamischen Veränderungen kommen, die das empfindliche Gleichgewicht zwischen metabolischen Bedürfnissen des Myokards und verfügbarem Blutstrom durcheinanderbringen können [21]. Eine durch Anaesthesie induzierte Reduktion des arteriellen Blutdrucks, die auf einen direkten oder neurohumoral vermittelten Einfluß auf Herzfrequenz, myokardiale Kontraktionsleistung, arteriolären Gefäßtonus oder auf die venöse Compliance zurückgeht, kann sich auf die myokardiale Perfusion auswirken. Eine massive sympathische Aktivität, ausgelöst durch Laryngoskopie, endotracheale Intubation oder chirurgische Inzision, kann die Arbeit des Myokards und damit den myokardialen Sauerstoffbedarf signifikant vermehren (Abb. 2). Diese Reaktion wird über einen oder mehrere der genannten Mechanismen ausgelöst. In beiden Fällen kann der koronare Blutstrom zum Muskel, der von einem verengten Gefäß versorgt wird, soweit betroffen werden, daß es zur Auslösung einer „De-novo-Ischämie" und, falls diese anhält, möglicherweise zum Myokardinfarkt kommen kann. Zum optimalen Vorgehen während der Anaesthesie zählt die Kontrolle der Herzfrequenz sowie des arteriellen und pulmokapillären Drucks.

Es gibt wenige Anhaltspunkte dafür, daß bestimmte Anaesthetika oder Anaesthesiemethoden dem Risikopatienten mit ischämischem Myokard besondere Vorteile bieten [15]. Argumente zugunsten einer spezifischen Anaesthesiemethode leiten sich aus Angaben über Beobachtungen ab, die bei Patienten oder im Tierversuch gemacht wurden und die einer Kritik nicht immer standhalten. Eine Regel scheint sich mit bemerkenswerter Konsequenz zu bestätigen: Patienten mit Koronararterienerkrankung verkraften eine Behandlung, in der es zu ausgeprägten Schwankungen des Gesamtblutdrucks kommt, nur schwer. Das Risiko einer

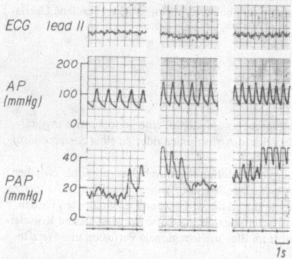

Abb. 2. Effekt eines akuten Anstiegs von arteriellem Blutdruck (*AP*) und Herzfrequenz auf den Pulmonalarteriendruck (*PAP*) und den pulmokapillären Druck während einer Operation zur myokardialen Revaskularisierung (*CAD-CABG*) noch vor dem extrakorporalem Bypass. Beim Patienten kam es zu einem fortschreitenden Anstieg des pulmonalen Arteriendrucks und des Verschlußdrucks. Zu beachten sind die Pulsveränderungen bei der AP-Aufzeichnung auf der Säule rechts. Diese Veränderungen weisen auf eine linksventrikuläre Dysfunktion hin

intraoperativen ischämischen Schädigung des Myokards läßt sich verringern, wenn man hämodynamische Veränderungen, die durch die Anaesthesie oder den chirurgischen Eingriff verursacht werden und das Gleichgewicht zwischen den metabolischen Bedürfnissen des Myokards und dem verfügbaren Blutstrom verändern, verhindert oder sofort behandelt [7, 13, 19].

Die meisten volatilen Anaesthetika und Pharmaka, die zur Narkoseeinleitung intravenös appliziert werden, verringern die kontraktile Leistung des Myokards [25, 27]. Einige Pharmaka wirken auch unmittelbar auf Widerstands- und venöse Kapazitätsgefäße oder verändern deren Reaktion auf sympathische Stimuli. Keine dieser Reaktionen ist klinisch signifikant, es sei denn, es kommt zu einer Herabsetzung der myokardialen Durchblutung, entweder durch eine Verminderung des Perfusionsdruckgradienten (d.h. des Unterschieds zwischen Aortendruck und linksventrikulärem diastolischen Druck) oder durch eine Verkürzung der Diastole.

Als Alternative zu volatilen Anaesthetika wurde der Einsatz großer Dosen von Fentanyl empfohlen; damit soll eine Anaesthesietiefe erreicht werden, die zum Schutz gegen die Folgen einer sympathischen Stimulation ausreicht. Der Nachteil aller potenten synthetischen Narkotika besteht in ihrer langen Wirkdauer, die eine längere postoperative maschinelle Beatmung notwendig macht. Dieses Argument ist jedoch nicht notwendigerweise stichhaltig im Falle von hämodynamisch instabilen Patienten. Sämtliche Narkotika erhöhen die venöse Compliance durch periphere Blockade der sympathischen Stimuli; diese Reaktion ist direkt dosisabhängig. Dies führt in der Regel zum vermehrten Bedarf an intravaskulärem Volumen, so daß das Risiko einer Hypervolämie besteht, wenn die Wirkung des Narkotikums auf den venomotorischen Tonus nachzulassen beginnt [23].

Eine koronare Herzkrankheit schränkt die Möglichkeiten einer Anpassung durch Autoregulation ein, und das Risiko einer fortdauernden Ischämie bei akuter, sympathisch induzierter Herabsetzung der venösen Compliance, bei Anstieg des arteriolären Tonus oder bei Verkürzung der Diastole — wie es häufig während einer Allgemeinanaesthesie geschieht — ist gegeben.

Eine Herabsetzung der peripheren venösen Compliance (Venokonstriktion) hat eine Redistribution des Blutvolumens nach zentral mit einer entsprechenden Stimulation der rechtsventrikulären Funktion zur Folge, auf die ein ischämischer linker Ventrikel vielleicht nicht adäquat zu reagieren vermag. Damit kommt es zu einem Anstieg des pulmonalen Blutvolumens und des linksventrikulären enddiastolischen Drucks (LVEDP) mit einer Akzentuierung von Ischämie und Ventrikelinsuffizienz. Ein akuter und anhaltender Anstieg des linksventrikulären Füllungsdrucks muß mit Vasodilatatoren unter Kontrolle gebracht werden [13]. Falls der Anstieg des LVEDP die Folge eines erhöhten venomotorischen Tonus ist, ist eine Behandlung mit Nitroglyzerin in Form einer intravenösen Infusion vorzuziehen [8, 20]. „Titration" des venomotorischen Tonus mit Hilfe intravenöser Nitroglyzerinapplikation gestattet eine angemessene Senkung des Füllungsdrucks ohne Veränderung des systemarteriellen Drucks (Abb. 3).

Ein akuter Anstieg des arteriolären Tonus, der zu einer arteriellen Hypertonie führt, wird gewöhnlich von einer Erhöhung des LVEDP begleitet, gleichgültig ob pharmakologisch oder durch einen sympathischen Stimulus ausgelöst (Abb. 2). Ein Anstieg des arteriellen Drucks bei niedrigem LVEDP führt mit großer Wahrscheinlichkeit nicht zu einer myokardialen Ischämie. Im Gegensatz dazu besteht bei akuter Erhöhung des LVEDP während einer hypertensiven Reaktion das Risiko einer anhaltenden Ischämie. Eine Wandbelastung, die während isovolumetrischer Kontraktion und Austreibung entsteht, setzt die Grenzen für den Sauerstoffbedarf, während myokardiale Perfusion oder O_2-Angebot sich nach dem Gradien-

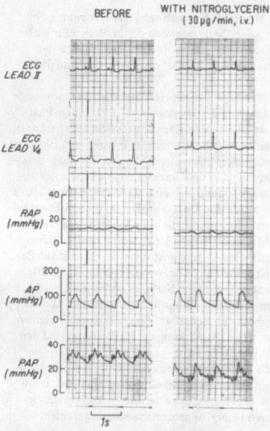

Abb. 3. Der Effekt einer Nitroglyzerininfusion auf die Hämodynamik und das Elektrokardiogramm eines Patienten während einer Operation zur myokardialen Revaskularisierung. Nitroglyzerin führte zu einer signifikanten Herabsetzung des rechten Vorhofdrucks (*RAP*) und des pulmonalen Arteriendrucks (*PAP*), während der arterielle Blutdruck (*AP*) anstieg. Die Abnahme des systolischen und diastolischen PAP bei gleichzeitiger Zunahme des systemischen Blutdrucks kann der verbesserten linksventrikulären Austreibung nach Beseitigung der myokardialen Ischämie durch Nitroglyzerin zugeschrieben werden. Zusätzlich erhöhte Nitroglyzerin die venöse Kapazität, wie aus der Abnahme des RAP hervorgeht

ten zwischen dem diastolischen Aortendruck und dem linksventrikulären diastolischen Druck sowie nach der Dauer der Diastole richten. Ein hoher LVEDP schließt eine hohe Wandbelastung und eine geringere subendokardiale Perfusion — vielleicht bei konstantem Sauerstoffbedarf — ein. Hoher diastolischer Aortendruck kann die isovolumetrische Wandbelastung steigern, verbessert aber auch den myokardialen Perfusionsgradienten. Es gibt erstaunlich wenige Beweise, die darauf hindeuten, daß eine akute arterielle Hypertonie schädlich ist, solange der Füllungsdruck nicht ansteigen kann. Tatsächlich hat ein erhöhter Aortendruck bei Patienten mit fixierter koronarer Obstruktion weniger Folgen als ein Anstieg der Herzfrequenz; wahrscheinlich deshalb, weil der zusätzliche Sauerstoffbedarf für die Austreibungsphase eine geringere Belastung darstellt als eine Verkürzung der Dauer des diastolischen Koronarblutstroms.

Wenn eine systemarterielle Hypertonie therapiebedürftig wird, haben sich Vasodilatanzien wie Nitroprussid als äußerst nützlich erwiesen. Da Nitroprussid ein potentes Vasodilatans ist, sollte die Infusionsrate des Pharmakons sorgfältig titriert werden, um einen akuten Abfall des arteriellen Drucks zu vermeiden.

Ein Anstieg der Herzfrequenz limitiert die Dauer der myokardialen Perfusion während der Diastole. Ob beim Menschen, der den sympathischen Stimuli einer Narkoseeinleitung unterworfen wird, die erhöhte Herzfrequenz mit einem Anstieg des myokardialen Sauerstoffverbrauchs pro Herzschlag verbunden ist, muß noch geklärt werden. Die Abkürzung der Diastole durch eine Erhöhung der Herzfrequenz kann ausreichen, um eine Herabsetzung der linksventrikulären enddiastolischen Compliance als Vorläufer von ST-Segmentveränderungen im EKG auszulösen. Die kritische Herzfrequenz, die zu intraoperativer Ischämie führt, variiert von Patient zu Patient ganz beträchtlich, wie es übrigens auch bei Auslösung einer Angina pectoris durch Änderung der Schrittmacherfrequenz der Fall ist. Eine durch perioperative sympathische Stimuli bedingte Tachykardie stellt eine ernsthafte Belastung dar, da die kurze Diastole mit einem größeren Sauerstoffbedarf des Myokards verbunden ist. Dieser Bedarf beruht auf der zusätzlichen Belastung des Herzens durch den erhöhten Tonus, der durch sympathische Stimulation im Bereich der Widerstands- und Kapazitätsgefäße ausgelöst wird. Wenn sich mit Erhöhung der Herzfrequenz eine Ischämie entwickelt, sollte sie entweder durch eine Vertiefung der Narkose oder durch intravenöse Applikation eines β-Blockers kontrolliert werden. Als Faustregel kann gelten, daß Herzfrequenzen von mehr als 90 Schlägen/min mit großer Wahrscheinlichkeit zu einer Ischämie bei niedrigeren LVEDP-Werten führen. Es gibt aber auch Beispiele, wo im EKG eine Ischämie bei niedrigerer Herzfrequenz entdeckt wurde. In jüngster Zeit gab es Hinweise darauf, daß ein koronarer Vasospasmus unbekannten Ursprungs möglicherweise die myokardiale Perfusion kompliziert.

Zusammenfassend läßt sich sagen, daß eine optimale intraoperative Versorgung des Patienten, der sich einer Herzoperation unterzieht, sich am besten mit anaesthesiologischen Methoden erreichen läßt, die den hämodynamischen Zustand des Patienten unter Ruhebedingungen so wenig wie möglich verändern und eine schnelle Entdeckung und Behandlung unerwarteter Abweichungen von den normalen Reaktionen auf die Anaesthesie erlauben.

Literatur

1. Bassell GM, Lin YT, Oka Y, Becker RM, Frater RWM (1978) Circulatory response to tracheal intubation in patients with coronary artery disease and valvular disease. Bull NY Acad Med 54:842–848
2. Bland JHL, Lowenstein E (1976) Effect of halothane on myocardial ischaemia. Anesthesiology 45: 287–293
3. Braunwald E (1971) Control of myocardial oxygen consumption. Physiologic and clinical consideration. Am J Cardiol 27:416–432
4. Cohn JM (1973) Blood pressure and cardiac performance. Am J Med 55:351–361
5. Dowdy EG, Kaya KL (1968) Studies of the mechanism of cardiovascular responses to ketamine. Anesthesiology 29:931–943
6. Eger EI, Smith NT, Stoelting RK, Cullen DJ, Kadis LB, Whitcher CE (1970) Cardiovascular effects of halothane in man. Anesthesiology 32:396–409
7. Ellrodt G, Chew CYC, Singh BN (1980) Therapeutic implications of slow-channel blockade in cardiovascular disorders. Circulation 62:669–679
8. Epstein SE, Kent KM, Goldstein RE, Borer JS, Redwood DR (1975) Reduction of ischaemic injury by nitroglycerin during acute myocardial infarction. New Engl J Med 292:29–35
9. Hoffman JIE (1978) Determinants and prediction of transmural myocardial perfusion. Circulation 58:381–391
10. Gobel FL, Norstrom LA, Nelson RR (1978) The rate-pressure product as an index of myocardial oxygen consumption during exercise in patients with angina pectoris. Circulation 57:549–555

11. Greenberg BH, DeMots H, Murphy E, Rahimtoola SH (1981) Mechanism of improved cardiac perfor-
     mance with arteriolar dilators in aortic insufficiency. Circulation 63:263–268
12. Johnson RA, Zir LM, Harper RW, Leinbach RC, Hutter AM Jr, Pohost GM, Block PC, Gold HK
     (1979) Patterns of haemodynamic alteration during left ventricular ischaemia in man. Relation to
     angiographic extent of coronary artery disease. Br Heart J 41:441–451
13. Kotter V, von Leitner ER, Wunderlich J, Schroder R (1977) Comparison of haemodynamic effects
     of phentolamine, sodium nitroprusside, and glyceryl trinitrate in acute myocardial infarction. Br
     Heart J 39:1196–1204
14. Lappas DG, Buckley MJ, Laver MB, Daggett WM, Lowenstein E (1975) Left ventricular performance
     and pulmonary circulation following addition of nitrous oxide to morphine during coronary artery
     surgery. Anesthesiology 43:61–69
15. Lappas DG, Geha D, Fischer JE, Laver MB, Lowenstein E (1975) Effect of large doses of intravenous
     morphine upon filling pressures of the heart and pulmonary circulation of patients with coronary
     artery disease. Anesthesiology 42:153–159
16. Lappas DG, Lowenstein E, Waller J, Fahmy NR, Daggett WM (1976) Haemodynamic effects of nitro-
     prusside infusion during coronary artery operation in man. Circulation [Suppl III] 54:III–4
17. Lappas DG, Powell JW, Daggett W H (1977) Cardiac dysfunction. Anesthesiology 47:117–135
18. Lowenstein E, Hallowell P, Levine FH, Daggett WM, Austen WG, Laver MB (1969) Cardiovascular
     response to large doses of intravenous morphine in man. N Engl J Med 281:1389–1393
19. Nies AS, Shand DG (1975) Clinical pharmacology of propranolol. Circulation 52:6–12
20. Ogilvie RI (1978) Effect of nitroglycerin on peripheral blood flow distribution and venous return.
     J Pharmacol Exp Ther 207:372–380
21. Robinson BF (1967) Relation of heart rate and systolic blood pressure to the onset of angina pecto-
     ris. Circulation 35:1073–1083
22. Smith NT, Eger EI, Stoelting RK, Whayne TF, Cullen D, Kadis LB (1970) The cardiovascular and
     sympathomimetic responses to the addition of nitrous oxide to halothane in man. Anesthesiology
     32:410–421
23. Stanley TH, Stanford W, Armstrong R, Cline R (1973) The effects of high dose morphine are fluid
     and blood requirements in open-heart operations. Anesthesiology 38:536–541
24. Stanley TH, Stanford W, Armstrong R, Cline R (1974) The effect of morphine anesthesia in blood
     requirements during and after valve replacement and coronary artery bypass grafting. Ann Thorac
     Surg 17:368–376
25. Stoelting RK (1972) Haemodynamic effect of gallamine during halothane nitrous oxide anesthesia.
     Anesthesiology 36:612–615
26. Stoelting RK, Gibbs PS (1973) Haemodynamic effects of morphine and morphine nitrous oxide in
     valvular heart disease and coronary artery disease. Anesthesiology 38:45–52
27. Stoelting RK, Reiss RR, Longnecker DE (1972) Haemodynamic response to nitrous oxide-halothane
     and halothane in patients with valvular heart disease. Anesthesiology 37:430–435
28. Wong KC, Martin WE, Hornbein TF, Freund FG, Everett J (1973) The cardiovascular effects of mor-
     phine sulfate with oxygen and nitrous oxide in man. Anesthesiology 38:542–549

Einfluß von Inhalationsanaesthetika auf das autonome Nervensystem

M. Göthert

Inhalationsanaesthesie und verschiedene Streßsituationen im Zusammenhang mit operativen Eingriffen können die Funktion des autonomen Nervensystems stark verändern. Nahezu alle Untersuchungen über die Einflüsse von Inhalationsanaesthetika auf die Aktivität des autonomen Nervensystems beschäftigen sich mit den Effekten dieser Wirkstoffe auf das sympathikoadrenerge System und auf die Barorezeptoren, die die sensorischen Organe für den afferenten Teil der Barorezeptorreflexe darstellen. Dieses vorherrschende Interesse am *sympathischen* Teil des autonomen Nervensystems beruht auf den Bemühungen, die Hauptnebenwirkungen dieser Wirkstoffe auf das kardiovaskuläre System mit Veränderungen der Aktivität des autonomen Nervensystems in Beziehung zu bringen. So kann es beispielsweise während einer Inhalationsanaesthesie zu hypo- oder hypertensiven Reaktionen kommen. In diesem Zusammenhang ist es interessant festzustellen, daß Blutdruckveränderungen aufgrund von Veränderungen des arteriolären Widerstands mit einem Anstieg oder einer Abnahme der sympathikoadrenergen Aktivität in Verbindung gebracht werden können. Im Gegensatz dazu haben cholinergische Impulse in dieser Hinsicht faktisch keinerlei physiologische Bedeutung. Darüber hinaus üben Inhalationsanaesthetika bekanntermaßen einen negativ-inotropen Effekt aus. Die Kontraktionskraft der Herzventrikel wird wirkungsvoll vom sympathischen, nicht vom parasympathischen Nervensystem gesteuert. Die vorliegende Darstellung wird sich daher auf die Auswirkungen von Inhalationsanaesthetika auf das sympathikoadrenerge System und die Barorezeptorreflexe konzentrieren. Allerdings sollte darauf hingewiesen werden, daß es durch eine Herabsetzung des sympathischen Tonus zu einem Überwiegen der parasympathischen Nervenaktivität kommt. In einer derartigen Situation ist die Verabreichung von Atropin zur Verhinderung ernsthafter Dysfunktionen verschiedener Organsysteme unbedingt notwendig.

Obwohl Spezialität und Empfindlichkeit der Bestimmungsmethoden für Katecholamin-(CA-) Plasmakonzentrationen durch die Einführung radioenzymatischer Techniken erheblich verbessert wurden, gibt es in der Literatur einander widersprechende Ergebnisse über den Einfluß von Inhalationsanaesthetika auf die Adrenalin-(A-) und Noradrenalin-(NA-) Plasmakonzentrationen. Sol stellten beispielsweise Roizen et al. [31] bei Ratten, die mit Halothan anaesthesiert waren, eine Abnahme der NA-Plasmakonzentrationen fest, während daPrada et al. [8] einen Anstieg beobachteten. Stokke et al. [37] verzeichneten keinerlei Veränderungen, Balogh et al. [3] dagegen einen leichten Anstieg der CA-Plasmakonzentrationen beim Menschen während einer Halothan-N_2O-Anaesthesie. Bei all diesen Studien bediente man sich zur Bestimmung der CA-Plasmakonzentrationen radioenzymatischer Methoden.

Im vorliegenden Bericht werden die möglichen Gründe für diese und ähnliche Diskrepanzen, wie sie auch bei anderen Anaesthetika festgestellt wurden, diskutiert. Zu diesem Zweck soll zunächst Überblick über die pharmakodynamischen Wirkungen dieser Verbindungen auf die Barorezeptoren und die einzelnen Funktionsebenen des sympathikoadrenergen Systems gegeben werden. Es besteht nicht die Absicht, jede Verbindung als pharmakologische Einheit zu betrachten, sondern ihre grundlegenden Charakteristika und die gemeinsamen Merkmale ihrer Aktivität zu analysieren. Die Studie befaßt sich in erster Linie mit Ergebnissen aus Versuchen mit Halothan, Enfluran und Methoxyfluran, berichtet aber auch zum großen Teil über eigene experimentelle Untersuchungen auf diesem Gebiet. Darüber hinaus werden noch zusätzliche Einflüsse auf das sympathikoadrenerge System berücksichtigt, die sich während einer Inhalationsanaesthesie bemerkbar machen, aber nicht von diesen Verbindungen selbst ausgelöst werden. Schließlich werden — unter Einbeziehung aller synergistischen und antagonistischen Einflüsse — Schlußfolgerungen im Hinblick auf die Gesamteffekte von Inhalationsanaesthetika auf die sympathikoadrenerge Aktivität gezogen, die sich in Veränderungen der CA-Plasmakonzentrationen widerspiegeln.

Auswirkungen auf Barorezeptoren

Herabsetzung des Blutdrucks verursacht eine verminderte Stimulation der Barorezeptoren in Aorta und Karotissinus, was einen verringerten Impulsfluß über die afferenten Nervenfasern zu den vasomotorischen Zentren im Hirnstamm und schließlich eine Vermehrung von sympathikoadrenergen Impulsen zu den Nervenendorganen zum Ergebnis hat. Halothan und Enfluran bewirken, wie gezeigt wurde, eine Sensibilisierung der Barorezeptoren [4, 22]. Die Anaesthetika steigern bei einer bestimmten Blutdruckhöhe die Entladung via afferente Fasern, damit wird ein höherer Blutdruck als der tatsächlich vorhandene an das zentrale Nervensystem signalisiert. Nachdem sich aber andererseits die durch einen Blutdruckabfall bedingte Wirkung von halogenierten Inhalationsanaesthetika hauptsächlich im kardiovaskulären System selbst abzuspielen scheint, kommt es zu einer Hemmung des Impulsflusses aus den Barorezeptoren und damit zu einer reflektorischen Aktivierung des sympathikoadrenergen Systems nur dann, wenn der hypotensive Effekt die Sensibilisierung der Barorezeptoren überwiegt.

Auswirkungen auf das zentrale Nervensystem

Bei Katzen setzte Halothan die präganglionäre sympathische Aktivität herab, doch die Reaktion der präganglionären Neuronen auf Barorezeptorstimulation wurde durch das Anaesthetikum kaum beeinflußt [36]. Diese Ergebnisse zeigen, daß das Anaesthetikum eine Herabsetzung des zentralen sympathischen Tonus verursacht, dieser Effekt aber nur schwach ausgeprägt ist. Darüber hinaus vertreten die Autoren die Ansicht, daß das Pharmakon sich vorwiegend auf die pressorischen Anteile des medullären Vasomotorenzentrums auswirkt. Die mit Enfluran erzielten Ergebnisse glichen stark denjenigen, zu denen es mit Halothan gekommen war [24, 35], während die Auswirkungen von Methoxyfluran weniger ausgeprägt waren. Bei diesem Anaesthetikum konnte eine leichte Abnahme der präganglionären sympathischen Aktivität nur bei barorezeptordenervierten Katzen beobachtet werden [34]. Interessanterweise verursachte bei Katzen, die mit Enfluran oder Methoxyfluran anaesthesiert waren, die Zugabe von N_2O einen Anstieg der präganglionären sympathischen Entladung [24].

Auswirkungen auf die sympathischen Ganglien und auf das Nebennierenmark

Es gibt keine Zweifel darüber, daß Halothan in der Lage ist, die Übertragung in den sympathischen Ganglien zu blockieren. Dies wurde bereits vor langer Zeit von Biscoe und Miller [5] in Versuchen an Katzen und Kaninchen festgestellt sowie von Price und Price [29] in Experimenten am Hund (in diesem Zusammenhang s. Übersichten von Alper und Flacke [1] und Gardier [10]). Interessanterweise hemmte Halothan deutlich die Reaktion auf Dimethylphenylpiperazin (DMPP), einen nikotinartigen Rezeptoragonisten, während die Reaktion auf McN-A-343, einen muskarinartigen Rezeptoragonisten unverändert blieb. Diese Befunde deuten darauf hin, daß Halothan insbesondere die durch postsynaptische nikotinartige Ganglienrezeptoren übermittelten Reaktionen hemmt [2]. Zwar gibt es nur wenige Berichte über den Effekt von Methoxyfluran auf die sympathische ganglionäre Übertragung, doch scheint sie — wie Ovadia et al. [28] im Hundeversuch demonstrierten — von diesem Anaesthetikum ebenfalls blockiert zu werden. Im Gegensatz dazu verursachte 80% N_2O bei der gleichen Tierspezies keine Ganglienblockade [11].

Um den Einfluß von Inhalationsanaesthetika auf die CA-Freisetzung aus dem Nebennierenmark zu untersuchen, führten wir Experimente an den Nebennieren von Katzen in situ und an isolierten Nebennieren von Rindern durch.

Bei Katzen, die Pentobarbital als Basisnarkose erhalten hatten, kam es durch die Inhalation von 0,7–1,5% Halothan zu einer konzentrationsabhängigen Hemmung der basalen A- und NA-Freisetzung (die Messung erfolgte durch CA-Bestimmung in Blutproben aus der Nebennierenvene, s. Tabelle 1). Die durch Stimulierung des Nervus splanchnicus hervorgerufene A- und NA-Sekretion wurde durch Halothankonzentrationen von 1,0 und 1,5% ebenfalls stark herabgesetzt. Damit zeigte sich, daß das Anaesthetikum die Synapse zwischen Nervenfasern des Splanchnikus und chromaffinen Zellen direkt beeinflußt (Tabelle 1). Die Abnahme der nichtstimulierten Freisetzung ist also nicht nur durch die zentralnervöse Hemmung des sympathikoadrenergen Systems bedingt, sondern auch durch diesen peripheren Wirkort. In Übereinstimmung mit der hemmenden Wirkung von Halothan auf die durch Stimulation hervorgerufene CA-Freisetzung dämpfte das Anaesthetikum auch den pressorischen Effekt einer Stimulation des Splanchnikus, wogegen der pressorische Effekt von exogenem NA unbeeinflußt blieb. Ähnlich den Auswirkungen, die für Halothan beschrieben wurden, verur-

Tabelle 1. Hemmeffekte auf die Katecholaminsekretion aus dem Nebennierenmark von Katzen, hervorgerufen nach Inhalation von 1,7–1,9 MAC verschiedener Anaesthetika. Die Werte stellen mittlere Prozentwerte von präanaesthetischen Spiegeln dar

	Basale (nichtstimulierte) Sekretion		Durch Stimulation des N. splanchnicus hervorgerufene Sekretion	
	Adrenalin	Noradrenalin	Adrenalin	Noradrenalin
Halothan 1,5%[a]	26	12	17	7
Enfluran 2,2%[b]	19	25	30	18
Methoxyfluran 0,4%[c]	17	6	30	14

[a] Aus Göthert und Dreyer [15]; [b] Aus Göthert und Wendt [17]; [c] Aus Dreyer et al. [9]

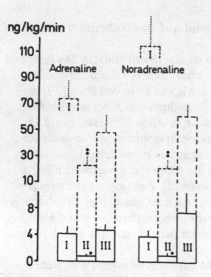

ng/kg/min

Abb. 1. Basale und stimulationsbedingte Freisetzung von Adrenalin und Noradrenalin aus dem Nebennierenmark von Katzen in situ vor (*I*), während (*II*) und nach (*III*) der Anaesthesie mit 2,2% Enfluran. Details der experimentellen Ausgangsbedingungen s. [17]. Die basale CA-Freisetzung wird durch die *Säulen mit durchgehenden Linien* dargestellt. Für Adrenalin und Noradrenalin ist nur die *Spitze der Säule* abgebildet, die die präanaesthetische, durch Stimulation des N. splanchnicus hervorgerufene Freisetzung darstellt, während die Werte für die stimulationsbedingte Sekretion während und nach der Enflurananaesthesie durch die ganzen, in *gestrichelten Linien* gezeichneten Säulen repräsentiert werden. Sowohl die basale wie auch die stimulationsbedingte Ausschüttung war im Vergleich zu den entsprechenden ursprünglichen Spiegeln vor der Anaesthesie signifikant herabgesetzt (*p < 0,05; **p < 0,001). Mittelwerte (± SD) aus 6–8 Experimenten

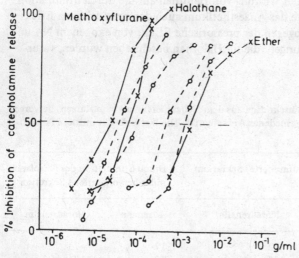

Abb. 2. Hemmeffekte von Inhalationsanaesthetika (durchgehende Linien) und aliphatischen Alkoholen auf die durch Acetylcholin (10 µg/ml) induzierte CA-Sekretion aus perfundierten Rindernebennieren. Die Ergebnisse aus den Experimenten mit den Alkoholen sind durch *gestrichelte Linien* dargestellt (*von links nach rechts*: Hexanol, Pentanol, Butanol und Propanol). Mittelwerte aus mindestens 3 Experimenten

sachte auch Enfluran eine Abnahme der basalen wie auch der stimulationsbedingten Sekretion von Katecholaminen aus dem Nebennierenmark der Katze in situ (Abb. 1, Tabelle 1). Das gleiche gilt für Methoxyfluran (Tabelle 1; eine Hemmung der nichtstimulierten CA-Freisetzung aus dem Nebennierenmark wurde auch von Li et al. [23] an Hunden beobachtet).

Die ziemlich unwahrscheinliche Möglichkeit, daß eine Hemmung der CA-Synthese durch klinisch relevante Konzentrationen von Halothan und Methoxyfluran wesentlich zur Verminderung der Freisetzung beiträgt, wurde durch In-vitro-Experimente mit Tyrosinhydroxylase und Dopamin-β-Hydroxylase aus Rindernebennieren ausgeschlossen [33]. Experimente mit perfundierten Rindernebennieren erwiesen sich als brauchbar für weitere Aufschlüsse über Wirkort und -mechanismus, die der Hemmung der CA-Sekretion aus dem Nebennierenmark zugrundeliegen. Nachdem Halothan in einem Konzentrationsbereich, der einer chirurgischen Anaesthesie entsprach, die durch Acetylcholin (ACh) induzierte CA-Freisetzung hemmte (Abb. 2) [12], läßt sich der Schluß ziehen, daß das Anaesthetikum unmittelbar auf die chromaffine Zelle einwirkt und die durch ACh-Rezeptoren vermittelte Freisetzung behindert wird. Um zu klären, ob nikotin- und/oder muskarinartige Rezeptoren beteiligt sind, wurde der Einfluß von Halothan auf die durch den nikotinartigen Rezeptoragonisten DMPP und den muskarinartigen Rezeptoragonisten Pilocarpin induzierte Freisetzung untersucht [20]. Es besteht kein Zweifel darüber, daß unter physiologischen Bedingungen die Aktivierung des nikotinartigen Rezeptors den Hauptweg für die Stimulierung der CA-Freisetzung darstellt. Halothan hemmte die durch DMPP hervorgerufene Ausschüttung in starkem Ausmaß, während die durch Pilocarpin induzierte Freisetzung unbeeinflußt blieb. Das Anaesthetikum bewirkte auch keine Veränderung der durch 56 mM KCl hervorgerufenen Ausschüttung. Ähnliche Resultate wurden bei entsprechenden Experimenten mit Enfluran gewonnen [18]. Aus diesen Befunden lassen sich Rückschlüsse auf den genauen Wirkort der Anaesthetika in der Zellmembran der chromaffinen Zelle ziehen. Abbildung 3 zeigt eine schematische Darstellung der Kopplung von Stimulus und Freisetzung in den chromaffinen Zellen. Nachdem der Ca^{2+}-Einstrom ein allgemeines Prinzip bei allen angewandten Stimulationsmethoden ist, kann angenommen werden, daß der Ca^{2+}-Einstrom über einen allgemeinen Kanal oder irgendeinen nachgeordneten Schritt, nicht durch die Wirkstoffe hervorgerufen wird. Nach Aktivierung sowohl der nikotinartigen wie auch der muskarinartigen Rezeptoren kommt es zu einer Depolarisation der Zellmembran; damit wird ausgeschlossen, daß die durch Nikotinrezeptoraktivierung hervorgerufene selektive Hemmung der Freisetzung auf eine Interaktion mit der Depolarisation zurückgeht — zumindest, wenn man davon ausgeht, daß diese Depolarisation

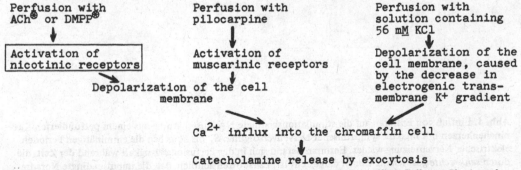

Abb. 3. Faktoren der Stimulus-Freisetzung: Abläufe an der Membrane chromaffiner Zellen. ACh, Acetylcholin; DMPP, Dimethylphenylpiperazinium

durch einen allgemeinen Mechanismus verursacht wird. Da nun andere Möglichkeiten ausgeschlossen sind, scheint die Hemmung auf einer Wechselwirkung der Anaesthetika mit dem nikotinartigen Rezeptor selbst oder mit einem spezifisch mit dem Rezeptorprotein verbundenen Ionenkanal zu beruhen. Wie erwartet, verursachte Halothan keine kompetitive, sondern
eine nichtkompetitive Hemmung der durch ACh hervorgerufenen Freisetzung [20]. Durch
weitere Experimente wurde klar, daß nicht nur Inhalationsanaesthetika, sondern auch andere
hydrophobe Wirkstoffe eine Hemmung der ACh-induzierten Freisetzung verursachen (Abb.
2). Das Hemmungsvermögen dieser Verbindungen war — wie ihre IC_{50}-Werte zeigten (d.h.
jene Konzentrationen, die eine 50%ige Hemmung der ACh-induzierten Freisetzung hervorriefen) — proportional zu ihrem Membran-Puffer-Verteilungskoeffizienten (d.h. zu ihren hydrophoben Eigenschaften; [19]). Insgesamt gesehen, läßt sich der Schluß ziehen, daß die Hemmung der ACh-induzierten CA-Freisetzung durch Anaesthetika möglicherweise auf die hydrophobe Interaktion der Wirkstoffe entweder mit dem Rezeptorprotein selbst oder mit
einem mit dem Rezeptor eng verknüpften Ionenkanal zurückgeht. Im ersten Fall käme es zu
einer Konformationsveränderung, die wiederum die rezeptoragonistische Interaktion ein-
schränkt, während im zweiten Fall der Ioneninflux zurückgehen würde (vermutlich Na^+ und/
oder Ca^{2+}).

Auswirkungen auf die sympathischen Nervenendfasern

Die Auswirkungen von Inhalationsanaesthetika auf die NA-Ausschüttung aus den sympathischen Nervenendfasern wurden an isolierten, perfundierten Kaninchenherzen mit intakter

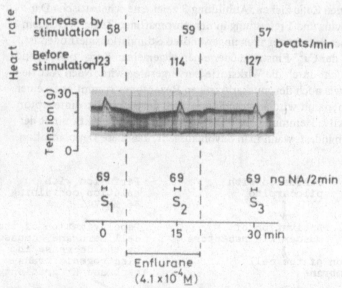

Abb. 4. Einfluß von Enfluran auf die stimulationsbedingte NA-Ausschüttung aus einem perfundierten Kaninchenherzen mit intakter sympathischer Nervenversorgung. S_1 bis S_3 geben die einminütigen Perioden
elektrischer Nervenreizung wieder. Enfluran befand sich in der Perfusionsflüssigkeit während der Zeit, die
durch *senkrechte gestrichelte Linien* dargestellt ist. Es ist offensichtlich, daß die impulsbedingte Noradrenalinfreisetzung und der daraus resultierende Anstieg von Herzfrequenz und Druckentwicklung von dem
Anaesthetikum nicht verändert werden

postganglionärer sympathischer Nervenversorgung untersucht. Aus Abb. 4 geht hervor, daß Enfluran die NA-Freisetzung nach elektrischer Stimulierung der Nervenfasern nicht veränderte, ebensowenig den durch Stimulation induzierten Anstieg von Herzfrequenz und Druck. Dieses Ergebnis war reproduzierbar bis zu Konzentrationen von 1,24 mmol/l [16]. Auch durch Halothan kam es im selben Versuchspräparat zu keiner signifikanten Veränderung der stimulierten NA-Freisetzung [13]. Ähnliche Ergebnisse wurden für Halothan auch am Hundeherzen in vivo von Price et al. [30] erzielt. Die indirekte Bestimmung der NA-Freisetzung aus isolierten, sympathisch innervierten Vorhöfen von Katzen zeigte ebenfalls, daß Halothan keinen Einfluß auf die durch Nervenimpulse induzierte Ausschüttung hatte. Das Anaesthetikum rief keine Veränderung der positiv chronotropen Reaktion auf exogenes NA oder auf Stimulation der sympathischen Nerven hervor [26].

Im Gegensatz dazu zeigte sich in einer anderen, indirekten Untersuchung, bei der die isolierte Vena saphena von Hunden verwendet wurde, daß Halothan die hervorgerufene NA-Freisetzung hemmte [25]. Das Anaesthetikum unterdrückte den durch Elektrofeldstimulation induzierten Spannungsanstieg der Venenstreifen beträchtlich, veränderte aber den durch Reaktion auf NA ausgelösten Anstieg nicht. Einen unmittelbaren Beweis für die Abnahme der Noradrenalinfreisetzung, die durch Nervenimpulse ausgelöst worden war, lieferte eine Untersuchung von Roizen et al. [32]. Sie bedienten sich bei ihren Experimenten des isolierten Vas deferens (Nervus hypogastricus) vom Meerschweinchen. Halothan unterdrückte die durch elektrische Nervenstimulation hervorgerufene Freisetzung von NA, verminderte aber nicht die stimulationsinduzierte Ausschüttung von Dopamin-β-Hydroxylase. Es lag die Vermutung nahe, daß diese Dissoziation zwischen CA- und Enzymfreisetzung möglicherweise auf eine durch Halothan verursachte Steigerung der Bindung von NA an die vesikuläre Membran zurückgeht.

Es ist schwierig, die Diskrepanzen in den Auswirkungen von Halothan auf die elektrisch hervorgerufene NA-Ausschüttung zu erklären. Eine mögliche Erklärung könnte sein, daß die Diskrepanzen auf Unterschiede in den Geweben zurückzuführen sind. Wegen eines umfassenden Überblicks über den Einfluß von Inhalationsanaesthetika auf die NA-Freisetzung aus noradrenergen Nervenfasern s. Göthert [14].

Vier Prozesse spielen bei der NA-Ausschüttung aus den sympathischen Nervenfasern eine Rolle: 1. Bindung an Adrenorezeptoren; 2. neuronale Wiederaufnahme; 3. extraneuronale Aufnahme und 4. Diffusion aus dem synaptischen Spalt in den Blutstrom. Inhalationsanaes-

Tabelle 2. Einfluß von Inhalationsanaesthetika auf die neuronale Aufnahme von Noradrenalin (NA)

	Aufnahme von NA[a] (% der Infusionsmenge)
Kontrollgruppe (n = 10)	41,0 ± 3,5
Halothan 1,13 μmol (n = 10)	33,3 ± 3,2 (n.s.)[b]
Enfluran 1,24 μmol (n = 6)	46,0 ± 4,0 (n.s.)[c]
Methoxyfluran 0,047 μmol (n = 6)	36,8 ± 7,4 (n.s.)[c]

[a] Aufnahme von exogenem NA (10 ng/ml) durch isolierte Kaninchenherzen wurde gemessen. NA befand sich 10 min im Perfusionsmediu. Die Anaesthetika wurden dieser Flüssigkeit 10 min vor und während der Perfusion mit NA zugesetzt
[b] Aus Göthert [13]; [c] Aus Göthert et al. [21]

thetika verändern die Interaktion zwischen NA und Adrenorezeptoren nicht (s. Berichte
von Alper und Flacke [1] und Gardier [10]). Weiterhin kommt es, wie Tabelle 2 zeigt, durch
Halothan, Enfluran und Methoxyfluran zu keiner signifikanten Veränderung der neuronalen
Aufnahme von NA. Zu ähnlichen Ergebnissen gelangten Naito und Gillis [26] sowie Brown
et al. [6] bei Versuchen mit Präparaten aus der Ventrikelmuskulatur von Katzen bzw. dem
Vorhof von Meerschweinchen. Diese Autoren berichteten, daß Halothan, Enfluran und Methoxyfluran die Akkumulierung von markiertem NA im isolierten Gewebe nicht wesentlich
beeinflußten. Nachdem überdies keine Angaben existieren, aus denen hervorgeht, daß sich
Inhalationsanaesthetika möglicherweise auf die extraneuronale Aufnahme auswirken, spiegelt die NA-Menge, die in den Blutstrom diffundiert, vermutlich sehr gut die NA-Menge wider, die freigesetzt wird. Beim Fehlen eines Einflusses von Inhalationsanaesthetika auf die
Inaktivierung von Katecholaminen scheint daher die Bestimmung der CA-Plasmakonzentrationen eine brauchbare Methode zur Bewertung der Aktivität des sympathikoadrenergen
Systems zu sein.

Zusammenfassung der Faktoren, die das sympathikoadrenerge System während einer Inhalationsanaesthesie beeinflussen können

Ehe die Ergebnisse der pharmakologischen Experimente zu den einzelnen Funktionsebenen
des sympathikoadrenergen Systems mit den Resultaten aus der Bestimmung der CA-Plasmakonzentrationen verglichen werden, dürfte es sich lohnen, eine Übersicht über die Hauptfak-
toren zu geben, die das sympathikoadrenerge System während einer Inhalationsanaesthesie
beeinflussen können (Abb. 5). Wie bereits in den vorangegangenen Abschnitten umrissen,
gibt es ausreichend starke Beweise dafür, daß die Inhalationsanaesthetika Halothan, Enfluran
und Methoxyfluran die sympathikoadrenerge Funktion auf den Ebenen des zentralen Nervensystems, der sympathischen Ganglien und des Nebennierenmarks einschränken. Noch bestehen Zweifel darüber, ob diese Verbindungen auch eine unmittelbare hemmende Wirkung
auf die sympathischen Nervenendfasern ausüben. Falls ein solcher Effekt überhaupt vorhanden ist, würde er sich nur schwach bemerkbar machen. Auch die Reflexaktivierung des sympathikoadrenergen Systems aufgrund einer durch die Anaesthetika induzierten Herabsetzung
des Blutdrucks ist nur schwach ausgeprägt oder kommt möglicherweise überhaupt nicht zustande, weil die Anaesthetika die Barorezeptoren sensibilisieren.

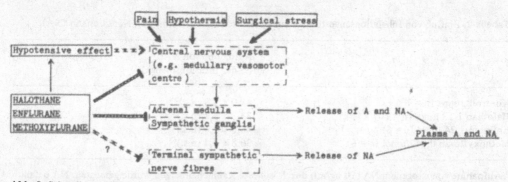

Abb. 5. Stimulierende (→) und hemmende (■□■□■□■□■) Wirkungen, die das sympathikoadrenerge System
während einer Anaesthesie mit Halothan, Enflurane, oder Methoxyflurane beeinflussen können: *A*, Adrenalin; *NA*, Noradrenalin

Andererseits kann es auch zu starken Reizeffekten auf die sympathikoadrenerge Funktion über den zentralnervösen Teil des Systems kommen, und zwar durch Einflüsse, die nicht unmittelbar von den Anaesthetika ausgehen, sondern die sich auch während der Anaesthesie entwickeln können. Einige dieser Effekte lassen sich unter der Bezeichnung „operativer Streß" zusammenfassen. Des weiteren verursacht die Einleitung einer Hyothermie ebenfalls eine bemerkenswerte Aktivierung des sympathikoadrenergen Systems. Das gleiche gilt für Schmerzsituationen, durch die die sympathikoadrenerge Funktion — insbesondere dann, wenn die Anaesthesie nicht tief ist — stimuliert werden kann.

Zusammenfassend läßt sich sagen, daß in jeder Phase einer Inhalationsanaesthesie die Gesamtaktivität des sympathikoadrenergen Systems vom jeweiligen Vorherrschen hemmender oder reizauslösender Einflüsse oder von deren Gleichgewicht abhängt. Diese sympathikoadrenerge Gesamtaktivität läßt sich durch die Bestimmung der CA-Plasmakonzentrationen bewerten.

Veränderungen der Katecholaminplasmakonzentrationen als Resultat der pharmakodynamischen Einflüsse von Inhalationsanaesthetika und operativen Streßsituationen während der Anaesthesie

Der Einfluß eines Inhalationsanaesthetikums — nämlich Methoxyfluran — auf die CA-Plasmakonzentrationen während der Aktivierung des sympathikoadrenergen Systems durch Hypothermie (30 °C) wurde von Ottermann et al. [27] bei Patienten untersucht, die sich einem kardiovaskulären Eingriff unterziehen mußten. Während der Anaesthesie mit Methoxyfluran steigerte die Hypothermie die A-Plasmakonzentration um etwa 160% und die NA-Plasmakonzentration um ca. 40% im Vergleich zu Werten, die während einer Anaesthesie mit Methoxyfluran bei normaler Körpertemperatur gemessen wurden (Kontrollgruppe). Nach Absetzen des Anaesthetikums waren die Unterschiede zwischen den beiden Gruppen noch ausgeprägter. In der postoperativen Phase der Wiedererwärmung (bei 34 °C) waren die Konzentrationen von A und NA im Vergleich zu den Kontrollwerten sogar um 450% bzw. 90% gestiegen. Betrachtet man den zeitlichen Verlauf der Veränderungen innerhalb der beiden Gruppen, so ist in den Kontrollgruppen eine leichte Tendenz zu einem Anstieg der CA-Plasmakonzentrationen verglichen mit den pränaesthetischen Spiegeln festzustellen, während sich in der Gruppe mit Hypothermie, verglichen mit den pränaesthetischen und prähypothermischen Werten eine sehr ausgeprägte fortschreitende Zunahme zeigte. Die Autoren schließen daraus, daß Hypothermie eine starke Aktivierung des gesamten sympathikoadrenergen Systems hervorruft, die durch Methoxyflurananaesthesie nicht verhindert wird. Allerdings räumen sie ein, daß der noch deutlicher hervortretende Anstieg der CA-Plasmakonzentrationen nach Absetzen von Methoxyfluran der ausbleibenden Hemmung der sympathikoadrenergen Aktivität zugeschrieben werden kann, die wiederum durch die Eliminierung des Anaesthetikums verursacht sein könnte. Tatsächlich verdient dieser Punkt erhöhte Aufmerksamkeit, da es nach den in den vorangegangenen Abschnitten dargestellten Resultaten wahrscheinlich ist, daß der durch Hypothermie induzierte Anstieg der CA-Plasmakonzentrationen beim Fehlen des Anaesthetikums weit ausgeprägter wäre. Diese Vermutung kann allerdings durch Experimente am Menschen nicht belegt werden.

Nichtsdestoweniger läßt sich ein indirekter Beweis für diese Annahme durch eine erneute Analyse unserer Befunde aus dem Nebennierenmark der Katze erbringen. Abbildung 1 zeigte den Einfluß von Enfluran auf die basale CA-Freisetzung und auf die durch Stimulierung des N. splanchnicus hervorgerufene Sekretion. In diesem Zusammenhang ist es interessant festzustellen, daß nach vorläufigen Ergebnissen von Ottermann et al. [27] Enfluran ähnliche Auswirkungen auf die CA-Plasmakonzentrationen hatte, wenn die Versuche unter denselben Bedingungen durchgeführt wurden wie in der Studie mit Methoxyfluran. Auf Abb. 1 sind nur die Spitzen der Säulen zu sehen, die die durch Stimulation hervorgerufene CA-Freisetzung vor der Anaesthesie (I) darstellen, während die stimulationsbedingte Ausschüttung während (II) und nach der Enflurananaesthesie (III) durch ganze Säulen in gestrichelten Linien repräsentiert ist. Damit ist auf den ersten Blick klar zu erkennen, daß trotz des ausgeprägten Hemmeffekts von Enfluran auf die Synapse zwischen N. splanchnicus und chromaffiner Zelle, die *stimulationsbedingte* Freisetzung während einer Enflurananaesthesie weit höher ist als die *basale* Ausschüttung vor der Anaesthesie. Weiterhin läßt sich aus den hier vorgelegten Daten schließen, daß die durch Stimulation hervorgerufene CA-Freisetzung in Abwesenheit des Anaesthetikums eigentlich sehr viel höher gewesen wäre. Insgesamt gesehen gleicht das Muster in Abb. 1 tatsächlich stark demjenigen, das von Ottermann et al. [27] in ihren Untersuchungen über den Einfluß von Methoxyfluran auf den hypothermieinduzierten Anstieg der CA-Plasmakonzentrationen gewonnen wurde.

Wenn man an diese Befunde denkt, ist es nicht mehr erstaunlich, daß die Ergebnisse, zu denen es während einer Halothananaesthesie gekommen ist und die in der Einführung erwähnt wurden, kontrovers sind. Bühler et al. [7] haben gezeigt, daß die A- und NA-Konzentration im Plasma behandelter und eingesperrter Ratten weit höher ist als die Konzentrationen bei in Ruhe gelassenen und sich frei bewegenden Tieren. In ihrer Studie über den Einfluß von Halothan auf die CA-Plasmakonzentration bestimmten Roizen et al. [31] ihre Kontrollwerte bei behandelten, eingesperrten Tieren. Die Blutproben wurden 4–6 h nach der Halothananaesthesie aus den Karotisarterien entnommen, in die während der Anaesthesie Kanülen eingeführt worden waren. Drei Wochen später wurden weitere Kontrollwerte bestimmt, und zwar im Blut, das bei der Enthauptung der Tiere gewonnen wurde. Es ist leicht zu verstehen, daß im Vergleich zu diesen Kontrollwerten, die unter Streßbedingungen gewonnen wurden, die NA-Plasmakonzentrationen durch Halothan herabgesetzt waren. Im Gegensatz dazu entnahmen daPrada et al. [8] ihre Blutproben von Ratten, die sich frei bewegten und in deren Jugularvene ein Dauerkatheter eingesetzt war. Bei diesen Tieren waren die NA-Plasmakonzentrationen unter Kontrollbedingungen sehr niedrig und unter Halothan zeigte sich ein Anstieg. Streßsituationen vor und während einer Anaesthesie, die unabhängig von den pharmakodynamischen Auswirkungen des Anaesthetikums auftreten, erklären vermutlich auch die Unterschiede in den Resultaten klinischer Studien am Menschen.

Aus all den hier gemachten Angaben und aus der schematischen Darstellung in Abb. 5 läßt sich letztendlich der Schluß ziehen, daß der hemmende Effekt halogenierter Inhalationsanaesthetika unter bestimmten Bedingungen den Organismus vor einer exzessiven sympathikoadrenergen Aktivierung zu schützen vermag, zu der es durch Streßereignisse während der Anaesthesie kommen kann.

Zusammenfassung

Trotz der beachtlich verbesserten Bestimmungsmethoden für CA-Plasmakonzentrationen im Hinblick auf Spezifität und Empfindlichkeit durch Einführung radioenzymatischer Techniken wurde über kontroverse Ergebnisse im Zusammenhang mit dem Einfluß von Inhalationsanaesthetika auf die A- und NA-Plasmakonzentrationen berichtet. So wurden beispielsweise in einigen Untersuchungen über die Auswirkungen einer Halothananaesthesie herabgesetzte Spiegel festgestellt, während die meisten Autoren über unveränderte oder sogar erhöhte Konzentrationen von A und NA berichten. Darüber hinaus existieren Diskrepanzen zwischen den meisten dieser Ergebnisse und den Resultaten aus Experimenten mit verschiedenen Tierarten, bei denen der Einfluß von Inhalationsanaesthetika auf die einzelnen Funktionsebenen des zentralen und peripheren sympathikoadrenergen Systems untersucht wurde. Es gibt Berichte, denen zufolge Halothan, Enfluran und Methoxyfluran eine Abnahme der präganglionären sympathischen Aktivität hervorrufen, eine Ganglienblockade und eine Hemmung sowohl der basalen wie auch der stimulationsbedingten Freisetzung von Katecholaminen aus dem Nebennierenmark verursachen und damit unmittelbar hemmend auf das sympathikoadrenerge System einwirken.

Allerdings beruht der Gesamteinfluß einer Inhalationsanaesthesie auf der CA-Freisetzung aus den sympathischen Nervenendfasern und dem Nebennierenmark nicht nur auf diesem unmittelbaren Hemmeffekt, sondern wird auch stark von beispielsweise operativem Streß oder anaesthesiebedingten Veränderungen der kardiovaskulären Funktion bestimmt. Als Ergebnis dieser antagonistischen Einflüsse können unveränderte, herabgesetzte oder erhöhte CA-Plasmakonzentrationen gefunden werden, je nachdem ob der hemmende oder der reizauslösende Effekt vorherrscht oder ob ein Gleichgewicht zwischen beiden besteht.

Literatur

1. Alper MH, Flacke W (1969) The peripheral effects of anesthetics. Ann Rev Pharmacol 9:273–296
2. Alper MH, Fleisch JH, Flacke W (1969) The effects of halothane on the responses of cardiac sympathetic ganglia ot various stimulants. Anesthesiology 31:429–436
3. Balogh D, Hammerle AF, Hörtnagel H, Brücke T, Stadler-Wolffersgrün R (1979) Plasma-Katecholamine bei Halothan-N_2O-Anaesthesie und Neuroleptanalgesie. Intra- und postoperative Vergleichsstudie. Anaesthesist 28:517–522
4. Biscoe TJ, Millar RA (1964) The effect of halothane on carotid sinus baroreceptor activity. J Physiol (Lond) 173:24–37
5. Biscoe TJ, Millar RA (1966) The effect of cyclopropane, halothane and ether on sympathetic ganglionic transmission. Br J Anaesth 38:3–12
6. Brown BR, Tatum EN, Crout JR (1972) The effects of inhalation anesthetics on the uptake and metabolism of 1-^{3}H-norepinephrine in guinea-pig atria. Anesthesiology 36:263–267
7. Bühler HU, Da Prada M, Haefely WE, Picotti GB (1978) Plasma adrenaline, noradrenaline and dopamine in man and different animal species. J Physiol (Lond) 276:311–320
8. Da Prada M, Picotti GB, Carruba MO, Haefely WE (1979) Plasma catecholamine, normetanephrine and p-octopamine levels: Stress- and drug-induced changes in rat. In: Usdin E, Kopin IJ, Barchas J (eds) Catecholamines: basic and clinical frontiers, vol I. Pergamon, Oxford New York, pp 915–917
9. Dreyer C, Bischoff D, Göthert M (1974) Effects of methoxyflurane anesthesia on adrenal medullary catecholamine secretion: inhibition of spontaneous secretion and secretion evoked by splanchnic-nerve stimulation. Anesthesiology 41:18–26
10. Gardier RW (1972) Autonomic nervous system. In: Chenoweth MB (ed) Modern inhalation anaesthetics. Handbook of experimental pharmacology, vol XXX. Springer, Berlin Heidelberg New York, pp 123–148
11. Garfield JM, Alper MH, Gillis RA, Flacke W (1968) A pharmacological analysis of ganglionic actions of some general anesthetics. Anesthesiology 29:79–92
12. Göthert M (1972) Die Sekretionsleistung des Nebennierenmarks unter dem Einfluß von Narkotika und Muskelrelaxantien. Anaesthesiol Resusc 70:
13. Göthert M (1974) Effects of halothane on the sympathetic nerve terminals of the rabbit heart. Differences in membrane actions of halothane and tetracaine. Naunyn Schmiedebergs Arch Pharmacol 286:125–143

14. Göthert M (1979) Modification of catecholamine release by anaesthetics and alcohols. In: Paton DM (ed) The release of catecholamines from adrenergic neurons. Pergamon, Oxford New York, pp 241: 261

15. Göthert M, Dreyer C (1973) Inhibitory effect of halothane anaesthesia on catecholamine release from the adrenal medulla. Naunyn Schmiedebergs Arch Pharmacol 277:253–266

16. Göthert M, Kennerknecht E (1976) Effects of general anaesthetics on the cell membrane of sympathetic nerve terminals: an investigation of the mechanism of action of anaesthetics. Excerpta Medica International Congress Series No. 387. 6th world congress of anaesthesiology, Mexico-City, April 24–30, 1976. Abstract No. 145 (F5–1/2). Excerpta Medica Amsterdam

17. Göthert M, Wendt J (1977) Inhibition of adrenal medullary catecholamine secretion by enflurane. 1. Investigations in vivo. Anesthesiology 46:400–403

18. Göthert M, Wendt J (1977) Inhibition of adrenal medullary catecholamine secretion by enflurane. 2. Investigations on isolated bovine adrenals: site and mechanism of action. Anesthesiology 46: 404–410

19. Göthert M, Schmoldt A, Thielecke G (1974) Zum Wirkungsmechanismus von Inhalationsnarkotica auf die Katecholaminfreisetzung aus dem Nebennierenmark. Anaesthesist 23:137–141

20. Göthert M, Dorn W, Loewenstein I (1976) Inhibition of catecholamine release from the adrenal medulla by halothane. Site and mechanism of action. Naunyn Schmiedebergs Arch Pharmacol 294: 239–249

21. Göthert M, Kennerknecht E, Thielecke G (1976) Inhibition of receptor-mediated noradrenaline release from the sympathetic nerves of the isolated rabbit heart by anaesthetics and alcohols in proportion to their hydrophobic property. Naunyn Schmiedebergs Arch Pharmacol 292:145–152

22. Hagenau W, Pietsch D, Arndt JO (1976) Der Effekt von Halothan und Enflurane sowie von Propanidid und Ketamin auf die Aktivität der Barorezeptoren des Aortenbogens decerebrierter Katzen. Anaesthesist 25:331–341

23. Li TH, Shaul MS, Etsten BE (1968) Decreased adrenal venous catecholamine concentrations during methoxyflurane anesthesia. Anesthesiology 29:1145–1152

24. Millar RA, Warden JC, Cooperman LH, Price HL (1970) Further studies of sympathetic actions of anaesthetics in intact and spinal animals. Br J Anaesth 42:366–378

25. Muldoon SM, Vanhoutte PM, Lorenz RR, Van Dyke RA (1975) Venomotor changes caused by halothane acting on the sympathetic nerves. Anesthesiology 43:41–48

26. Naito H, Gillis CN (1968) Anesthetics and response of atria to sympathetic nerve stimulation. Anesthesiology 29:259–266

27. Ottermann U, Dudziak R, Appel E, Palm D (1979) Die Wirkung von Hypothermie und Methoxyflurane-Narkose auf die sympathonervale und sympathoadrenale Aktivität bei Herzoperationen. Anaesthesist 28:551–556

28. Ovadia LO, Li TH, Etsten BE (1969) Mechanisms of ganglionic transmission during methoxyflurane and halothane anesthesia. Anesthesiology 30:349

29. Price HL, Price ML (1967) Relative ganglion-blocking potencies of cyclopropane, halothane and nitrous oxide and the interaction of nitrous oxide with halothane. Anesthesiology 28:349–353

30. Price HL, Warden JC, Cooperman LH, Price ML (1968) Enhancement by cyclopropane and halothane of heart rate responses to sympathetic stimulation. Anesthesiology 29:478–483

31. Roizen MF, Moss J, Henry DP, Kopin IJ (1974) Effects of halothane on plasma catecholamines. Anesthesiology 41:432–439

32. Roizen MF, Thoa NB, Moss J, Kopin IJ (1975) Inhibition by halothane of release of norepinephrine, but not of dopamine-ß-hydroxylase, from guinea pig vas deferens. Eur J Pharmacol 31:313–318

33. Schmoldt A, Göthert M (1974) Einfluß von Narkotica auf die Katecholaminsynthese im Nebennierenmark. Anaesthesist 23:10–13

34. Skovsted P, Price HL (1969) The effects of methoxyflurane on arterial pressure, preganglionic sympathetic activity and barostatic reflexes. Anesthesiology 31:515–521

35. Skovsted P, Price HL (1972) The effect of Ethrane on arterial pressure, preganglionic sympathetic activity and barostatic reflexes. Anesthesiology 36:257–262

36. Skovsted P, Price ML, Price HL (1969) The effects of halothane on arterial pressure, preganglionic sympathetic activity, and barostatic reflexes. Anesthesiology 31:507–514

37. Stokke DB, Christensen NJ, Hole P, Andersen PK, Juhl B (1978) Plasma catecholamines during equipotent anaesthesia with cyclopropane and halothane-N_2O in man. Anaesthesist 27:469–474

Wechselwirkungen von kardiovaskulär wirkenden Pharmaka mit Inhalationsanaesthetika

P. Foëx, G.R. Cutfield und C.M. Francis

Einleitung

Das Auftreten von arterieller Hypertonie und koronaren Herzerkrankungen ist sehr häufig. Daher werden viele Patienten, die sich einem elektiven Eingriff oder einer Notoperation und damit einer Anaesthesie unterziehen müssen, mit antihypertensiven oder antianginösen Medikamenten behandelt. Man muß deshalb die Möglichkeit von Wechselwirkungen zwischen kardiovaskulär wirksamen Pharmaka und Inhalationsanaesthetika ins Auge fassen. Drei Hauptkategorien von Pharmaka sollen in diesem Bericht diskutiert werden:

    1. antihypertensive Medikamente;

    2. adrenerge β-Rezeptorantagonisten und schließlich

    3. die erst in jüngster Zeit vorgestellten Calciumantagonisten.

Wechselwirkungen mit anderen kardiovaskulär wirksamen Pharmaka, z.B. Digitalis, oder Medikamenten zur Behandlung von Arrhythmien werden nicht behandelt.

Antihypertensive Medikation

Arterielle Hypertonie geht im allgemeinen mit einem normalen Herzzeitvolumen einher. Damit reflektiert der hohe Blutdruck einen erhöhten Gesamtgefäßwiderstand. Der Anstieg des Gefäßwiderstands kann verschiedenen Faktoren zugeschrieben werden. Die verminderte Dehnbarkeit der Arterie als Folge einer Verdickung der Arterienwand ist eine wichtige Determinante für den höhen Widerstand gegenüber dem Blutstrom. Diese Widerstandserhöhung ist unmittelbar auf die Verringerung des Innendurchmessers zurückzuführen [1, 2]. Der Verlust der arteriellen Dehnbarkeit vermindert auch die Fähigkeit des arteriellen Gefäßbetts, als elastisches Reservoir zu dienen und den von der Herzpumpe erzeugten stark pulsierenden Fluß in einen kontinuierlicheren Strom zu verwandeln. Diese Basisfunktion der größeren Arterien geht bei der Hochdruckkrankheit verloren [3]. Eine weitere Ursache für die Erhöhung des Gefäßwiderstands stellt die arterioläre Konstriktion dar. Sie kann als Reaktion auf eine gesteigerte Tätigkeit des sympathischen Nervensystems oder auf eine erhöhte Zirkulation von Vasokonstriktoren (z.B. Noradrenalin, Renin, Mineralkortikoide) auftreten. Auch ein Mangel an zirkulierenden Vasodilatatoren (beispielsweise Prostaglandine) kann dafür verantwortlich sein.

Mit Ausnahme der adrenergen β-Rezeptorantagonisten besteht die Wirkungsweise der meisten Stoffe, die bei der Behandlung von arteriellem Hochdruck zum Einsatz kommen, in der Dilatation der Arteriolen. Dieser Effekt kann entweder durch ihre Wirkung auf das sympathische Nervensystem verursacht werden oder durch ihren direkten Einfluß auf die glatte Muskulatur der Arteriolen.

Reserpin, Methyldopa und Clonidin scheinen im wesentlichen zentral zu wirken. Der dazugehörige Wirkmechanismus schließt die Entleerung von Katecholaminspeichern im zentralen Nervensystem und in nachgeordneten Organen, wie Herz, Nebennieren und der glatten Muskulatur der Arterien ein. Die Stimulierung von α_2-adrenergen Rezeptoren im Hirnstamm und in der Medulla kann ebenfalls eine Rolle spielen. Stimulierung dieser Rezeptoren verursacht eine Hemmung der zentralen sympathischen Aktivität.

Bethanidin, Debrisoquin und Guanethidin sind α-adrenerge Blocker am Neuron. Sie hemmen die Reizübertragung in postganglionären sympathischen Fasern oder blockieren die Transmission an sympathischen Nervenendigungen. Die Vasodilatation ist am ausgeprägtesten, wenn der Patient eine aufrechte Haltung einnimmt oder sich körperlich anstrengt. Haltungsbedingte und durch körperliche Belastung induzierte Hypotonie läßt auf eine weitgehende Blockade der Kreislaufreflexe schließen [4].

α-adrenerge Rezeptorantagonisten blockieren die Wirkung von Noradrenalin und Adrenalin an den vaskulären Rezeptoren. Sie werden im wesentlichen bei der Behandlung hypertensiver Krisen, zur Vorbereitung auf Phäochromozytomoperationen und zur Behandlung peripherer Vasospasmen eingesetzt. Phentolamin ist ein kurzwirkender kompetitiver Antagonist, während Thymoxamin — ein Pharmakon zur Behandlung von Vasospasmen — ein kompetitiver Antagonist mit verlängerter Wirkdauer ist. Phenoxybenzamin zählt zur Gruppe der nichtkompetitiven, langwirkenden α-adrenergen Rezeptorantagonisten. Labetalol verbindet die Eigenschaften eines α- und β-adrenergen Antagonisten und wird bei der Therapie des arteriellen Hochdrucks eingesetzt.

Eine Entspannung der glatten Gefäßmuskulatur erreicht man durch Applikation von Medikamenten wie Hydralazin und Prazosin (Langzeitbehandlung) oder von Diazoxid und Natriumnitroprussid (für hypertensive Notfälle). Minoxidil, ein weiterer peripher wirkender Vasodilatator, wird bei schwerer Hypertonie appliziert, verursacht aber Flüssigkeitsretention.

Vor kurzer Zeit hat man einen weiteren Versuch zur Herabsetzung des arteriellen Tonus unternommen. Die Hemmung eines Enzyms, das Angiotensin umwandelt, reduziert die Umwandlung von Angiotensin I in Angiotensin II und verursacht damit eine Senkung des Blutdrucks. Captopril ist ein oral wirksamer Inhibitor für das Angiotensinumwandlungsenzym und wird gegenwärtig auf seine Einsetzbarkeit in der Therapie der arteriellen Hypertonie untersucht [5].

Diuretika sind bei der Behandlung des arteriellen Hochdrucks weit verbreitet. Ihr genauer Wirkungsmechanismus ist noch nicht vollständig geklärt. Eine Reduzierung des Plasmavolumens findet zwar im frühen Stadium der Applikation statt, nicht aber während einer länger dauernden Behandlung. Eine Vasodilatation, die auf der Herabsetzung der Sensitivität der Arteriolen für Noradrenalin beruht, könnte die Wirksamkeit von Diuretika auf die Hypertonie erklären. Ihr Einfluß auf den Gesamtkörper-Kaliumbestand darf nicht außer acht gelassen werden, weil es während der postoperativen Phase zu weiteren Kaliumverlusten kommen kann.

Antihypertensive Medikation und Anaesthesie

Seit vielen Jahren besteht bei Anaesthesisten Besorgnis darüber, daß die zunehmend potenteren antihypertensiven Pharmaka zu massiven Störungen der Kreislaufhomöostase während der Anaesthesie führen könnten. Nach Berichten über Fälle von Kreislaufkollaps während der Anaesthesieinduktion bei mit Reserpin vorbehandelten Patienten [6] und über das Auftreten von Bradykardie und Hypotonie während der Anaesthesie [7, 8] haben sich viele Autoren dafür stark gemacht, sämtliche antihypertensiven Pharmaka vor dem chirurgischen Eingriff abzusetzen [9−11]. Als jedoch offenbar wurde, daß die Anaesthesieprobleme hypertensiver Patienten in erster Linie Probleme sind, die in Verbindung mit einer Ischämie des Herzens und Gefäßerkrankungen des Gehirns auftreten und nicht auf pharmakologische Wechselwirkungen zwischen Anaesthetika und antihypertensiven Pharmaka zurückzuführen sind, stellte man die Gültigkeit dieser Praxis in Frage [12−15].

Detaillierte Untersuchungen über die kardiovaskulären und respiratorischen Reaktionen auf die Anaesthesie wurden bei behandelten und nicht behandelten hypertensiven Patienten durchgeführt [14, 16−18]. Die antihypertensive Medikation bestand fast immer aus einer Verbindung von Reserpin, Methyldopa oder Bethanidin mit einem Thiaziddiuretikum. Vergleiche der hämodynamischen Werte beider Patientengruppen zeigten, daß die Abnahme des arteriellen Drucks und des Gesamtgefäßwiderstands, die durch den Zusatz von Halothan zum Lachgas-Sauerstoff-Gemisch hervorgerufen wurde, bei den behandelten Patienten geringer war als bei nicht behandelten (Abb. 1). Häufig wurde die Befürchtung geäußert, daß es durch die Beibehaltung der Behandlung mit antihypertensiven Pharmaka wegen ihrer störenden Einflüsse auf die sympathischen Reflexe während der Anaesthesie zu einer massiven Herabsetzung des Herzzeitvolumens kommen könnte. Bei Vergleichen zwischen behandelten und unbehandelten Patienten mit Hypertonie zeigte es sich, daß das Herzzeitvolumen in beiden Patientengruppen im selben Ausmaß reduziert war (Abb. 2). Aus den gleichen Untersuchungen ging hervor, daß das Auftreten von Rhythmusstörungen und elektrokardiographischen Anzeichen einer myokardialen Ischämie bei behandelten hypertensiven Patienten geringer war. Die hypertensiven Reaktionen auf Laryngoskopie und endotracheale Intubation waren jedoch bei diesen Patienten kaum vermindert (Abb. 3). Nach diesen Studien, die nicht nur das Fehlen ungünstiger Wechselwirkungen zwischen Halothan und antihypertensi-

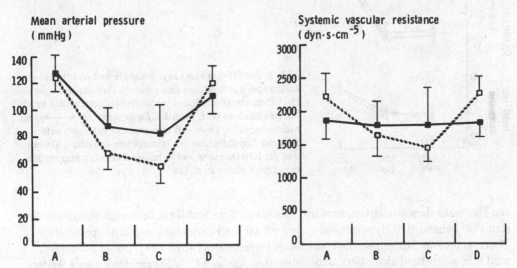

Abb. 1. Bei behandelten (■——■) und unbehandelten (□− − −□) hypertensiven Patienten wurden die hämodynamischen Werte (als Mittelwerte mit mittlerer Standardabweichung) im wachen Zustand (*A*), unter Anaesthesie (N$_2$O/Sauerstoff mit Halothanzusatz), vor (*B*) und nach der Operation (*C*) sowie schließlich wieder im wachen Zustand (*D*) aufgezeichnet. Der mittlere arterielle Druck fiel bei den behandelten Patienten weniger als bei den nichtbehandelten. Der Gesamtgefäßwiderstand blieb bei behandelten Patienten im wesentlichen unverändert. Nach Prys-Roberts et al. [14]

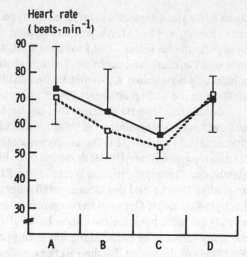

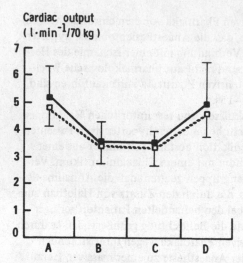

Abb. 2. Bei behandelten (■——■) und unbehandelten (□– – –□) hypertensiven Patienten blieben die Werte für das Herzzeitvolumen in wachem Zustand und unter Anaesthesie nahezu identisch. Die Herzfrequenz war unter Anaesthesie langsamer als im Wachzustand. Bei behandelten Patienten lagen die Werte in jedem Stadium etwas höher als bei nichtbehandelten. Die hämodynamischen Werte sind wie in Abb. 1 dargestellt. Nach Prys-Roberts et al. [14]

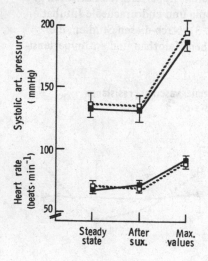

Abb. 3. Die Effekte von Laryngoskopie und endotrachealer Intubation, durchgeführt unter Steady-state-Anaesthesie (N_2O/Sauerstoff mit Halothanzusatz) und erleichtert durch Suxamethonium (*sux.*) wurden für behandelte (●——●) und nichtbehandelte (□– – –□) hypertensive Patienten aufgezeichnet. Die Zunahme des systolischen arteriellen Drucks und der Herzfrequenz war in beiden Patientengruppen ähnlich. Prys-Roberts et al. [16]

ven Pharmaka demonstrierten, sondern auch die größere Stabilität des kardiovaskulären Systems bei behandelten Hypertonikern, sind wir für die Fortsetzung der antihypertensiven Therapie bis zum Morgen des Operationstags eingetreten [14, 19–21]. Dieser Standpunkt wird nun weitgehend akzeptiert, und die meisten Autoren [22, 23] empfehlen eine Weiterführung der antihypertensiven Behandlung. Bis jetzt gibt es keinen gesicherten Beweis für ungünstige Wechselwirkungen zwischen den modernen Inhalationsanaesthetika und antihypertensiven Pharmaka. Es muß jedoch betont werden, daß Hypertoniker — selbst wenn sie in Behandlung stehen — ein instabiles Herz-Kreislauf-System haben. Ausreichende Überwachung ist wesentlicher Bestandteil Ihrer Versorgung.

Adrenerge β-Rezeptorantagonisten

Adrenerge β-Rezeptorantagonisten werden immer häufiger bei der Therapie der ischämischen Herzerkrankung eingesetzt, auch bereits in den frühen Phasen des Myokardinfarkts, der arteriellen Hypertonie, bei Herzrhythmusstörungen sowie bei Thyreotoxikose, Phäochromozytomen und bei obstruktiven Kardiomyopathien. Viele Jahre lang herrschte die Meinung vor und wird auch heute noch von manchen Autoren [24] vertreten, daß adrenerge β-Rezeptorantagonisten vor elektiven Eingriffen, die eine Anaesthesie erfordern, abgesetzt werden sollten. Es wurde die Befürchtung geäußert, daß adrenerge β-Rezeptorantagonisten die negativinotrope Wirkung von Inhalationsanaesthetika potenzieren könnten. In jüngster Zeit wurden jedoch die ungünstigen Folgen der plötzlichen Beendigung der β-Rezeptorblockade hervorgehoben. Diese Folgen reichen von einer Verschlimmerung der Angina pectoris bis zu Myokardinfarkt und plötzlichem Tod [25–27]. Ein Absetzen von β-Rezeptorantagonisten 24–48 h vor der Operation läßt den Kreislauf instabiler werden und erhöht das Risiko von Arrhythmien und hypertensiven Krisen, die sich beide schädlich auf das Gleichgewicht zwischen Sauerstoffbedarf und Sauerstoffangebot auswirken [28]. Umgekehrt wirkt sich eine Aufrechterhaltung der adrenergen β-Rezeptorblockade während der gesamten perioperativen Periode günstig auf Patienten aus, die sich Herz- oder anderen Operationen unterziehen [29–32].

Adrenerge β-Rezeptorantagonisten haben auch ihren Platz in der anaesthesiologischen Versorgung vieler Patientengruppen und dienen der Verhinderung und Behandlung einiger Symptome sympathischer Überaktivität, die sich während Anaesthesie und Operation entwickeln können. Sie werden zur Verhinderung und Behandlung von Rhythmusstörungen eingesetzt, die im Zusammenhang mit Laryngoskopie, endotrachealer Intubation und Bronchoskopie [29, 33] sowie der Anwendung von Katecholaminen [34, 35] stehen oder sich während Zahnoperationen [36, 37], neurochirurgischen Eingriffen an der hinteren Schädelgrube [38], während Herz- und Gefäßoperationen [39] sowie bei operativen Eingriffen an der Schilddrüse [40] und Phäochromozytomoperationen [41] entwickeln. Außerdem reduzieren sie die durch bewußt induzierte Hypotonie [42] und Hypothermie [43] verursachte Tachykardie auf ein Minimum. Bei der Verhütung und Behandlung von hypertensiven Krisen, die durch anaesthesiologische oder chirurgische Maßnahmen ausgelöst werden, lassen sich mit β-Rezeptorantagonisten gute Erfolge erzielen [29, 31, 32, 44].

β-Rezeptorantagonisten sorgen für einen stabileren kardiovaskulären Zustand und schirmen das Myokard gegen eine übermäßige Zunahme des Sauerstoffbedarfs ab; damit tragen sie insbesondere zur sicheren anaesthesiologischen Versorgung von Patienten mit Herz- und Kreislauferkrankungen bei. Allerdings können diese hochwirksamen Pharmaka die kardiovaskulären Reaktionen des Patienten, der sich einem operativen Eingriff unterzieht, während der Anaesthesie und der postoperativen Periode verändern. Um für Patienten, die mit adrenergen β-Rezeptorblockern behandelt werden, die am besten geeigneten Anaesthetika zu wählen, sind genaue Kenntnisse über Wechselwirkungen der Pharmaka untereinander von größter Bedeutung; das gleiche gilt für die Auswahl der adrenergen β-Rezeptorblocker für die perioperative Phase.

Inhalationsanaesthetika und β-Rezeptorantagonisten

Sämtliche Inhalationsanaesthetika üben einen negativ inotropen Effekt auf den isolierten Herzmuskel aus [45]. Bei Konzentrationen, die 1 MAC entsprechen, liegt die Herabsetzung der Kontraktilität zwischen 12% bei Cyclopropan und etwa 40% bei Halothan, Enfluran, Methoxyfluran und Isofluran. Während der klinischen Anaesthesie kann der negativ inotrope Effekt der Inhalationsanaesthetika durch den positiv inotropen Effekt der Sympathikusaktivierung verschleiert werden. Diese kann durch das Pharmakon selbst — beispielsweise Diäthyläther oder Cyclopropan — oder aber durch die chirurgischen Maßnahmen entstehen. Von sich aus erhöhen die modernen Anaesthetika die sympathische Aktivität nicht [46, 47], es sei denn, es kommt zur Entwicklung von Hyperkapnie, Hypoxie oder Hypovolämie.

Halothan

Bei Beatmung mit intermittierend positivem Druck verursacht Halothan wegen seines negativ inotropen Effekts eine dosisabhängige Senkung des Herzzeitvolumens und des arteriellen Drucks [48, 49]. Sofern nicht andere Faktoren (Hyperkapnie, Hypoxie, Hämorrhagie, schwere Anämie, vorsätzliche Hämodilution oder Applikation von Katecholaminen) für eine erhöhte sympathische Aktivität verantwortlich sind, verändern adrenerge β-Rezeptorantagonisten die kardiovaskulären Reaktionen auf eine Halothananaesthesie nicht.

Bei hypertensiven Patienten wurden keine ungünstigen Wechselwirkungen zwischen Halothan und intravenös appliziertem Practolol bzw. einer oralen Vorbehandlung mit Practolol beobachtet. Arterieller Druck und Herzzeitvolumen blieben zufriedenstellend aufrechterhalten im Vergleich zu den Werten von Hypertonikern, die keine β-Rezeptorenantagonisten erhalten hatten. Sowohl orale als auch intravenöse Applikation von Practolol verhinderte hypertensive Reaktionen auf Laryngoskopie und Intubation; außerdem kam es zu einem geringerem Auftreten von Rhythmusstörungen [29]. Adrenerge β-Rezeptorblockade schien also das Herz gegen die Auswirkungen einer sympathischen Überaktivität zu schützen. Auch bei Patienten mit koronarer Herzerkrankung wurden die Reaktionen auf eine Halothananaesthesie verglichen, und zwar zwischen Patienten, die mit Propranolol behandelt wurden, und solchen, die keines erhalten hatten. Zwischen beiden Gruppen gab es keine signifikanten Unterschiede im arteriellen Druck oder Herzzeitvolumen. Damit war das Fehlen einer ungünstigen Wechselwirkung zwischen adrenerger β-Rezeptorblockade und Halothananaesthesie bestätigt [50].

Untersuchungen, bei denen das Herz-Kreislauf-System des Hundes als Versuchsmodell diente, haben gezeigt, daß Practolol während einer Halothananaesthesie eine zwar signifikante, jedoch insgesamt nur geringe Abnahme der Herzfrequenz (−14%) verursacht, aber keine signifikanten Veränderungen von Herzzeitvolumen, myokardialer Leistung und Gesamtgefäßwiderstand [51]. Metoprolol, in äquipotenten Dosen appliziert (Abb. 4), führte jedoch zu einer signifikanten Verminderung von Herzfrequenz, Herzzeitvolumen und myokardialer Leistung [52]. Practolol wie Metoprolol sind kardioselektive β-Rezeptorantagonisten. Ein bedeutsamer Unterschied zwischen diesen beiden Pharmaka besteht darin, daß Metoprolol ein reiner Antagonist ist, während Practolol über partiell agonistische Eigenschaften verfügt. Das Vorhandensein teilagonistischer Eigenschaften kann die Wirkung einer β_1-Rezeptorblockade auf den Kreislauf auf ein Minimum herabsetzen. Im Falle nichtselektiver β-Rezeptorblockade sind die Auswirkungen des Teilagonisten Oxprenolol [53, 54] auf den Kreislauf sehr gering, und zwar bei Dosierungen, die eine 10fache Verschiebung der Isoprenalin-Dosis-Wirkungs-Kurve (Abb. 5) zur Folge haben.

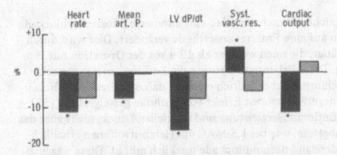

Abb. 4. Aufgeführt sind die Wirkungen gleichstarker Dosen von Metoprolol (1 mg·kg⁻¹ i.v.) und Practolol (2 mg·kg⁻¹ i.v.) bei Hunden. Die Veränderungen gegenüber den Kontrollwerten sind in % ausgedrückt. Nach Applikation von Metoprolol wurde eine signifikante Abnahme von Herzfrequenz, arteriellem Druck, linksventrikulärem dP/dt und Herzzeitvolumen zusammen mit einer signifikanten Erhöhung des Gesamtgefäßwiderstands beobachtet (*schwarze Säulen*). Nach Gabe von Practolol (*getönte Säulen*) war nur die Abnahme der Herzfrequenz von statistischer Signifikanz. Nach Burt u. Foëx [52] und Prys-Roberts et al. [51]

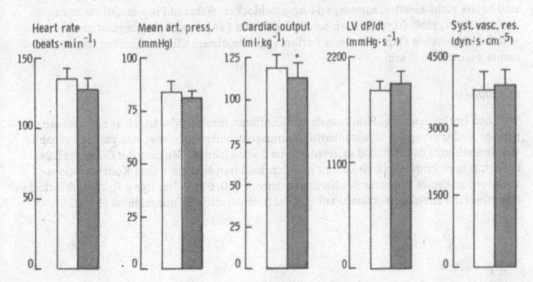

Abb. 5. Bei 10, mit Halothan anaesthesierten Hunden hatte die intravenöse Applikation von Oxprenolol nur einen geringen Effekt auf den Kreislauf. Obwohl statistisch signifikant, betrug die Verminderung des Herzzeitvolumens nach Gabe von Oxprenolol nur 4%. Die *offenen Säulen* stellen die Mittelwerte (mit Standardabweichung) vor der Applikation von Oxprenolol dar, die *getönten Säulen* die Mittelwerte nach Applikation. (Foëx und Ryder, unveröffentlichte Ergebnisse)

Enfluran

Wie Halothan verursacht auch Enfluran, wenn es unter normokapnischer intermittierender positiver Druckbeatmung (IPPV) [55, 56] appliziert wird, aufgrund einer Myokarddepression eine dosisabhängige Senkung von arteriellem Druck und Herzzeitvolumen. In gleicher Weise kommt es durch Enfluran auch zu einer dosisabhängigen Herabsetzung der präganglionären sympathischen Aktivität [46] und zu einer Hemmung der Katecholaminausschüttung durch das Nebennierenmark [57]. Da es kein direktes Anzeichen für eine durch Enfluran verursachte adrenerge Stimulation gibt, ist nicht anzunehmen, daß eine adrenerge β-Rezeptorblockade die hämodynamischen Reaktionen auf eine Enflurananaesthesie verändert. Dies wird durch Beobachtungen an Patienten bestätigt, die noch weniger als 12 h vor der Operation mit Propranolol behandelt worden waren. Diese Patienten vertrugen die Enflurananaesthesie sehr gut [58]. Experimentelle Untersuchungen haben jedoch ergeben, daß die adrenerge β-Rezeptorblockade mit Propranolol den negativinotropen Effekt von Enfluran gesteigert hat [55]. Während Propranolol bei 1 MAC Enfluran Herzleistung und arteriellen Druck, nicht aber das Herzzeitvolumen, signifikant herabsetzte, war bei 1,5 MAC das Herzzeitvolumen erheblich reduziert und der Gesamtgefäßwiderstand nach β-Blockade merklich erhöht. Diese ungünstige Wechselwirkung zwischen propranololinduzierter β-Blockade und Enflurananaesthesie wurde durch unsere kürzlich durchgeführte Untersuchung über die Wirkung von Oxprenolol (Abb. 6) unter dem Einfluß von Enflurananaesthesie nicht bestätigt [59]. Die hierbei eingesetzten Dosen von Oxprenolol waren ebenso stark wie jene von Propranolol, über die bereits früher berichtet wurde. Die durch Enfluran verursachte dosisabhängige (0,5–1,5 MAC) Kreislaufdepression wurde durch Oxprenolol nicht verändert. Propranolol und Oxprenolol sind beides nichtselektive, adrenerge β-Rezeptorblocker. Während Propranolol ein reiner Antagonist ist, zählt Oxprenolol zu den Teilagonisten [54]. Das Fehlen ungünstiger Wechselwirkungen zwischen Oxprenolol und Enfluran könnte diesem Charakteristikum des Medikaments zuzuschreiben sein.

Isofluran

Während Isofluran sowohl Halothan als auch Enfluran insofern gleicht, als es eine dosisabhängige Reduzierung der Myokardleistung verursacht, unterscheidet es sich von den genannten Anaesthetika dadurch, daß es überdies eine dosisabhängige Senkung des Gesamtgefäßwiderstands hervorruft. Dadurch kommt es durch Isofluran über ein weites Konzentrationsspektrum zu keiner Abnahme des Herzzeitvolumens [60, 61]. Adrenerge β-Rezeptorblockade beeinflußt die Kreislaufreaktionen auf eine Isoflurananaesthesie nur minimal [61, 62].

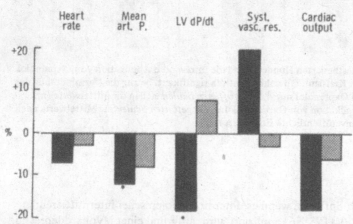

Abb. 6. Dargestellt sind die Effekte gleichstarker Dosen von intravenös verabreichtem Propranolol (0,3 mg · kg⁻¹, *schwarze Säulen*) und Oxprenolol (0,3 mg · kg⁻¹, *getönte Säulen*) bei Hunden in Enflurananaesthesie (1 MAC). Die Veränderungen gegenüber den Kontrollwerten sind in % angegeben. Die Wirkung von Propranolol auf den Kreislauf war ausgeprägter als diejenige von Oxprenolol. Nach Horan et al. [55] und Cutfield et al. [59]

Methoxyfluran

Die kardiovaskulären Effekte von Methoxyfluran gleichen denen von Halothan. Die sympathische Aktivität wird durch Methoxyfluran nicht verändert [46] und damit dürfte es auch zu keiner ungünstigen Wechselwirkung mit der adrenergen β-Rezeptorblockade kommen. Es gibt jedoch in der Literatur Berichte über derartige Interaktionen zwischen Methoxyfluran und adrenerger β-Rezeptorblockade beim Menschen [63] und im Tierexperiment [64, 65]. Der Mechanismus dieser Wechselwirkung ist nicht geklärt.

Adrenerge β-Rezeptorblockade, Anaesthesie und Hypovolämie

Hypovolämie verursacht einen Anstieg der sympathischen Aktivität. Deshalb ist durch eine Blockade der adrenergen β-Rezeptoren eine Veränderung der Kreislaufreaktionen auf eine akute Hypovolämie zu erwarten. Experimente wurden durchgeführt, bei denen der Effekt einer adrenergen β-Rezeptorblockade auf die Kreislaufreaktion bei standardisiertem, nicht ausgeglichenem Blutverlust unter dem Einfluß verschiedener Anaesthetika untersucht wurde [51, 55, 61, 64]. Während bei einer Anaesthesie mit Halothanzusatz zum Lachgas-Sauerstoff-Gemisch weder Practolol noch Propranolol die Reaktion des Kreislaufs auf die Hämorrhagie zu verändern schienen, steigerte die β-Rezeptorblockade unter dem Einfluß von Enfluran die hypovolämiebedingte Kreislaufdepression deutlich. Bei Isoflurananaesthesie wurde die Reaktion des Herz-Kreislauf-Systems auf den Blutverlust durch Propranolol nicht beeinflußt. Bei Durchführung des Versuchs in Halothananaesthesie gab es selbst bei langanhaltender Vorbehandlung mit sehr hohen Dosen von Propranolol oder Oxprenolol bei den Kreislaufreaktionen auf Blutverlust keinerlei Unterschiede im Vergleich zu nicht behandelten Tieren [66, 67]. Bei Trichloräthylenanaesthesie wurde der Blutverlust von Tieren mit β-Blockade schwerer toleriert. Diese Experimente deuten darauf hin, daß der Einfluß der adrenergen β-Rezeptorblockade vom jeweiligen Anaesthetikum abhängt. Die beste Kompatibilität ist bei Einsatz von Halothan und Isofluran zu beobachten, gefolgt von Enfluran; am geringsten ist die Verträglichkeit bei Trichloräthylen und Methoxyfluran.

Adrenerge β-Rezeptorblockade, CO_2 und Anaesthesie

Eine durch IPPV mit hohem Minutenvolumen verursachte Hypokapnie senkt das Herzzeitvolumen. Die hypodynamische Reaktion des Kreislaufs auf Hypokapnie ist hauptsächlich auf einen erhöhten Gesamtgefäßwiderstand zurückzuführen und wird durch adrenerge β-Rezeptorblockade nicht verändert [53, 68]. Hyperkapnie führt beim wachen Lebewesen und unter dem Einfluß der meisten Anaesthetika zu einem signifikanten Anstieg des Herzzeitvolumens. Adrenerge Stimulation ist eine wichtige Determinante der hyperdynamischen Kreislaufreaktionen auf Hyperkapnie, und der unmittelbar das Myokard schwächende Effekt von CO_2 auf den Herzmuskel wird vollständig durch die Wirkung der β-Rezeptorstimulation auf das Herz kompensiert. Eine Blockade der adrenergen β-Rezeptoren unterdrückt diese Unterstützung und vermindert damit das Herzzeitvolumen [67, 68]; es sei denn, das Pharmakon ist ein Teilagonist [53]. In diesem Falle ist die Herabsetzung des Herzzeitvolumens nicht signifikant.

Anaesthesie, myokardiale Ischämie und β-Blockade

Die meisten experimentellen Studien über die Effekte volatiler Anaesthetika wurden an normalen Herzen durchgeführt und haben sich mit der Untersuchung der Gesamtherzleistung befaßt. In einigen Studien wurden Aspekte lokal begrenzter Herzfunktionen untersucht, und zwar an Tieren, bei denen durch vollständige Okklusion einer oder mehrerer Koronararterien eine akute myokardiale Ischämie induziert wurde. Halothan minderte die Schwere der Ischämie, die auf die wiederholte reversible Okklusion eines Astes der A. coronaria sinistra anterior descendens (LAD) [69] folgte und verringerte die Infarktgröße nach Unterbindung der Koronararterie [70]. Allerdings dürften Studien über die Anaesthesieauswirkungen auf ein von einer verengten Koronararterie versorgtes Myokard für die Anaesthesieprobleme bei Patienten mit ischämischen Herzerkrankungen relevanter sein als Untersuchungen über die Anaesthesieeffekte nach vollständiger Okklusion einer größeren Koronararterie. Vor kurzer Zeit wurden die Auswirkungen von abgestuften Konzentrationen von Halothan [71–73] und von Enfluran [74] auf die gesamte und regionale Myokardfunktion bei Hunden untersucht, und zwar vor und nach kritischer Konstriktion der LAD (Abb. 7). Kritische Konstriktion wurde dabei definiert als maximale Verengung einer Mikrometer-kontrollierten Schlinge, die noch mit einem normalen Kontraktionsablauf einherging und in der Lage war, 95% der hyperämischen Reaktion auf einen 10 s dauernden vollständigen Verschluß des verengten Gefäßes aufzuheben. Die lokale Wandfunktion wurde durch Beobachtung der Segmentlänge während des ganzen Herzzyklus bewertet. Hierzu wurden Messungen mit Hilfe von Miniatur-Ultraschall-Längenumwandlern, die in den subendokardialen Muskel eingepflanzt worden waren, durchgeführt. Mit diesem Versuchsmodell war es möglich, die Reaktionen auf stufen-

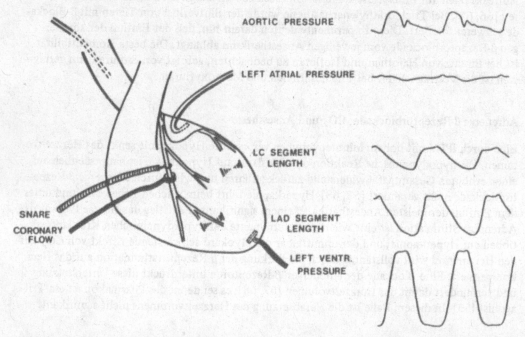

AORTIC PRESSURE

LEFT ATRIAL PRESSURE

LC SEGMENT LENGTH

SNARE
CORONARY FLOW

LAD SEGMENT LENGTH

LEFT VENTR. PRESSURE

Abb. 7. Versuchsmodell zur Untersuchung der Wirkung von volatilen Anaesthetika auf das von kritisch verengten Koronararterien versorgte Myokard. Die um die LAD gelegte Schlinge wird von einem Mikrometer kontrolliert

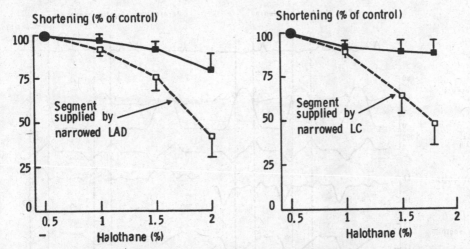

Abb. 8. Untersucht wurde die Wirkung einer stufenweisen Erhöhung der Halothankonzentrationen bei Hunden nach kritischer Konstriktion entweder der LAD (*links*) oder der A. coronaria circumflexa sinistra (*rechts*); angegeben sind Mittelwerte mit Standardabweichung. Die schwarzen Zeichen zeigen die Leistung von Kontrollabschnitten, die von normalen Koronargefäßen versorgt werden. Halothan verursacht eine bedeutend stärkere Beeinträchtigung des von verengten Gefäßen versorgten Myokards. Nach Lowenstein et al. [73] und Francis et al. [103]

weise erhöhte Halothan- oder Enflurankonzentrationen zu untersuchen. Eine Erhöhung der Konzentration jedes dieser Pharmaka führte zur dosisabhängigen Verminderung der Gesamtherzleistung und zur Segmentverkürzung. Die lokale Myokarddepression war an Stellen, die von den verengten Koronararterien versorgt wurden, jedoch wesentlich ausgeprägter als an den von normalen Herzkranzgefäßen versorgten Abschnitten (Abb. 8). Darüber hinaus waren anomale Kontraktionsmuster zu beobachten. Regionale Funktionsstörung wurde — wenn sie vorhanden war — durch postsystolische Verkürzung und durch eine paradoxe systolische Ausdehnung des von dem verengten Gefäß versorgten Segments (Abb. 9) charakterisiert. Diese Merkmale gleichen denen, die bei myokardialer Ischämie beobachtet werden [75, 76]. Daß Halothan und Enfluran eine myokardiale Schwächung sowohl lokal als auch im Gesamtbereich verursachen, überrascht nicht. Die stärker ausgeprägte Schwächung des Myokards, das von der verengten, aber nicht verschlossenen Arterie versorgt wird, muß jedoch noch geklärt werden. Ganz besonders wichtig ist dabei die Beobachtung von Veränderungen, die auf eine myokardiale Ischämie schließen lassen. Sowohl Halothan als auch Enfluran führen zu einer dosisabhängigen Verminderung des diastolischen arteriellen Drucks, begleitet von einer dosisabhängigen Erhöhung des linksventrikulären enddiastolischen Drucks. Damit verursachen diese beiden Anaesthetika eine beträchtliche Verminderung des koronaren Perfusionsdruckgradienten. In Gebieten, die von verengten Arterien versorgt werden, wurde die Autoregulation der koronaren Durchblutung unterdrückt. Der koronare Blutstrom verhält sich deshalb direkt proportional zum koronaren Perfusionsdruckgradienten. Wenn der Sauerstoffbedarf weniger absinkt als das Sauerstoffangebot, können sich Anzeichen einer myokardialen Ischämie entwickeln. Tatsächlich tragen bei beiden volatilen Anaesthetika die Abnahme des arteriellen Drucks sowie die Herabsetzung der Kontraktilität zu einer Verminderung des Sauerstoffbedarfes bei. Allerdings ist eine Erhöhung des enddiastolischen Drucks ein Faktor, der gleichzeitig zur Reduzierung des koronaren Perfusionsdrucks und zu einem Anstieg des

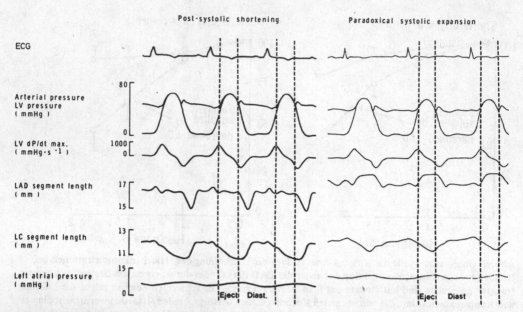

Abb. 9. In Gegenwart von 2%igem Halothan werden im Myokard, das von einer kritisch verengten LAD versorgt wird, abnorme Kontraktionsmuster beobachtet. Eine Überprüfung der Längensignale zeigt das Vorhandensein von postsystolischer Verkürzung (*links*) und paradoxer systolischer Verlängerung (*rechts*) in dem von der kritisch verengten LAD versorgten Gebiet an

Sauerstoffbedarfs beiträgt. Darüber hinaus ist das Subendokard, in dem die Wandbewegung bestimmt wurde, der Bereich, in dem am ehesten die Durchblutung abnimmt, wenn der Perfusionsdruck abfällt und die enddiastolische Wandspannung ansteigt. Damit können stufenweise Konzentrationsanstiege von volatilen Anaesthetika zu einer Unausgewogenheit zwischen Sauerstoffangebot und Sauerstoffbedarf führen; die beobachteten Funktionsstörungen wären damit erklärt. Falls Funktionseinschränkungen durch ein Ungleichgewicht zwischen Sauerstoffbedarf und -angebot verursacht werden, ist zu erwarten, daß adrenerge β-Rezeptorblockade möglicherweise eine Schutzfunktion übernimmt. Es wurde gezeigt, daß β-Rezeptorblockade im Falle einer vollständigen Okklusion von Koronararterien die lokale Myokardfunktion verbesserte [75, 76]. Ähnlich werden auch im Falle von Funktionsstörungen, die durch Halothan [77] und Enfluran [78] bedingt sind, nach Applikation von Oxprenolol (Abb. 10 u. 11) Verbesserungen der Funktionseinschränkungen, verbunden mit einer Abnahme der postsystolischen Verkürzung, beobachtet. Die Tatsache, daß adrenerge β-Rezeptorblockade mit Oxprenolol offensichtlich das Myokard vor den Auswirkungen von Halothan und Enfluran schützt und das Risiko einer paradoxen Wandbewegung auf ein Minimum reduziert, bestärkt uns in der Ansicht, daß adrenerge β-Rezeptorblockade ein wichtiger Bestandteil der anaesthesiologischen Versorgung von Patienten mit ischämischer und hypertensiver Herzerkrankung ist.

Calciumantagonisten

Im Herz-Kreislauf-System kommt Calciumionen eine große Bedeutung zu. In den Myokardzellen und in besonderen, zu Automatik und Reizleitung fähigen Zellen spielt Calcium bei

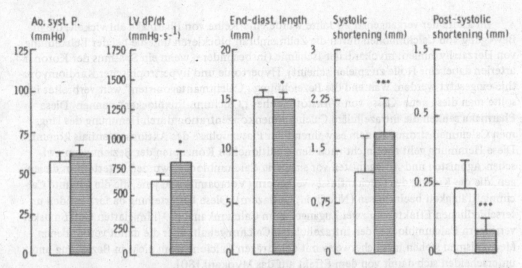

Abb. 10. In Gegenwart von 2%igem Halothan und kritischer Konstriktion der LAD verbessert Oxprenolol die globale und regionale Myokardfunktion. Nach Applikation von Oxprenolol (0,3 mg·kg⁻¹ i.v.) nimmt die systolische Verkürzung signifikant zu, während die postsystolische Verkürzung signifikant abnimmt. Die *offenen Säulen* bezeichnen die Werte vor, die *getönten Säulen* diejenigen nach Applikation von Oxprenolol [77]

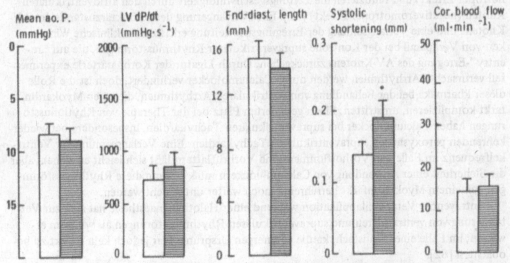

Abb. 11. In Gegenwart von 3,3%igem Enfluran und bei kritischer Konstriktion der LAD verbessert Oxprenolol die regionale Funktion. Nach Applikation von Oxprenolol (0,3 mg·kg⁻¹ i.v.) wird die systolische Verkürzung in dem von der kritisch verengten Koronararterie versorgten Gebiet signifikant gesteigert. Die *offenen Säulen* bezeichnen die Werte vor Applikation von Oxprenolol, die *getönten Säulen* die Werte danach [78]

der Entstehung von kardialen Aktionspotentialen eine Rolle; ebenso bei der elektromechanischen Kopplung und bei der Kontrolle von Energiespeichern und deren Verwertung. Bewegung der Calciumionen durch die Membran des glatten Muskels verändert den Muskeltonus und damit den Durchmesser (und den Widerstand) der Koronar- und anderer Arterien.

Im Laufe der vergangenen 20 Jahre wurde eine Reihe von Pharmaka entwickelt, die die Bewegung von Calciumionen durch die Zellmembran blockieren und die bei der Behandlung von Herzarrhythmien, myokardialer Ischämie (insbesondere, wenn ein Spasmus der Koronararterien dabei eine Rolle zu spielen scheint), Hypertonie und hypertrophischer Kardiomyopathie eingesetzt werden. Während die Bezeichnung „Calciumantagonisten" weit verbreitet ist, sollte man diese neue Klasse von Wirkstoffen eher „Calciuminfluxblocker" nennen. Diese Pharmaka senken die intrazelluläre Calciumionenkonzentration durch Hemmung des langsamen Calciumeinstroms, zu dem es während der Plateauphase des Aktionspotentials kommt. Diese Hemmung geht aber nicht nach den traditionellen Konzepten der Beziehungen zwischen Agonisten und Antagonisten vor sich. Die Calciumblocker wurden unterteilt in diejenigen, die die Kinetik des Calciumflusses verändern (Verapamil) und jene, die die gesamte Calciumleitfähigkeit beeinflussen (Nifedipin, Diltiazem). Diese Unterteilung basiert auf den unterschiedlichen Effekten an zwei Zugängen zum Calciumkanal [79]. Im glatten Gefäßmuskel verringern Calciumblocker den intrazellulären Calciumgehalt, aber die damit verbundenen Mechanismen stehen möglicherweise mit dem trägen Calciumstrom nicht in Beziehung und unterscheiden sich damit von dem Effekt auf das Myokard [80].

Elektrophysiologie

Wirkstoffe, die die Calciumbahn blockieren, senken die Sinusknotenentladung (negativchronotroper Effekt) und reduzieren die Leitungsgeschwindigkeit durch den atrioventrikulären Knoten (negativdromotroper Effekt) [81]. Eine Verlängerung des Refraktärzustands des AV-Knotens und eine Verlangsamung der Erregungsüberleitung erklären die klinische Wirksamkeit von Verapamil bei der Kontrolle supraventrikulärer Rhythmusstörungen, die auf „reentry"-Erregung des AV-Knotens zurückgehen. Durch Ligatur der Koronararterie experimentell verursachte Arrhythmien werden durch Calciumblocker verhindert, doch ist die Rolle dieser Pharmaka bei der Behandlung von ventrikulären Arrhythmien, die einen Myokardinfarkt komplizieren, umstritten. Einen gesicherten Platz bei der Therapie von Rhythmusstörungen haben Calciumblocker bei supraventrikulären Tachykardien, insbesondere bei wiederkehrenden paroxysmalen supraventrikulären Tachykardien. Eine Verlangsamung der Ventrikelfrequenz im Falle von Vorhofflimmern und Vorhofflattern läßt sich leicht erreichen, aber die Sicherheit einer Anwendung von Calciumblockern muß — wenn diese Rhythmusstörungen von einem Myokardinfarkt herrühren — noch weiter untersucht werden.

Intravenöse Verapamilapplikation während einer Halothananaesthesie hat sich zur Verhinderung von ventrikulären und supraventrikulären Rhythmusstörungen als wirksam erwiesen; im Falle einer Sinustachykardie adrenergen Ursprungs war jedoch kein Effekt zu beobachten [82].

Myokardiale Kontraktilität

Der Nettoeffekt von Calciumblockern resultiert aus direkten und von Reflexen übertragenen Aktionen. In einem denervierten Präparat verursachen Calciumblocker eine dosisabhängige Verminderung der myokardialen Kontraktilität, die durch Applikation von Calciumionen wieder rückgängig gemacht werden kann [83]. Der myokardiale Sauerstoffverbrauch nimmt ebenfalls dosisabhängig ab. Beim intakten Tier aber kann die Abnahme des peripheren Gefäßwiderstands beträchtlich sein und die daraus resultierende arterielle Hypotonie kann über die Vermittlung von Barorezeptoren zu positiv inotropen und chronotropen Reaktionen führen [84]. In diesem Fall kann der inotrope Zustand des Myokards normalisiert werden, es kann eine Tachykardie beobachtet werden, und der myokardiale Sauerstoffverbrauch geht aufgrund der verringerten Nachlast zurück. Die reflexbedingten Reaktionen auf Calcium-blocker werden von adrenergen β-Rezeptorantagonisten unterdrückt. Der negativ inotrope Effekt von Verapamil wird durch β-Rezeptorblockade potenziert [85]; dies trifft aber nicht auf Diltiazem zu [86]. Auf das potentielle Risiko einer negativen Interaktion zwischen β-Blockern und Calciumblockern wurde bereits hingewiesen [87], insbesondere im Fall ihrer intravenösen Applikation [88].

Koronarkreislauf

Calciumblocker setzen den Tonus der glatten Muskulatur in den Koronararterien herab, senken den koronaren Gefäßwiderstand und erhöhen den koronaren Blutstrom [89]. Dieser Effekt kann nur durch eine Erhöhung der extrazellulären Calciumionenkonzentration aufge-hoben werden und nicht durch adrenerge β-Rezeptorblockade. Wenn Calciumblocker kurz nach Unterbindung der Koronararterie appliziert werden, erhöhen sie den Blutstrom distal der Ligatur. Dieser vermehrte kollaterale Zustrom in das ischämische Gebiet wird möglicher-weise durch eine Abnahme des koronaren Arteriolenwiderstands in den Gefäßen verursacht, die die Kollateralen versorgen [90].

Ischämisches Myokard

Während man herausgefunden hat, daß Pharmaka, die den myokardialen Sauerstoffverbrauch erhöhen, auch den Infarktumfang vergrößern, üben Wirkstoffe, die den myokardialen Sauer-stoffverbrauch reduzieren, eine Schutzwirkung auf das akut ischämische Myokard aus [91]. Verapamil verhindert nicht nur Kammerflimmern nach koronarer Okklusion [92], sondern verringert auch signifikant epikardiale ST-Segmenterhöhungen über dem ischämischen Myo-kardgebiet und reduziert die negativen hämodynamischen Veränderungen, die durch Ligatur der LAD verursacht wurden, auf ein Minimum [93, 94]. Zwar wird eine Zunahme des kolla-teralen Koronarblutstroms beobachtet [94]; dies ist aber wahrscheinlich nicht die einzige Er-klärung für die Besserung der myokardialen Ischämie nach Applikation von Verapamil, weil der Einsatz anderer Koronardilatatoren, wie beispielsweise Dipyridamol, die Symptome der Ischämie nicht verbessert [95]. Ebenso unwahrscheinlich ist es, daß der günstige Effekt von Verapamil durch periphere Vasodilatation und Hypotonie zu erklären ist, da bei Vorliegen einer Ischämie das Auftreten einer Hypotonie Veränderungen im ST-Segment verstärkt [91] und die Funktion des Myokards, das durch eine verengte Koronararterie versorgt wird, noch verschlechtert [72, 73]. Der Schutzeffekt kann möglicherweise nicht nur auf die Beeinflus-sung der Herzmembranen zurückzuführen sein, sondern auch auf eine reduzierte intrazellulä-re Calciumaufnahme. Tatsächlich scheint Verapamil die feine Ultrastruktur des Herzmuskels vor hypoxiebedingtem Schaden zu bewahren [96] und auch die Mitochondrienfunktion zu schützen [97]. Allerdings wird die lokale kontraktile Funktion eines teilweise ischämisch ge-machten Myokards von Verapamil herabgesetzt, während die Funktion des normalen Myo-kards aufrechterhalten wird [98]. Beim Menschen hat sich die Wirkung von Verapamil auf die Myokardleistung bei Koronarerkrankung als unbedeutend erwiesen, möglicherweise des-halb, weil die Herabsetzung der Herzkraft von Vasodilatation und deshalb einer Reduktion der linksventrikulären Nachlast begleitet ist [99].

Anaesthesie und Calciumblocker

Mit dem wachsenden Interesse für Calciumblocker, nicht nur in der Behandlung supraventrikulärer Rhythmusstörungen, sondern auch in der Therapie ischämischer Herzerkrankungen
und arterieller Hypertonie, wird es wahrscheinlich zu einem beachtlichen Anstieg der Zahl
jener Patienten kommen, die mit Calciumblockern behandelt werden und die sich einer elektiven Operation oder einem Noteingriff und damit einer Anaesthesie unterziehen müssen.
Es gibt nur wenige Berichte über die Wechselwirkungen zwischen Calciumblockern und
Anaesthesie. Brichard u. Zimmermann [82] haben Verapamil für die Behandlung supraventrikulärer und ventrikulärer Rhythmusstörungen eingesetzt, die während einer oberflächlichen
Halothananaesthesie beobachtet wurden. Sie stellten eine Verminderung des systolischen
und diastolischen arteriellen Drucks nach einer Verapamilgabe von 20 mg i.v. fest. Die Sen-
kung des Blutdrucks dauerte 5 min und wurde der peripheren Vasodilatation zugeschrieben.
Nachdem weder für das Herzzeitvolumen noch für die Herzleistung Daten vorlagen, hätte die
Hypotonie auch Folge der negativ inotropen Wirkung sein können. Verapamil wurde auch in
einer Studie über Mechanismen der ketamininduzierten Hypertonie eingesetzt [100]. Intravenöse Applikation von Verapamil verursachte einen unmittelbaren Abfall des systolischen
Drucks, begleitet von einer — vermutlich auf eine verminderte Kontraktilität hinweisenden —

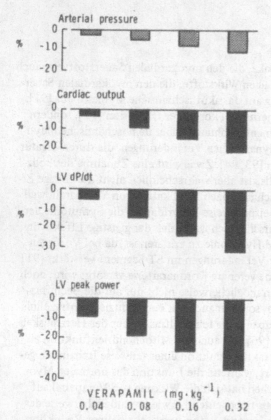

Abb. 12. Die Effekte von Verapamil auf den Kreislauf wurden bei Hunden unter Halothananaesthesie untersucht. Eine beträchtliche dosisabhängige Abnahme von Herzzeitvolumen und linksventrikulärer Leistung wurde festgestellt. (Foex, Francis und Cutfield, unveröffentlichtes Ergebnis)

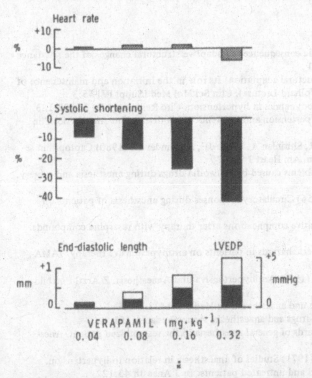

Abb. 13. Die Effekte von Verapamil auf den Kreislauf wurden bei Hunden unter Halothananaesthesie untersucht. Während der Aufzeichnung von enddiastolischer Länge und enddiastolischem linksventrikulärem Druck wurde eine wesentliche Abnahme der systolischen Verkürzung beobachtet. Im untersten Diagramm geben die *schwarzen Säulen* die enddiastolische Länge und die *offenen Säulen* den linksventrikulären enddiastolischen Druck an. (Foex, Francis und Cutfield, unveröffentlichte Ergebnisse)

leichten Amplitudenabnahme von Finger- und Muskelplethysmogrammen. Beim Versuchstier verursachen große Dosen von Verapamil eine beachtliche Abnahme des arteriellen Drucks, die durch die Kombination von Vasodilatation und Myokarddepression hervorgerufen sein kann [101, 102].

In einer vorläufigen Serie von Experimenten haben wir den Einfluß von Verapamil auf die globale und regionale Wandfunktion bei Hunden, die mit Halothan in Sauerstoff anaesthesiert waren und unter normokapnischer IPPV standen, untersucht. Während Verapamil nur geringfügige Veränderungen des arteriellen Drucks verursachte und die Herzfrequenz nicht veränderte, wurde eine Abnahme der globalen und regionalen Leistung, begleitet von einer Herabsetzung des Herzzeitvolumens, beobachtet (Abb. 12 u. 13). Die Myokardschwäche wurde durch den dosisabhängigen Anstieg des linksventrikulären enddiastolischen Drucks und der Zunahme der enddiastolischen Segmentlänge bestätigt. Als Folge höherer Dosen von Verapamil wurden auch anomale Kontraktionsmuster beobachtet. Die Größenordnung der Interaktion zwischen Verapamil und Halothan läßt es für Anaesthesisten geraten erscheinen, bis zum Vorliegen weiterer detaillierter Studien der Möglichkeit unerwünschter Wechselwirkungen zwischen Calciumblockern und üblicherweise verwendeten Anaesthetika Rechnung zu tragen.

Literatur

1. Folkow B (1971) The haemodynamic consequences of adaptive structural changes of the resistance vessels in hypertension. Clin Sci 41:1
2. Folkow B (1978) Cardiovascular structural adaptation: its role in the initiation and maintenance of primary hypertension (The fourth Volhard Lecture). Clin Sci Mol Med [Suppl IV] 55:3
3. O'Rourke MF (1970) Arterial haemodynamics in hypertension. Circ Res [Suppl II] 26–27:123
4. Kirby B (1980) Drug therapy for hypertension and ischaemic heart disease. Int Anesthesiol Clin 18. 4:25
5. Ferguson RK, Vlasses PH, Koplin JR, Shirinian A, Burke JF, Alexander JC (1980) Captopril in severe treatment-resistant hypertension. Am Heart J 99:579
6. Smessaert AA, Hicks RG (1961) Problems caused by rauwolfia drugs during anesthesia and surgery. NY State J Med 61:2399
7. Coakley CS, Alpert S, Boling JS (1956) Circulatory responses during anesthesia of patients on rauwolfia therapy. JAMA 161:1143
8. Ziegler CH, Lovette JB (1961) Operative complications after therapy with reserpine compounds. JAMA 176:916
9. Leroy-Crandell D (1962) The anesthetic hazards in patients on antihypertensive therapy. JAMA 179:495
10. Rüdiger H, Linde I, Poppelbaum HF (1972) Antihypertensiva und Anaesthesia. Z Ärztl Fortbild 66:1187
11. Dundee JW (1958) Iatrogenic disease and anaesthesia. Br Med J 1:1433
12. Dingle HR (1966) Antihypertensive drugs and anaesthesia. Anaesthesia 21:151
13. Ominski AJ, Wollman H (1969) Hazards of general anesthesia in the reserpinized patient. Anesthesiology 30:443
14. Prys-Roberts C, Meloche R, Foëx P (1971) Studies of anaesthesia in relation to hypertension. I. Cardiovascular responses of treated and untreated patients. Br J Anaesth 43:122
15. Goldberg LI (1972) Anesthetic management of patients treated with antihypertensive agents or levodopa. Anesth Analg (Cleve) 51:625
16. Prys-Roberts C, Greene LT, Meloche R, Foëx P (1971) Studies of anaesthesia in relation to hypertension. II. Haemodynamic consequences of induction and endotracheal intubation. Br J Anaesth 43:531
17. Foëx P, Meloche R, Prys-Roberts C (1971) Studies of anaesthesia in relation to hypertension. III. Pulmonary gas exchange during spontaneous ventilation. Br J Anaesth 43:644
18. Prys-Roberts C, Foëx P, Greene LT, Waterhouse TD (1972) Studies of anaesthesia in relation to hypertension. IV. The effects of artificial ventilation on the circulation and pulmonary gas exchange. Br J Anaesth 44:335
19. Foëx P, Prys-Roberts C (1974) Anaesthesia and the hypertensive patient. Br J Anaesth 46:575
20. Prys-Roberts C (1976) Medical problems of surgical patients. Hypertension and ischaemic heart disease. Ann R Coll Surg Engl 58:465
21. Prys-Roberts C, Meloche R (1980) Management of anaesthesia in patients with hypertension or ischaemic heart disease. Int Anaesthesiol Clin 18. 4:181
22. Abrams LM, Chambers DA (1979) Pre-operative management. In: Kaplan JA (ed) Cardiac anesthesia. Grune & Stratton, New York, p 169
23. Brown BR (1980) Anesthetic considerations in essential hypertension. In: Brown BR (ed) Anesthesia and the patient with heart disease. F.A. Davis Company, Philadelphia, p 89
24. Hillis LD, Cohn PF (1978) Non-cardiac surgery in patients with coronary artery disease. Arch Intern Med 138:972
25. Slome R (1973) Withdrawal of propranolol and myocardial infarction. Lancet I:156
26. Miller RR, Olson HG, Amsterdam EA, Mason DT (1975) Propranolol withdrawal rebound phenomenon. N Engl J Med 293:416
27. Shand DG, Wood AJJ (1978) Propranolol withdrawal syndrome: why? Circulation 58:202
28. Slogoff S, Keats AS, Ott E (1978) Pre-operative propranolol therapy and aortocoronary bypass operation. JAMA 240:1487
29. Prys-Roberts C, Foëx P, Biro GP, Roberts JG (1973) Studies of anaesthesia in relation to hypertension. V. Adrenergic beta-receptor blockade. Br J Anaesth 45:671

30. Boudoulas H, Lewis RP, Snyder GL, Karayannacos P, Vasko JS (1979) Beneficial effect of continuation of propranolol through coronary bypass surgery. Clon Cardiol 2:87
31. Manners JM, Walters FJM (1979) Beta-adrenoceptor blockade and anaesthesia. Anaesthesia 34:3
32. Oka Y, Frishman W, Becker RM, Kadish A, Strom J, Matsumoto M, Orkin L, Frater R (1980) Clinical pharmacology of the new beta-adrenergic blocking drugs. Part 10. Beta-adrenoceptor blockade and coronary artery surgery. Am Heart J 99:255
33. Jenkins AV (1970) Adrenergic beta-blockade with ICI 50.172 (practolol) during bronchoscopy. Br J Anaesth 42:59
34. Katz RL (1965) Effects of alpha- and beta-adrenergic blocking agents on cyclopropane-catecholamine cardiac arrhythmias. Anesthesiology 26:289
35. Pöntinen PJ (1978) Cardiovascular effects of local adrenaline infiltration during halothane anaesthesia and adrenergic beta-receptor blockade in man. Acta Anaesthesiol Scand 22:130
36. Ryder W, Charlton JE, Gorman PBW (1971) Practolol and atropine medication in dental anaesthesia. Anaesthesia 26:508
37. Rollason WN, Russell JG (1980) Intravenous metoprolol and cardiac dysrhythmias. An evaluation in the management of dysrhythmias in outpatient dental anesthesia. Anesthesia 35:783
38. Whitby JD (1963) Electrocardiography during posterior fossa operation. Br J Anaesth 35:624
39. Moran JC, Caralps JM, Mulet J, Pifarre (1973) Propranolol and cardiac surgery. N Engl J Med 289:1254
40. Bird CC, Hayward I, Howells TH, Jones GD (1969) Cardiac arrhythmias during thyroid surgery. Anaesthesia 24:180
41. Bingham W, Elliot J, Lyons SM (1972) Management of anaesthesia for phaeochromocytoma. Anaesthesia 27:49
42. Hellewell J, Potts MW (1966) Propranolol during controlled hypotension. Br J Anaesth 38:794
43. Finlay WEI, Dykes WS (1968) Cardiac arrhythmias during hypothermia controlled by propranolol. Anaesthesia 23:631
44. Prys-Roberts C (1979) Hemodynamic effects of anaesthesia and surgery in renal hypertensive patients receiving large doses of beta-receptor antagonists. Anesthesiology 51:S122
45. Shimosato S, Etsten BE (1969) Effects of anesthetic drugs on the deart: a critical review of myocardial contractility and its relationship to haemodynamics. Clin Anesth 9. 3:17
46. Skovsted P, Price HL (1972) The effects of Ethrane on arterial pressure, preganglionic sympathetic activity and barostatic reflexes. Anesthesiology 36:257
47. Skovsted P, Sapthavichakul S (1977) The effect of isoflurane on arterial pressure, pulse rate, autonomic nervous activity and barostatic reflexes. Can Anaesth Soc J 24:304
48. Prys-Roberts C, Gersh BJ, Baker AB, Reuben SR (1972) The effects of halothane on the interactions between myocardial contractility, aortic impedance and left ventricular performance. I. Theoretical considerations and result. Br J Anaesth 44:634
49. Prys-Roberts C, Lloyd JW, Fisher A, Kerr JH, Patterson TJS (1974) Deliberate profound hypotension induced with halothane: studies of haemodynamics and pulmonary gas exchange. Br J Anaesth 46:105
50. Kopriva CJ, Brown ACD, Pappas G (1978) Haemodynamics during general anesthesia in patients receiving propranolol. Anesthesiology 48:28
51. Prys-Roberts C, Roberts JG, Foëx P, Clarke TNS, Bennett MJ, Ryder WA (1976) Interaction of anesthesia, beta-receptor blockade and blood loss in dogs with induced myocardial infarction. Anesthesiology 45:326
52. Burt G, Foëx P (1979) Effects of metoprolol on systemic haemodynamics, myocardial performance and the coronary circulation during halothane anaesthesia. Br J Anaesth 51:829
53. Foëx P, Ryder WA (1981) Interactions of adrenergic beta-receptor blockade (oxprenolol) and PCO$_2$ in the anesthetized dog. Influence of intrinsic sympathomimetic activity. Br J Anesth 53:19
54. Foëx P, Roberts JG, Saner CA, Bennett MJ (to be published) Oxprenolol and the circulation during anaesthesia in the dog: influence of intrinsic sympathomimetic activity. Br J Anaesth 53
55. Horan BF, Prys-Roberts C, Hamilton WK, Roberts JG (1977) Haemodynamic responses to enflurane anaesthesia and hypovolaemia in the dog and their modification by propranolol. Br J Anaesth 49:1189
56. Calverley RK, Smith NT, Prys-Roberts C, Eger EI, Jones CW (1978) Cardiovascular effects of enflurane anesthesia during controlled ventilation in man. Anesth Analg (Cleve) 57:619

57. Göthert M, Wendt J (1977) Inhibition of adrenal medullary catecholamine secretion by enflurane. Anesthesiology 46:400
58. Kaplan JA, Dunbar RW (1976) Propranolol and surgical anaesthesia. Anesth Analg (Cleve) 55:1
59. Cutfield GR, Francis CM, Foëx P, Ryder WA, Jones LA (to be published) The effects of oxprenolol on myocardial function during enflurane anaesthesia. Br J Anaesth 53
60. Stevens WC, Cromwell TH, Halsey MJ, Eger EI, Shakespeare TF, Bahlman SH (1971) The cardiovascular effects of a new inhalation anesthetic, forane, in human volunteers at constant arterial carbon dioxide tension. Anesthesiology 38:8
61. Horan BF, Prys-Roberts C, Roberts JG, Bennett MJ, Foëx P (1977) Haemodynamic responses to isoflurane anaesthesia and hypovolaemia in the dog, and their modification by propranolol. Br J Anaesth 49:1179
62. Philbin D, Lowenstein E (1976) Lack of beta-adrenergic activity of isoflurane in the dog: a comparison of circulatory effects of halothane and isoflurane after propranolol administration. Br J Anaesth 48:1165
63. Viljoen JF, Estafanous G, Kellner GA (1972) Propranolol and cardiac surgery. J Thorac Cardiovasc Surg 64:826
64. Saner CA, Foëx P, Roberts JG, Bennett MJ (1975) Methoxyflurane and practolol: a dangerous combination. Br J Anaesth 47:1025
65. Kaplan JA, Dunbar RW, Bland JW, Sumpter R, Jones EL (1975) Propranolol and cardiac surgery: a problem for the anesthesiologist. Anesth Analg (Cleve) 54:571
66. Roberts JG, Foëx P, Clarke TNS, Bennett MG, Saner CA (1976) Haemodynamic interactions of high-dose propranolol pretreatment and anaesthesia in the dog. III. The effects of haemorrhage during halothane and trichloroethylene anaesthesia. Br J Anaesth 48:411
67. Foëx P (1977) Beta-adrenergic blockade, arrhythmias and anaesthesia. Proc R Soc Med [Suppl II] 70:17
68. Foëx P, Prys-Roberts C (1974) Interactions of beta-receptor blockade and PCO_2 levels in the anaesthetized dog. Br J Anaesth 46:397
69. Bland JHK, Lowenstein E (1976) Halothane-induced decrease in experimental myocardial ischaemia in the nonfailing canine heart. Anesthesiology 45:287
70. Davis RF, DeBoer LWV, Rude RE, Lowenstein E, Maroko PR (1979) Beneficial effect of halothane on myocardial infarction size in dogs. Crit Care Med 7:134
71. Lowenstein E, Foëx P, Francis CM, Davies WL, Yusuf S, Ryder WA (1979) Narrowed coronary arteries, halothane, and paradox. Anesthesiology 51:S62
72. Francis CM, Lowenstein E, Davies WL, Foëx P, Ryder WA (1980) Effect of halothane on the performance of myocardium supplied by a narrowed artery. Br J Anaesth 52:236P
73. Lowenstein E, Foëx P, Francis CM, Davies WL, Yusuf S, Ryder W (to be published) Regional ischaemic ventricular dysfunction in myocardium supplied by a narrowed coronary artery with increasing halothane concentration in the dog. Anesthesiology
74. Cutfield GR, Francis CM, Foëx P, Lowenstein E, Davies WL, Ryder WA (1980) Myocardial function and critical constriction of the left anterior descending coronary artery: effects of enflurane. Br J Anaesth 52:953P
75. Theroux P, Ross J, Franklin D, Kemper WS, Sasayama S (1976) Regional myocardial function in the conscious dog during acute coronary occlusion and responses to morphine, propranolol, nitroglycerin and lidocaine. Circulation 53:429
76. Vatner SF, Baig H, Manders WT, Ochs S, Pagani M (1977) Effect of propranolol on regional myocardial function, electrograms, and blood gases in conscious dogs with myocardial ischaemia. J Clin Invest 60:353
77. Foëx P (1980) Beta-adrenergic blockade and anaesthesia. In: Burley DM, Birdwood GFB (eds) The clinical impact of beta-adrenoceptor blockade. Ciba Laboratories, Horsham, pp 75-96
78. Cutfield GR, Francis CM, Foëx P, Lowenstein E, Davies WL, Ryder WA (1981) Myocardial function and critical constriction of the left anterior descending coronary artery: protective effect of oxprenolol. Br J Anaesth 53:189P
79. Antman EM, Stone PH, Muller JE, Braunwald E (1980) Calcium channel blocking agents in the treatment of cardiovascular disorders. Part I: basic and clinical electrophysiologic effects. Ann Intern Med 93:875

80. Zelis R, Flaim SF (1981) "Calcium influx blockers" and vascular smooth muscle: do we really understand the mechanism. Ann Intern Med 94:124

81. Zipes DP, Fischer JC (1974) Effects of agents which inhibit the slow channel on sinus node automaticity and atrioventricular conduction in the dog. Circ Res 34:184

82. Brichard G, Zimmerman PE (1970) Verapamil in cardiac dysrhythmias during anaesthesia. Br J Anaesth 42:1005

83. Mangiardi LM, Hariman RJ, McAllister RG Jr, Bhargava V, Surawicz B, Shabetai R (1978) Electrophysiologic and haemodynamic effects of verapamil: correlation with plasma drug concentration. Circulation 57:366

84. Amlie JP, Landmark K (1978) The effect of nifedipine on the sinus and atrioventricular node of the dog heart after beta-adrenergic receptor blockade. Acta Pharmacol Toxicol (Copenh) 42:287

85. Walsh R, Badke F, O'Rourke R (1979) Differential effects of diltiazem and verapamil on left ventricular performance in conscious dogs. Circulation [Suppl II] 60:15

86. Newman RK, Bishop VS, Peterson DF, Leroux EJ, Horwitz LD (1977) Effect of verapamil on left ventricular performance in conscious dogs. J Pharmacol Exp Ther 201:723

87. Talano JV, Feerst D (1980) Verapamil. A new class of anti-arrhythmic agents with a variety of beneficial cardiovascular effects. Arch Intern Med 140:314

88. Opie LH (1980) Drugs and the heart. III. Calcium antagonists. Lancet I:806

89. Fleckenstein A (1977) Specific pharmacology of calcium in myocardium, cardiac pacemaker and vascular smooth muscle. Ann Rev Pharmacol Toxicol 17:149

90. Henry PD, Shuchleib R, Clark RE, Perez JE (1979) Effect of nifedipine on myocardial ischaemia: analysis of collateral flow, pulsatile heat and regional muscle shortening. Am J Cardiol 44:817

91. Maroko PR, Kjekshus JK, Sobel BE, Watanabe T, Covell JW, Ross J, Braunwald E (1971) Factors influencing infarct size following experimental coronary artery occlusions. Circulation 43:67

92. Kaumann AJ, Aramendia P (1968) Prevention of ventricular fibrillation induced by coronary ligation. J Pharmacol Exp Ther 164:326

93. Smith HJ, Singh BN, Nisbet HD, Norris RM (1975) Effects of verapamil on infarct size following experimental coronary occlusion. Cardiovasc Res 9:569

94. Luz PL da, Monteiro de Barros LF, Leite JJ, Pileggi F, Decourt LV (1980) Effect of verapamil on regional coronary and myocardial perfusion during acute coronary occlusion. Am J Cardiol 45:269

95. Bleifeld W, Wende W, Meyer J, Bussman WD (1975) Einfluß einer Vasodilatation durch Dipyridamol auf die Größe des akuten experimentellen Herzinfarktes. Z Kardiol 63:115

96. Nayler WG, Grau A, Slade A (1976) A protective effect of verapamil on hypoxic heart muscle. Cardiovasc Res 10:650

97. Nayler WG, Fassold E, Yepez C (1978) Pharmacological protection of mitrochondrial function-in hypoxic heart muscle: effect of verapamil, propranolol and methylprednisolone. Cardiovasc Res 12:152

98. Smith HJ, Goldstein RA, Griffith JM, Kent KM, Epstein SE (1976) Regional contractility. Selectiv depression of ischemic myocardium by verapamil. Circulation 54:629

99. Ferlinz J, Easthope JL, Aronow WS (1979) Effects of verapamil on myocardial performance in coronary disease. Circulation 59:313

100. Johnstone M (1976) The cardiovascular effects of ketamine in man. Anesthesia 31:873

101. Oates HF (1979) Hypotensive action of nitroprusside and verapamil compared. Anesthesiology 51:363

102. Oates HF, Stocker LM, Stokes GS (1979) Verapamil as a hypotensive agent: a comparison in the anaesthetized rat, with hydralazine, diaozoxide and nitroprusside. Clin Exp Hypertens 1:473

103. Francis CM, Glazebrook C, Lowenstein E, Davies WL, Foëx P, Ryder WA (1980) Effect of halothane on the performance of the heart in the case of critical constriction of the left circumflex coronary artery. Br J Anaesth 52:631P

Einfluß von Halothan und Enfluran auf die Mikrozirkulation

N. Franke, B. Endrich und K. Meßmer

Halothan wird seit 1956 als volatiles Anaesthetikum verbreitet eingesetzt [3]. Enfluran kommt seit 1962 als echte Alternative zur Anwendung [8]. Gute Steuerbarkeit, rasches Erwachen und eine geringe Inzidenz von Nebenwirkungen sind die wichtigsten Vorteile dieser Anaesthetika. Während die Wirkungen von Halothan und Enfluran auf die zentrale Hämodynamik gut untersucht sind, liegen nur wenige Informationen über die Beeinflussung der Mikrozirkulation und über Veränderungen der Versorgung des Gewebes mit Sauerstoff und Substraten vor.

Bisher wurden im Hinblick auf die Mikrozirkulation nur Veränderungen der Gefäßdurchmesser durch diese Substanzen untersucht [12]. Quantitative Analysen der Kapillarperfusion sind bisher nicht durchgeführt worden. Außerdem wurden Untersuchungen der Mikrozirkulationseffekte von Halothan und Enfluran immer an Tieren durchgeführt, die eine Basisnarkose mit einem anderen Anaesthetikum erhalten hatten. Um aber die Wirkung dieser Anaesthetika auf die Mikrozirkulation per se erfassen zu können, sind quantitative Analysen von Mikrohämodynamik und Kapillarperfusion im Wachzustand, während der Anaesthesie und in der Aufwachphase unumgänglich. Dies ist heute mit Hilfe der Intravitalmikroskopie und quantitativen Videotechniken möglich.

Material und Methoden

43 Goldhamstern (Körpergewicht 80–100 g) wurde zur Beobachtung der Mikrozirkulation eine Aluminiumkammer in eine dorsale Hautfalte implantiert. Zur Messung systemischer Drücke wurden 2 Dauerkatheter in die A. carotis und V. jugularis eingeführt (Einzelheiten zur Methodik s. [4]).

Nach einer Erholungsphase von 72 h wurden die Tiere in einem durchsichtigen Plastiktubus immobilisiert und atmeten spontan 30% O_2 in 70% N_2.

Die Kontrollwerte beim wachen Hamster wurden 30 min später erhoben. Weitere Messungen der makro- und mikrohämodynamischen Parameter erfolgten 15, 30 und 60 min nach Anaesthesieeinleitung mit 1 MAC Halothan (Halothan, Hoechst AG, Frankfurt/Main) (1,1 Vol%) oder Enfluran (Ethran, Abbot GmbH, Wiesbaden) (2,0 Vol%) sowie 10 min nach Beendigung der Anaesthesie. Bei 15 Hamstern wurden vor Anaesthesieeinleitung 0,5 ml Oxypolygelatine (Gelifundol, Biotest GmbH, Frankfurt/Main) intravenös injiziert (Gruppe I). Bei 16 Hamstern der Gruppe II wurde durch fortlaufende Infusion von Oxypolygelatine der zentrale Venendruck im Anaesthesieverlauf im Bereich der Kontrollwerte beim wachen Hamster gehalten. Bei den 12 Hamstern der Gruppe III erfolgten Messungen der lokalen pO_2-Wer-

te beim wachen Tier und nach 30minütiger Enflurananaesthesie mit Konstanthaltung des
zentralen Venendrucks durch Infusion von Kolloidlösung (Oxypolygelatine).

Die mikrohämodynamischen und morphologischen Parameter wurden mittels Intravital-
fluoreszenzmikroskopie nach intravenöser Injektion von 0,2 ml FITC-Dextran 150 (Pharma-
cia AB, Uppsala, Schweden) gemessen. Das mikroskopische Bild wurde mit einer Videoka-
mera aufgenommen und auf Videoband gespeichert. Die Blutzellgeschwindigkeit wurde auf
den Videoaufzeichnungen mit Hilfe zweier lichtempfindlicher „Fenster" gemessen, von denen das eine stromauf-, das andere stromabwärts in ein Blutgefäß geschoben wurde. Die ausgehenden Signale sind von den Lichtszintillationsänderungen durch vorbeiströmende Blutzel-
len abhängig und wurden mittels eines Cross-Korrelationscomputers ausgewertet. Die Blutzellgeschwindigkeit ist proportional zum Zeitabstand der empfangenen Signale. Bei bekann-
tem Fensterabstand kann die Blutzellgeschwindigkeit direkt abgelesen werden [10]. Die Gefäßdurchmesser wurden mit Hilfe eines Fernsehmonitors gemessen, der eine Rotation und
Verschiebung des oberen Bildteils gegen das untere erlaubt.

Die Bestimmung der funktionellen Kapillardichte, d.h. die Dichte erythrozytenperfundierter Kapillaren pro Gewebeeinheit, erfolgte mit Hilfe stereologischer Methoden [16]. Vom
TV-Monitor wurden Schwarz-weiß-Bilder abphotographiert und aus diesen eine Photomon-
tage eines Gewebeabschnitts von wenigstens 1800×800 μm zusammengesetzt. Die dargestellten Gefäße wurden auf Transparentfolie abgezeichnet und ein rechtwinkliges Gitter dar-
übergelegt. Die Schnittpunkte zwischen Kapillaren und Gitter wurden gezählt. Die funktionelle Kapillardichte (L_A) konnte denn aus der Zahl der Schnittpunkte (N_c), der totalen Vergrößerung (V) und der Länge der Rasterlinien in beiden Richtungen (L_G) nach folgender
Formel berechnet werden:

$$L_A = \frac{\pi \cdot N_c \cdot V}{2\,L_G} \quad \frac{(cm)}{(cm^2)}$$

Der lokale pO_2 wurde mit Hilfe der Platinmehrdrahtelektrode [11, 13] gemessen. Ein
Histogramm der Häufigkeitsverteilung von mindestens 100 verschiedenen pO_2-Werten wurde
berechnet [11]. Da Halothan an der Platinelektrode reduziert wird und so pO_2-Werte in flacher Höhe vorgetäuscht werden [14], erfolgten die pO_2-Messungen nur bei Enflurananaesthesie. Zur statistischen Analyse diente der t-Test nach Student für gepaarte Daten.

Ergebnisse

Spontane arterioläre Vasomotion wurde bei Anaesthesie mit Halothan und Enflurane (1
MAC nicht beobachtet. In Gruppe I (Infusion von 0,5 ml Oxypolygelatine) sanken mittlerer
arterieller Druck, zentralvenöser Druck sowie Herzfrequenz nach Beginn der Anaesthesie ab
(Abb. 1), 10 min nach Anaesthesieende wurden die Kontrollwerte wieder erreicht. Unterschiede
in der makrohämodynamischen Reaktion auf Halothan und Enfluran konnten nicht festgestellt
werden. Die Blutzellgeschwindigkeit (Abb. 2) in Arteriolen (mittlerer Durchmesser 38,2 μm), Präkapillaren (11,9 μm), Kapillaren (6,0 μm), Postkapillaren (14,9 μm) sowie in Sammelvenolen
(24,7 μm) und in den kleinen Venen (43,9 μm) nahm nach 60 min Anaesthesie in allen diesen Gefäßsegmenten ab. Trotz des Anstiegs des arteriellen Drucks 10 min nach Ende der
Anaesthesie blieb die Blutzellgeschwindigkeit in allen Gefäßsegmenten erniedrigt; nur in den
Arteriolen und Präkapillaren war sie um 50% höher als nach 60 min chirurgischer Anaesthesie. Während der Anaesthesie dilatierten Arteriolen, Präkapillaren und Venolen (Tabelle 1),

Tabelle 1. Veränderungen der Durchmesser von Präkapillaren (d_{precap}) und Venolen (d_{ven}) während der Anaesthesie mit Halothan (H, n = 8) und Enfluran (E, n = 7) in Gruppe I (Volumenersatz mit 0,5 ml Kolloidlösung). *Kontrolle:* Kontrollwerte bei wachen Tieren; *15 min, 30 min, 60 min:* Werte nach 15-, 30- und 60minütiger Anaesthesie. *Erholung:* Werte während der Aufwachphase (Mittelwerte ± Standardabweichung)

		Kontrolle	15 min	30 min	60 min	Erholung
d_{precap}	H	11,2 ± 1,8	12,6 ± 1,9	13,0 ± 1,7	12,5 ± 1,4	9,6 ± 1,8
μm	E	12,6 ± 1,9	13,4 ± 1,5	14,0 ± 1,5	13,8 ± 1,8	10,1 ± 1,5
d_{ven}	H	27,8 ± 3,5	30,7 ± 2,6	30,1 ± 3,8	28,2 ± 2,9	19,6 ± 2,8
μm	E	28,6 ± 3,0	29,5 ± 2,9	30,9 ± 3,4	30,1 ± 2,9	20,4 ± 3,5

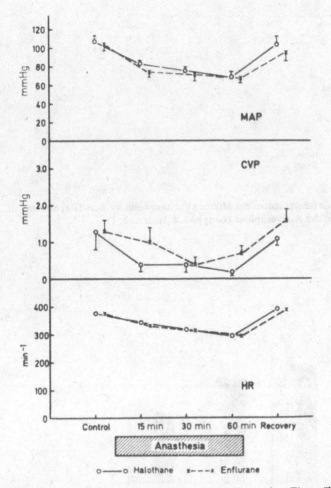

Abb. 1. Makrohämodynamische Parameter beim wachen Tier, während der Anaesthesie (Halothan, n = 8 Tiere, Enfluran, n = 7 Tiere) und in der Erholungsphase. Gruppe I: 0,5 ml Kolloidlösung i.v. vor Anaesthesieeinleitung (Mittelwerte ± Standardabweichung). *MAP* mittlerer arterieller Druck, *CVP* zentraler Venendruck, *HR* Herzfrequenz

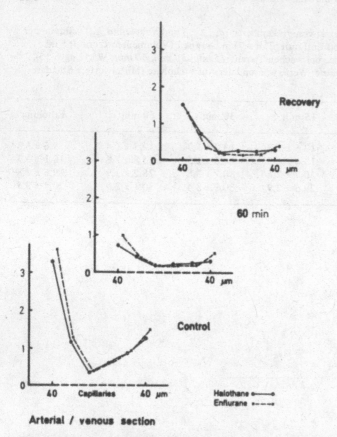

Abb. 2. Blutzellgeschwindigkeit in den Gefäßsegmenten der Mikrozirkulation beim wachen Tier, 60 min nach Anaesthesieeinleitung und während der Aufwachphase (Gruppe I, s. auch Abb. 1)

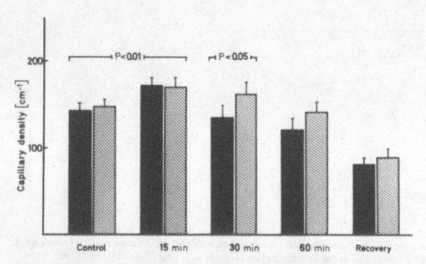

Abb. 3. Funktionelle Kapillardichte bei der Kontrolle, während und nach der Anaesthesie (Gruppe I, s. auch Abb. 1)

sie verengten sich aber wieder 10 min nach Ende der Anaesthesie. Trotz des Absinkens von mittlerem arteriellem Druck und zentralem Venendruck war die Dichte erythrozytenperfundierter Kapillaren (Abb. 3) 15 min nach Anaesthesieinduktion höher als während der Kontrollphase. Nach einer Anaesthesiedauer von 30 und 60 min sank die funktionelle Kapillardichte bei beiden Anaesthetika, allerdings war die Abnahme bei der Halothangruppe ausgeprägter. Während der Aufwachphase betrug die funktionelle Kapillardichte nur noch etwa 50% der Ausgangswerte.

In Gruppe II wurde der Kontrollwert des zentralen Venendrucks durch intravenöse Infusion von 1,2 ± 0,15 ml Oxypolygelatine auf dem Niveau des ursprünglichen Kontrollwertes gehalten. Weder während noch nach der Anaesthesie veränderte sich der mittlere arterielle Druck signifikant. Die Herzfrequenz sank von 380 bzw. 390 min^{-1} auf 325 bzw. 310 min^{-1} nach 60 min Anaesthesie, stieg aber 10 min nach Ende der Anaesthesie wieder an. Die Blutzellgeschwindigkeit blieb während und nach der Anaesthesie in sämtlichen Gefäßsegmenten unverändert. Nach 60 min Halothananaesthesie dilatierten Präkapillaren und Venolen von 10,9 bzw. 24,6 μm auf 12,2 bzw. 29,4 μm; nach 60 min Enfluran von 11,2 bzw. 25,2 μm auf 12,6 bzw. 31,4 μm. Auch hier konstringierten die Gefäßsegmente während der Aufwachphase. In dieser Periode verringerte sich die Blutzellgeschwindigkeit auch gegenüber den Werten nach 60 min Anaesthesie. Auch hier wurden keine signifikanten Unterschiede in den Veränderungen von makro- und mikrohämodynamischen Parametern zwischen beiden Anaesthetika festgestellt.

Die funktionelle Kapillardichte war nach 15 min Anaesthesie bei beiden Anaesthetika gegenüber den Kontrollwerten erhöht, während der Anaesthesie blieb sie unverändert, 10 min nach Ende der Anaesthesie nahm sie jedoch auch hier ab. Das Histogramm (Abb. 4) der

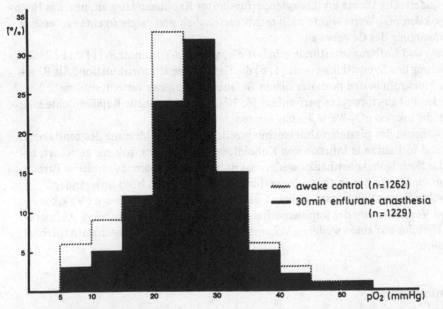

Abb. 4. Häufigkeitsverteilung von lokalen pO$_2$-Werten (in Klassen von 5 mmHg verteilt) vor und 30 min nach Beginn der Anaesthesie (Gruppe III, 12 Tiere). Die Histogramme wurden aus einer Gesamtzahl von 1262 bzw. 1229 pO$_2$-Werten errechnet

lokalen pO_2-Werte zeigt beim wachen Tier eine normale Verteilung. Nach 30minütiger Enflurananaesthesie blieb die homogene Verteilung des Histogramms erhalten; allerdings verschob es sich geringfügig in Richtung höherer pO_2-Werte mit einem Anstieg des mittleren pO_2 von 23,6 auf 29,8 mmHg.

Diskussion

Ziel dieser Studie war es, die Effekte einer Halothan- und Enflurananaesthesie per se auf die Mikrozirkulation zu untersuchen. Die Befunde bei den Tieren der Gruppe I zeigen wesentlich die Wirkungen der anaesthesiebezogenen Hypovolämie, die trotz der Infusion von Kolloidlösung vor Anaesthesieeinleitung eintritt. Druckabfall, Verminderung von Blutzellgeschwindigkeit und funktioneller Kapillardichte stellen also keine spezifischen Auswirkungen der Anaesthetika dar, sondern werden durch Reduzierung des venösen Rückstroms verursacht. Ähnliche Veränderungen von arteriellem Druck und Verteilung des Blutstroms in der Mikrozirkulation wurden im Entblutungsschock beobachtet [2, 5, 7, 17].

Bisherige Untersuchungen über Mikrozirkulationsveränderungen durch Halothan- und Enfluran wurden beim Tier mit Basisanaesthesie durchgeführt [1, 15, 18]. Trotz des Druckabfalls bei Halothan- und Enflurananaesthesie wurde bei diesen Studien in keinem Fall die zugrundeliegende Hypovolämie korrigiert. Die bei diesen Untersuchungen erhobenen Daten beschreiben daher nicht die Auswirkungen der volatilen Anaesthetika per se, sondern die Wechselwirkung zwischen dem Basisanaesthetikum, den hypovolämiebedingten Veränderungen des Gefäßtonus und dem untersuchten Anaesthetikum.

Bei vollständigem Volumenersatz, d.h. konstantem zentralvenösem Druck (Gruppe II) blieben arterieller Druck und Blutzellgeschwindigkeit während der gesamten Anaesthesiedauer unverändert. Die Dichte erythrozytenperfundierter Kapillaren stieg an, und das Histogramm der lokalen pO_2-Werte wurde nach rechts verschoben und zeigte so eine verbesserte Sauerstoffversorgung des Gewebes an.

Halothan- und Enflurananaesthesie mindert die spontane Vasomotion [1] und dilatiert durch Minderung des Sympathikustonus [1, 8] die Gefäße der Mikrozirkulation. Als Resultat wird der Blutstrom in den postarteriolären Gefäßen homogener verteilt, und mehr Kapillaren werden mit Erythrozyten perfundiert [6, 19]. Die funktionelle Kapillardichte steigt an, wodurch die lokalen pO_2-Werte erhöht werden.

Wurde während des gesamten Untersuchungszeitraums durch Messung des zentralvenösen Drucks und fortlaufende Infusion von Kolloidlösung eine Normovolämie gesichert, beeinflußten die flüchtigen Anaesthetika weder makro- noch mikrohämodynamische Parameter; vor allem die Dichte der erythrozytenperfundierten Kapillaren blieb unverändert.

Der erhöhte Sympathikustonus während der Aufwachphase führt aber zu Vasokonstriktion und Verminderung der Kapillarperfusion — ein Befund, der besondere Aufmerksamkeit im Hinblick auf einen weiteren Volumenbedarf während der postanaesthetischen Phase erfordert.

Zusammenfassung

Die Wirkungen von Halothan und Enfluran wurden vor, während und nach chirurgischer Anaesthesie untersucht. Bei vollständigem Volumenersatz, d.h. konstantem zentralvenösem Druck während der Anaesthesie blieben Makrohämodynamik und Kapillarperfusion unverändert. Die Dichte der erythrozytenperfundierten Kapillaren nahm während der Anaesthesie zu, verringerte sich aber signifikant während der Aufwachphase.

Die Studie zeigt, daß eine homogene Perfusion und die Verteilung der Durchströmung der Mikrozirkulation während der Anaesthesie mit Normovolämie und Veränderungen des zentralvenösen Drucks korreliert. Außerdem erfordert die Vasokonstriktion in der Aufwachphase eine Beobachtung und Überwachung des Patienten in der postanaesthetischen Periode.

Literatur

1. Akester JM, Brody MJ (1969) Mechanism of vascular resistance changes produced in skin and muscle by halothane. Pharmacol Exp Ther 170:287
2. Chien S (1967) Role of sympathetic nervous system in shock. Physiol Rev 47:214
3. Deutsch S, Linde HW, Dripps RD (1962) Circulatory and respiratory actions of halothane in normal man. Anaesthesiology 23:631
4. Endrich B, Asaishi K, Goetz A, Meßmer K (1980) Technical report. A new chamber technique for microvascular studies in unanaesthetized animals. Res Exp Med (Berl) 177:125
5. Fronek A, Witzel T (1974) Haemodynamics of terminal vascular bed in canine haemorrhagic shock. Surgery 75:408
6. Fung YC (1973) Stochastic flow in capillary blood vessels. Microvasc Res 5:34
7. Grega GJ, Schwinghammer JM, Haddy FJ (1971) Changes in forelimb weight and segmental resistances following severe haemorrhage. Circ Res 29:691
8. Hudon F, Jacques A, Dery R (1963) Respiratory and haemodynamic effects of enflurane anaesthesia. Can Anaesth Soc J 10:442
9. Intaglietta M, Tompkins WR (1973) Microvascular measurements by video image shearing and splitting. Microvasc Res 5:309
10. Intaglietta M, Silverman NR, Tompkins WR (1975) Capillary flow velocity measurements in vivo and in situ by television method. Microvasc Res 10:165
11. Kessler M, Grunewald M (1969) Possibilities of measuring oxygen pressure fields in tissue by multiwire platinum electrodes. Prog Respir Res 3:147
12. Longnecker DE, Harris PD (1972) Dilatation of small arteries and veins in the bat during halothane anaesthesia. Anaesthesiology 37:432
13. Luebbers DW (1969) Principle of construction and application of various platinum electrodes. Prog Respir Res 3:136
14. McHugh RD, Epstein RM, Longnecker DE (1979) Halothane mimics oxygen in oxygen microelectrodes. Anaesthesiology 50:47
15. Miller ED, Kistner JR, Epstein RM (1979) Distribution of blood flow with anaesthetics. Anaesthesiology 51:124
16. Schmid-Schoenbein GW, Zweifach BW, Kovalcheck S (1977) The application of stereological principles to morphometry of the microcirculation in different tissues. Microvasc Res 14:303
17. Swan H (1965) Experimental acute haemorrhage. Arch Surg 91:390
18. Yamaki T, Baez S, Feldman SM, Gootman PM, Orkin LR (1978) Microvascular responses to norepinephrine and vasopressin during halothane anaesthesia in the rat. Anaesthesiology 48:332
19. Zawicki DF, Jain RK, Schmid-Schoenbein GW, Chien S (1981) Dynamics of neovascularization in normal tissue. Microvasc Res 21:27

Faktorenanalyse der Frequenzbandverteilung des EEG während Halothan- und Enflurannarkose

H. Schwilden und H. Stoeckel

Im Jahre 1950 schlug Bickford [3] ein Gerät zur automatischen EEG-Überwachung der Allgemeinnarkose vor. Leider ist diese zukunftsweisende Anregung bis heute für humanmedizinische Zwecke noch nicht verwirklicht worden. Immerhin jedoch war seine Überlegung Ausgangspunkt vieler Untersuchungen [2–7, 11, 12, 15, 17–33] über die Beziehungen zwischen der Narkose — insbesondere der Narkosetiefe — und den gleichzeitig auftretenden EEG-Mustern. Zur Überwachung einer Narkose und zur Gewinnung quantitativer Maßstäbe für die Narkosetiefe wird eine Auswahl von EEG-Parametern benutzt, die auf den gebräuchlichen Frequenzbandstrukturen (Delta-, Theta-, Alpha- und Betabänder; Abb. 1) beruht.

Es ist jedoch fraglich, ob dieses Parameterschema zur Beschreibung des EEG während der Narkose angemessen ist. Die Faktorenanalyse [1, 8–10, 13, 14, 16] bietet eine Methode, mit deren Hilfe man beurteilen kann, ob es für die klinisch definierten Frequenzbänder ein mathematisches Grundprinzip [10, 13, 14, 16] gibt. Die Grundzüge dieser Methode werden im folgenden beschrieben:

Ein Powerspektrum, welches z.B. eine Breite von 0,5–30 Hz hat, wird beispielsweise in 60 schmale Frequenzbänder von je 0,5 Hz aufgeteilt. Die Intensitäten dieser Frequenzbänder werden als unabhängige Variablen behandelt. Durch Korrelation jeder dieser 60 Va-

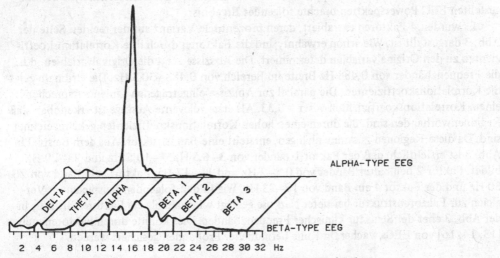

Abb. 1. Klinisch definierte, normalerweise verwendete EEG-Frequenzbänder

riablen mit jeder der jeweils restlichen 59 Variablen erhält man eine Korrelationsmatrix, die ihrerseits die Grundlage für die Berechnung der sog. Faktoren darstellt. Diese Faktoren sind künstliche Variablen, d.h. lineare Kombinationen der Originalvariablen, wobei die Kombinationen durch ihre Korrelationskoeffizienten zu den Originalvariablen in Beziehung stehen. Während nun jede Originalvariable nur $1/n$ (n = Anzahl der Originalvariablen) zur Gesamtvarianz beiträgt, können bei der Faktorenanalyse einige Faktoren einen Anteil von 80–90% der Gesamtvarianz erreichen, wohingegen alle übrigen Faktoren nur mit 10–20% beteiligt sind. Durch die Substitution vieler Variablen durch einige wenige Faktoren wird bei der Faktorenanalyse eine erhebliche Datenreduktion erzielt.

Material und Methoden

Mit dieser Methode analysierten wir in einer retrospektiven Studie 20 EEGs von Patientinnen während Enflurannarkose und 10 EEGs von Patientinnen während Halothannarkose; die Patientinnen waren AZ1 und AZ2 (nach den ASA-Kritierien) und unterzogen sich gynäkologischen Operationen. In 6 Fällen verhinderten technische Störungen die erfolgreiche Anwendung der Faktorenanalyse. Die Ableitungen C_z–O_1 und C_z–O_2 wurden auf einem Magnetband (Ampex PR 2200) gespeichert. Die Digitalisierung erfolgte mit einer Abtastrate von 125 Hz und 12 bit Auflösung. Die Länge der EEG-Epochen für die Berechnung der Powerspektren betrug 8,192 s. Zur Darstellung der endgültigen Powerspektren wurden mindestens 4 Spektren gemittelt, und die Frequenzauflösung durch Mittelung von 4 aneinander grenzenden Frequenzbändern von 0,122 auf 0,488 Hz reduziert. Für die Faktorenanalyse wurden normalisierte Powerspektren mit einem Bereich von 0,488–30,3 Hz, d.h. insgesamt 61 Variablen verwendet.

Ergebnisse

Abb. 2 zeigt die normalisierten Powerspektren während der Gabe von 60% N_2O 5 min nach Beendigung einer 30minütigen Applikation von 2% Enfluran. Die Faktorenanalyse der dargestellten EEG-Powerspektren brachte folgendes Ergebnis:

Es wurden 4 Faktoren extrahiert, deren prozentuale Varianz auf der rechten Seite der Abb. 3 dargestellt ist. Wie schon erwähnt, sind die Faktoren durch ihre Korrelationskoeffizienten zu den Originalvariablen determiniert. Die Abszisse zeigt die Originalvariablen, d.h. die Frequenzbänder von 0,488 Hz Breite im Bereich von 0,488–30,3 Hz. Die Ordinate zeigt die Korrelationskoeffizienten. Die parallel zur Abszisse eingetragenen Linien entsprechen einem Korrelationskoeffizienten von r = 0,33. Als erste relevante Aussage ist erkennbar, daß Regionen vorhanden sind, die durch einen hohen Korrelationskoeffizienten gekennzeichnet sind. Da diese Regionen zusammenhängen, entsteht eine Bandstruktur. Aus dem Beispiel in Abb. 3 ist ersichtlich, daß der Faktor 1 Bänder von 3–6,5 Hz, 7–10,5 Hz und 23–29 Hz bildet. Faktor 2 beinhaltet Bänder von 0,5–2 Hz und 11–17 Hz, Faktor 3 ein Band von 26–30 Hz und der Faktor 4 ein Band von 17–23 Hz. Wie in den folgenden Beispielen im Vergleich zur Faktorenstruktur bei tiefer Narkose gezeigt wird, ähnelt die Faktorenstruktur in der Abb. 3 eher der Struktur klinischer Frequenzbänder. Dies konnte durch Faktorenanalyse [13, 14, 16] von EEGs wacher, in Ruhe befindlicher Probanden gesichert werden.

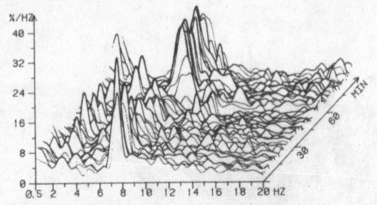

Abb. 2. Normalisiertes EEG-Powerspektrum während Gabe von 60% Lachgas und 40% Sauerstoff 5 min nach Beendigung einer 30minütigen Gabe von 2% Enfluran

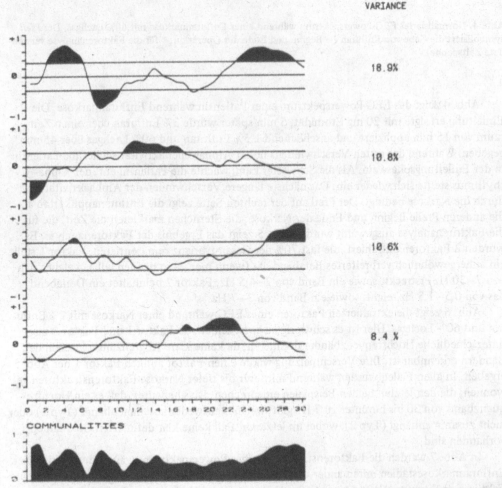

Abb. 3. Faktorenstruktur (P-Technik) des EEG-Powerspektrums der Abb. 2. Die *dunklen Bezirke* markieren ein $r^2 > 1$. *Rechts* ist der Prozentsatz der Gesamtvarianz dargestellt

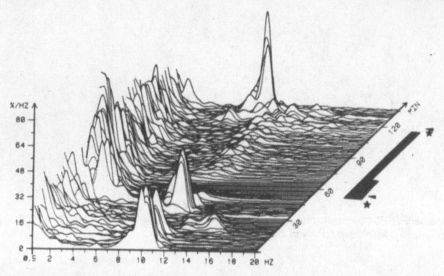

Abb. 4. Normalisiertes EEG-Powerspektrum während einer Enflurannarkose mit 60% Lachgas. Der *Pfeil* symbolisiert die Gabe von Enfluran (← Beginn und Ende der Operation; * für die Faktorenanalyse verwendete Zeitspanne)

Abb. 4 zeigt das EEG-Powerspektrum einer Patientin während Enflurannarkose. Die Einleitung erfolgte mit 20 mg Etomidat, 5 min später wurde 3% Enfluran über einen Zeitraum von 15 min appliziert und anschließend 1,5% Enfluran und 60% Lachgas über 45 min gegeben. Während des ersten Verschwindens hoher Alphawellenaktivität schlief die Patientin in der Einleitungsphase ein. Als die Schwester kam, wachte die Patientin auf, der Alpharhythmus stellte sich wieder ein. Das nächste längere Verschwinden der Alphaaktivität ist durch die Narkose bedingt. Der Pfeil auf der rechten Seite zeigt die Enfluranapplikation an, die anderen Pfeile Beginn und Ende der Narkose; die Sternchen markieren die Zeit, die für die Faktorenanalyse ausgewählt wurde. Abb. 5 zeigt das Ergebnis der Faktorenanalyse. Es wurden 2 Faktoren extrahiert, die fast 70% der Gesamtvarianz repräsentieren. Faktor 1 stellt ein außergewöhnlich verbreitertes Betaband dar (wenn man es so nennen will), welches sich von 7–30 Hz erstreckt, sowie ein Band von 2–4,5 Hz. Faktor 2 beinhaltet ein Deltaband, das von 0,5–1,5 Hz reicht, sowie ein Band von 3–7 Hz.

Abb. 6 zeigt die extrahierten Faktoren eines EEG während einer Narkose mit 2% Enfluran und 60% Lachgas. Hier ist es schwierig zu entscheiden, ob Faktor 1 und Faktor 2 zwei unterschiedliche Hochfrequenzbänder definieren, da keine klare Abgrenzung zwischen den Bändern erkennbar ist. Ihre Verschmelzung würde einen Faktor ähnlich Faktor 1 der Abb. 5 ergeben. In allen Fällen wurden während mittlerer bis tiefer Narkose Faktorenstrukturen gewonnen, die den letzten beiden Beispielen entsprechen. Dies bedeutet, daß es ein Hochfrequenzband von 30 bis hinunter zu 7 Hz gibt, welches entweder zusammenhängt (Typ 1) oder nicht zusammenhängt (Typ 2), wobei im letzteren Fall keine klar definierten Grenzlinien vorhanden sind.

In Abb. 7 werden die Faktorenstrukturen eines Powerspektrums während verschiedener Enflurannarkosestadien miteinander verglichen. Auf der rechten Seite sind die extrahierten Faktorenstrukturen während einer tiefen Narkose mit inspiratorischen Enflurankonzentrationen von 3–1,5% (im Mittel über die Zeit 1,7%) aufgetragen. Auf der linken Seite sind die

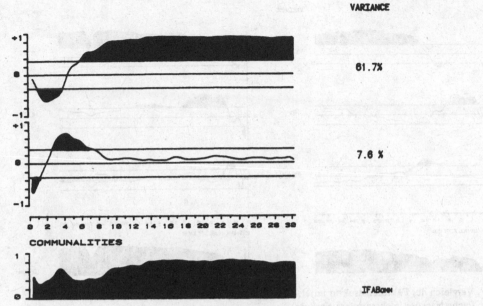

Abb. 5. Faktorenstruktur des EEG-Powerspektrums aus Abb. 4 während Enfluran-Lachgas-Narkose

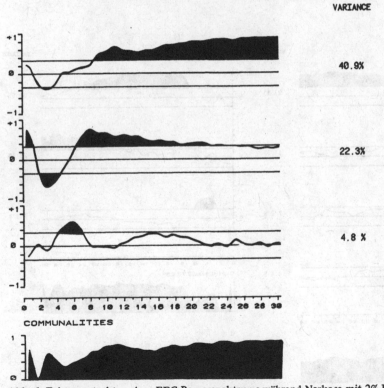

Abb. 6. Faktorenstruktur eines EEG-Powerspektrums während Narkose mit 2% Enfluran und 60% Lachgas. Die Verschmelzung von 1. und 2. Faktor würde einen dem 1. Faktor der Abb. 5 sehr ähnlichen Faktor ergeben

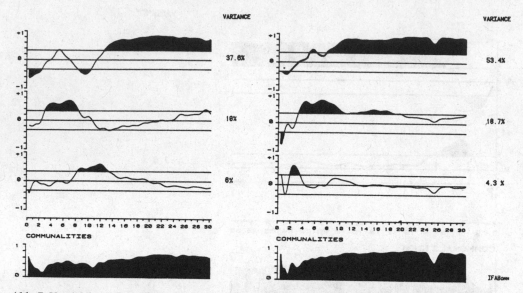

Abb. 7. Vergleich der Faktorenstruktur unterschiedlicher Narkose. Stadien mit Enfluran und Lachgas.
(*Links:* flache Narkose, *rechts:* tiefere Narkose)

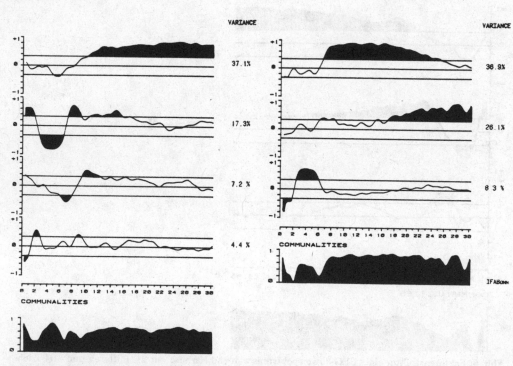

Abb. 8. Vergleich der Faktorenstruktur unterschiedlicher Narkosestadien mit Halothan und Lachgas.
(*Links:* flache Narkose, *rechts:* tiefere Narkose)

Faktorenstrukturen während eines flacheren Narkosestadiums mit Enflurankonzentrationen von 1–0,5% bei einem Mittel über die Zeit von 0,75% abgebildet. In beiden Fällen wurde zusätzlich 60% Lachgas gegeben. Ein wesentlicher Unterschied der Faktorenstrukturen besteht in der Breite des Betabandes des jeweiligen Faktors 1, welches sich während der flachen Narkose von 13–30 Hz und während der tiefen Narkose von 8–30 Hz erstreckt. Faktor 3 auf der linken Seite läßt ein Alphaband von 8,5–13 Hz erkennen, das auf der rechten Seite nicht vorhanden ist.

Wie aus Abb. 7 und 8 ersichtlich ist, gibt es keine qualitativen Unterschiede der Faktorenstruktur zwischen Halothan- und Enflurannarkose. In Abb. 8 werden 2 Stadien einer Halothannarkose bei einer Patientin verglichen. Links ist eine flache Narkose mit einer inspiratorischen Halothankonzentration von 0,5% und 60% Lachgas dargestellt; rechts ist ein tieferes Narkosestadium (1,5% Halothan und 60% Lachgas) abgebildet. Die Faktoren 1 und 2 auf der rechten Seite sind der Faktorenstruktur Typ 2 der tiefen Narkose sehr ähnlich, während die Faktoren auf der linken Seite hier wiederum durch eine Reduktion des Betabandes (Faktor 1) und eine Anhäufung in der Alpharegion (Faktor 2 und 3) gekennzeichnet sind.

Zusammengefaßt erscheinen 2 Ergebnisse bemerkenswert:
1. Die Faktorenstruktur ändert sich mit der Narkosetiefe.
2. Während tiefer Narkose findet sich eine starke Verbreiterung des Betabandes.
Dieser Befund bedeutet, daß man sich bei der Durchführung eines EEG-Monitoring während der Narkose nicht auf die allgemein verwendeten Frequenzstrukturen verlassen kann. Würde man beispielsweise während einer Narkose die Alphabandaktivität überwachen, würde man je nach Narkosetiefe völlig unterschiedliche Frequenzbänder messen: während flacher Narkose ein eigenständiges Alphaband, während tiefer Narkose hingegen Teile eines nach unten verbreiterten Betabandes.

In einer vorangegangenen Arbeit [31] wurde von uns vorgeschlagen, den Mittelpunkt eines Powerspektrums als einen geeigneten Parameter für die Trendüberwachung während der Narkose zu verwenden. Der Mittelpunkt ist diejenige Frequenz, die die Fläche unter einem Powerspektrum in 2 gleiche Teile teilt. Dieser Parameter ist, ebenso wie die Amplitude, völlig unabhängig von der Frequenzbandstruktur. Während die Amplitude jedoch keinerlei Information über den Frequenzgehalt eines EEG enthält, faßt der Mittelpunkt diese Information in einem Parameter zusammen. In der gleichen Untersuchung führten wir eine Multiregressionsanalyse durch, die die folgenden Parameter betraf: Mittelpunkt, mittlere Amplitude, Delta$_1$ (0,5–2 Hz), Delta$_2$ (2–5 Hz), Theta (5–8 Hz), Alpha (8–13 Hz), Beta (13–32 Hz), Alpha/Delta (die Bezeichnung eines Bandes bedeutet seine prozentuale Aktivität). Wir errechneten für jeden Fall die Korrelationskoeffizienten eines jeden Parameters zu den jeweils übrigen Parametern. Die Summe aller Fälle und Parameter ergab folgende Reihenfolge:
1. Mittelpunkt
2. Alpha
3. Alpha/Delta
4. Beta
5. Delta$_1$
6. Delta$_2$
7. Mittlere Amplitude
8. Theta
Der erste Parameter hat die höchste, der letzte die niedrigste Gesamtsumme. Dies kann folgendermaßen interpretiert werden: Wenn man annimmt, daß das EEG durch die Gesamt-

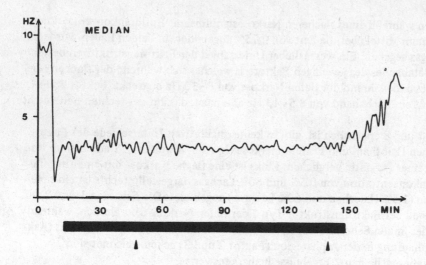

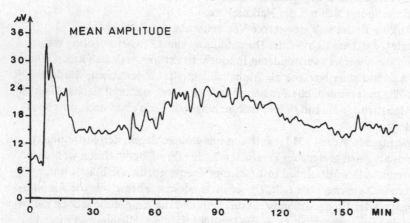

Abb. 9. Vergleich des Verlaufs über die Zeit von Mittelpunkt und mittlerer Amplitude während einer Narkose mit 2% Enfluran und 60% Lachgas. Der *Pfeil* symbolisiert die Gabe von Enfluran. ← Beginn und Ende der Operation

heit aller Parameter mit Ausnahme dessen, der gerade betrachtet wird, ausreichend gut beschrieben wird, dann faßt der Parameter mit der höchsten Gesamtsumme der Korrelationskoeffizienten die von den anderen Parametern beschriebenen EEG-Veränderungen am besten zusammen. Das Ergebnis, daß der Mittelpunkt die höchste Gesamtsumme der Korrelationskoeffizienten aufweist, zeigt erneut, daß man für die EEG-Trendüberwachung in der Anaesthesie Parameter verwenden sollte, die unabhängig von der Frequenzbandstruktur sind. Die Tatsache, daß die mittlere Amplitude an vorletzter Stelle rangiert, bedeutet nicht unbedingt, daß dieser Parameter für die Anaesthesieüberwachung weniger geeignet ist, sondern nur, daß er die durch die anderen Parameter beschriebenen EEG-Veränderungen nicht sehr gut widerspiegelt. Darüber hinaus haben wir beim Vergleich des Mittelpunkts und der mittleren Amplitude in mehr als 80 Fällen gefunden, daß der Mittelpunkt besser zu interpretieren ist als die mittlere Amplitude, welche außerdem den Nachteil hat, interindividuell nicht so stabil wie der Mittelpunkt zu sein. In Abb. 9 wird beispielhaft das Verhalten des Mittelpunkts und der mittleren Amplitude während einer Narkose mit einer inspiratorischen Enflurankonzentration von 2% und 60% Lachgas verglichen. Der plötzliche starke Abfall des Mittelpunkts und der Anstieg der mittleren Amplitude in der 8. Minute sind durch die Einleitung der Narkose mit 20 mg Etomidat bedingt. Während der Mittelpunkt dann über die restliche Narkosedauer konstant bleibt, nimmt die Amplitude ab und steigt überraschenderweise mit Beginn der Operation wieder an. Wenn man davon ausgeht, daß ein Anstieg der Amplitude eine Vertiefung der Narkose bedeutet, ist dieses Verhalten schwer zu interpretieren. Eine ähnliche Beobachtung kann man am Ende der Enfluranapplikation machen: während der Mittelpunkt als Anzeichen des Aufwachens ansteigt, bleibt die mittlere Amplitude fast konstant.

Wir konnten für den Mittelpunkt eine gewisse numerische Grenze herausarbeiten. Nach unserer Erfahrung zeigt ein Mittelpunkt unter 5 Hz ein nicht zu flaches Narkosestadium an. Um während der Narkose eine EEG-Überwachung durchführen zu können, entwickelten wir ein Gerät, das mit Hilfe eines serienmäßigen Mikroprozessors den Mittelpunkt des Powerspektrums on line darstellt.

Zusammenfassung

Die Faktorenanalyse von EEG-Powerspektren während einer Allgemeinnarkose ergab, daß die Frequenzbandstruktur sich sowohl unter Normalbedingungen als auch bei unterschiedlichen Narkosestadien ändert. Dies führt einerseits zu der Empfehlung, bei der EEG-Trendüberwachung eine solche Parameterisierung zu wählen, die unabhängig von der Verteilung der Frequenzbänder ist. Andererseits wird eine frühere Beobachtung von uns bestätigt, daß der Mittelpunkt eines Powerspektrums unter allen untersuchten Parametern am besten zur Trendüberwachung bei einer Allgemeinnarkose geeignet ist.

Literatur

1. Bente D (1979) Die faktorenanalytische Verarbeitung spektraler EEG-Daten: Auswertungsstrategien mit pharmakolektroencephalographischen Anwendungsbeispielen. EEG-EMG 10:207–213
2. Berezowskyi JL, McEwen JA, Anderson GB, Jenkins LC (1976) A study of anaesthesia depth by power spectral analysis of the electroencephalogram. Can Anaesth Soc J 23:1–8
3. Bickford RG (1950) Automatic electroencephalographic control of general anaesthesia. Electroencephalogr Clin Neurophysiol 2:93–96
4. Bickford RG (1951) Use of frequency discrimination in the automatic electroencephalographic control of anaesthesia (servo anaesthesia). Electroencephalogr Clin Neurophysiol 3:83–86
5. Bostem F, Hanquet M (1976) Untersuchung des Verlaufs der Energiespektraldichte des Elektroencephalogramms unter Halothan- und Enflurane-Narkose. Anaesthesiol Wiederbeleb 99:11–16
6. Brazier MAB (1961) Some effects of anaesthesia on the brain. Br J Anaesth 33:194–204
7. Courting OF (1951) The value of continuous electroencephalographic and electrocardiographic tracings to the anaesthetist during surgery. Br J Anaesth 23:5–13
8. Defaoylle M, Dinand JP (1974) Application de l'analyse de la structure de l'E.E.G. Electroencephalogr Clin Neurophysiol 36:319–322
9. Dolce G, Decker H (1975) Application of multivariate statistical methods in analysis of spectral values of the EEG. In: Dolce G, Künkel H (eds) CEAN Computerized EEG Analysis. Gustav Fischer, Stuttgart, pp 156–171
10. Fichte U, Herrmann M, Kubicki S (1979) Mathematische Rationale für die klinischen EEG-Frequenzbänder 3. Faktorenstruktur unter Psychopharmakabehandlung. EEG-EMG 10:31–37

11. Fleming RA, Smith NT (1979) Density modulation: A technique for the display of three dimensional variable data in patient monitoring. Anaesthesiology 50:543–546
12. Harmel MH, Klein FF, Davis DA (1978) The EEMG – a practical index of cortical activity and muscular relaxation. Acta Anaesth Scand [Suppl] 70:97–102
13. Herrmann WM, Fichte K, Kubicki S (1978) Mathematische Rationale für die klinischen EEG-Frequenzbänder. 1. Faktorenanalyse mit EEG-Powerspektralschätzung zur Definition von Frequenzbändern. EEG-EMG 9:146–154
14. Herrmann WM, Fichte K, Kubicki S (1978) Mathematische Rationale für die klinischen EEG-Frequenzbänder. 2. Stabilität der Faktorenstruktur bei zwei Länderstichproben und Meßwiederholung unter Plazebo. EEG-EMG 9:200–205
15. Kavan EM, Julien RM (1974) Central nervous systems' effects of isoflurane (Forane^R). Can Anaesth Soc J 21:390–402
16. Kubicki S, Herrmann WM, Laudahn G (1980) Proceedings des Workshops: Faktorenanalyse und Variablenbildung aus dem Elektroencephalogramm, 15. und 16. Dec 1978, Berlin. Gustav Fischer, Stuttgart New York
17. Kugler J, Doenicke A, Laub M (1977) The EEG after etomidate. Anaesthesiol Wiederbeleb 106:31–48
18. Levy JW, Shapiro HM, Maruchak G, Meathe E (1980) Automated EEG processing for interoperative monitoring: a comparison of techniques. Anaesthesiology 53:223–236
19. Lopes da Silva FN, Smith NT, Zwart A, Nichols WW (1972) Spectral analysis of the EEG during halothane anaesthesia input-output relations. Electroencephalogr Clin Neurophysiol 33:311–319
20. Nilson E, Ingrar DH (1967) EEG – findings in neurolept-analgesia. Acta Anaesth Scand 11:121–127
21. Oshimg E, Shingu K, Mori K (1981) E.E.G. activity during halothane anaesthesia in man. Br J Anaesth 53:65–72
22. Persson A, Peterson E, Wahlin A (1978) EEG-changes during general anaesthesia with enflurane (Ethrane^R) in comparison with ether. Acta Anaesth Scand 22:339–348
23. Pichelmayr I, Lips U (1979) Pethidin-Effekte im Elektroencephalogramm. Anaesthesist 28:433–442
24. Pichelmayr I, Lips U (1980) EEG-Effekte der Prämedikation mit Thalamonal^R. Anaesthesist 29:360–365
25. Prior PF (1979) Monitoring cerebral Function. Elsevier, Amsterdam
26. Pronk RAF, de Doer SJ, Cornelisson RCH, Doornbos P, Lasance UAJ, Simons AJR, van de Weide H (1978) Computer-assisted patient monitoring during open heart surgery with aid of the EEG. In: Progress Report 6. Inst. Med Phys TNO, Da Costa Kode 45, 3521 VS Utrecht, pp 85–91
27. Saunders D (1981) Anaesthesia, awareness and automation. Br J Anaesth 53:1–2
28. Schwilden H, Stoeckel H (1980) Untersuchungen über verschiedene EEG-Parameter als Indikatoren des Narkosezustandes. Anaesth Intensivther Notfallmed 15:279–286
29. Smith WDA, Mapleson WW, Siebold K, Hargreaves MD, Clarke GM (1974) Nitrous oxide anaesthesia induced at atmospheric and hyperbaric pressures. Br J Anaesth 46:3–12
30. Stoeckel H, Lange S, Burr W, Hengstmann JH, Schüttler J (1979) EEG-Spektralanalyse zur Dokumentation der Narkosetiefe. Prakt Anaesth 14:227–232
31. Stoeckel H, Schwilden H, Lauven PM, Schüttler J (1981) EEG indices for evaluation of depth of anaesthesia. Br J Anaesth 53:P117
32. Volgyesi CA (1978) A brain function monitor for use during anaesthesia. Can Anaesth Soc J 25:427–430
33. Wolfson B, Siker ES, Ciccarelli HE, Gray GH Jr, Jones L (1967) The electroencephalogram as a monitor of arterial blood levels of methoxyflurane. Anaesthesiology 28:1003–1009

Die Wirkung von Inhalationsanaesthetika auf das Gehirn

P.A. Steen

Der Zweck des Einsatzes von Inhalationsanaesthetika ist eine Dämpfung der Gehirnfunktion, was diese Pharmaka dosisabhängig bewirken. Sofern dieser Effekt an sich nicht als toxisch angesehen wird, sollte auch eine Respirations- oder Kreislaufdepression aufgrund hoher Anaesthetikakonzentrationen nicht als toxisch betrachtet werden. Diese Erscheinungen stellen lediglich eine Verstärkung der üblichen pharmakologischen Effekte dar, die in Einklang mit den voraussagbaren Dosis-Wirkungs-Kurven stehen und durch bloße Herabsetzung der Dosis vollständig reversibel sind [1].

Parallel zur Herabsetzung der Nerventätigkeit kommt es zu Veränderungen im Gehirnstoffwechsel. Inhalationsanaesthetika senken allgemein die zerebrale Stoffwechselrate, wobei N_2O möglicherweise eine Ausnahme macht. Im Zusammenhang mit der Bewertung dieser Effekte bestehen einige ernste methodologische Probleme, nachdem es aus ethischen Gründen nicht erlaubt ist, Kontrollmessungen in nichtanaesthetisierten Tieren vorzunehmen. Deshalb werden die meisten Untersuchungen des zerebralen Blutstroms und Stoffwechsels unter einer leichten Anaesthesie durchgeführt — und zwar gewöhnlich mit N_2O (70%), von dem man annimmt, daß es nur einen geringfügigen oder gar keinen Einfluß auf Durchblutung und Stoffwechsel im Gehirn ausübt. Damit gewinnen die Auswirkungen von N_2O auch Bedeutung für die Bewertung anderer Anaesthetika, doch es gibt — trotz der allgemeinen Ansicht, daß N_2O allein den zerebralen Blutstrom oder Metabolismus kaum beeinflußt — schwerwiegende Widersprüche darüber in der Literatur [2]. Eine Arbeitsgruppe aus Philadelphia berichtete über eine leichte Herabsetzung der zerebralen Stoffwechselrate für Sauerstoff beim Menschen, die sich zwischen 2 und 23% bewegte und keine Auswirkung auf die Gehirndurchblutung hatte [3]. Theye und Michenfelder [4] demonstrierten einen signifikanten Anstieg (11%) der zerebralen Stoffwechselrate für Sauerstoff bei Hunden und eine Zunahme des zerebralen Blutstroms um durchschnittlich 40%.

Die Gruppe von Siesjö [5] konnte bei Ratten keinen nennenswerten Einfluß von 70% N_2O auf den zerebralen Blutstrom und die zerebrale Stoffwechselrate für Sauerstoff finden; hier erhielt die Kontrollgruppe tatsächlich keine Anaesthesie, und die Streßreaktion war durch Adrenalektomie blockiert worden. Es ist möglich, daß die große Vielfalt der Ergebnisse unter N_2O-Narkose und bei den Kontrollgruppen in vielen anderen Experimenten darauf zurückzuführen ist, daß es keinen echten Anaesthesiezustand mit Veränderungen der Gehirnfunktion und Streßreaktion gab. Der zerebrale Blutstrom kann z.B. bei Hunden, die unter N_2O stehen, durch akustische Reizung erhöht werden. Siesjös Arbeitsgruppe zeigte [5], daß sich die zerebrale Stoffwechselrate für Sauerstoff in nichtnarkotisierten Ratten verdoppelte, sofern die Streßreaktion nicht blockiert war, die Ratten aber relaxiert und künstlich beatmet wurden.

Mit diesen Vorbehalten über die Kontrollsituation in den meisten Tierexperimenten sollen nun die Auswirkungen anderer Inhalationsanaesthetika auf den Gehirnstoffwechsel betrachtet werden. Es scheint, daß sie alle — einschließlich Halothan, Enfluran, Isofluran, Cyklopropan und Diäthyläther — die zerebrale Stoffwechselrate herabsetzen, und zwar wahrscheinlich in Abhängigkeit von der Dosis. Eine MAC Halothan oder Isofluran reduziert die zerebrale Stoffwechselrate für Sauerstoff um etwa 15%, 1 MAC Enfluran um ca. 30%. Diese Senkung ist vermutlich nur die Folge einer herabgesetzten Nervenaktivität; innerhalb des klinischen Dosisbereichs gibt es keine Veränderungen in den zerebralen Energiespeichern, in den Laktatkonzentrationen oder den L/P-Quotienten, und die Alterationen der Stoffwechselrate korrelieren gut mit den Änderungen im EEG [1].

Nach Berichten von Stullken et al. [6] nimmt bei Hunden mit steigenden Dosen von Halothan, Enfluran und Isofluran die zerebrale Stoffwechselrate für Sauerstoff allmählich ab; zu einer ausgesprochen dramatischen Herabsetzung kommt es aber bei Veränderungen des EEG vom wachen zu einem anaesthetisierten Zustand. Es sollte darauf hingewiesen werden, daß dies bei Konzentrationen unter 1 MAC geschieht. Im Gegensatz zu Barbituraten, wo die Korrelation zwischen Gehirnfunktion und Stoffwechselrate vollständig ist, d.h. die zerebrale Stoffwechselrate für Sauerstoff sich nicht mehr verändert, wenn das EEG einmal abgeflacht ist, sinkt sie jedoch mit einem weiteren Dosisanstieg bei mindestens einem Inhalationsanaesthetikum — nämlich Halothan — ständig weiter ab. Der Grund hierfür ist ungeklärt, es könnte aber wohl ein Anzeichen von Toxizität sein. So beobachteten wir bei Hunden, die gleichmäßig steigende Halothankonzentrationen von 2,3—9% erhielten, eine dosisabhängige Abnahme der zerebralen ATP- und PCr-Konzentrationen und einen Anstieg der Laktatkonzentration und des L/P-Quotienten. Diese Erscheinung wird trotz Aufrechterhaltung einer ausreichenden Sauerstoffversorgung des Gehirns beobachtet und steht in direktem Widerspruch zum Fehlen derartiger schädlicher Effekte beim Einsatz hoher Dosen von Barbituraten. Es zeigt sich, daß Halothan in Konzentrationen über 3 MAC unmittelbare toxische Auswirkungen auf den Gehirnmetabolismus in vivo hat und die oxidative Phosphorylierung in signifikanter Weise beeinträchtigt. Diese metabolischen Veränderungen ließen sich vollständig aufheben, sobald die Halothankonzentration herabgesetzt wurde, und bei 2 Hunden waren nach der Erholung von der Anaesthesie keine größeren Veränderungen der neurologischen Funktion zu beobachten [7]. Derartige Auswirkungen wurden bei anderen Inhalationswirkstoffen nicht untersucht. Bei Enfluran ergab sich kein Unterschied in der zerebralen Stoffwechselrate für Sauerstoff bei Konzentrationen von 2,2 und 4,2 Vol%.

Man ist geneigt, diese In-vivo-Befunde mit den Ergebnissen der In-vitro-Versuche von Cohen u. Marshall [9] in den Lebermitochondrien zu korrelieren. Halothan verursachte eine dosisabhängige Hemmung der Atmungskette durch Blockade der NADH-Oxydation, wobei bei Konzentrationen über 2 Vol% die Chancen einer Besserung zunehmend geringer wurden.

Dieselben Auswirkungen wurden für Methoxyfluran, Enfluran und Diäthyläther beschrieben, aber in einer anderen Studie gelang es Rosenberg u. Haugaard [10] nicht, einen ähnlichen Effekt auf die Mitochondrien des zentralen Nervensystems nachzuweisen.

Smith et al. [11] stellten fest, daß sich bei lokaler Zerebralischämie eine hohe Halothankonzentration, d.h. 1,9 Vol% als deutlich schädlich erwies. Während Barbiturate im Vergleich zu den Kontrollwerten das neurologische Defizit verringerten, gab es bei 0,6% Halothan keine Auswirkungen und bei 1,9% eine signifikante Zunahme des neurologischen Defizits. Damit zeigt sich erneut, daß Halothan bei etwa 3 MAC das Gehirn ungünstig beeinflußt. Diese Wirkung könnte auf die angedeuteten toxischen Effekte oder möglicherweise auf hämodynamische Einflüsse zurückzuführen sein.

Seit Jahren wird bereits eine seltsame Beobachtung gemacht: Sämtliche Inhalationsanaesthetika führen — und hier macht N_2O möglicherweise wieder eine Ausnahme — zu einer Dissoziierung der normalerweise engen Beziehung zwischen zerebralem Stoffwechsel und Blutstrom. Eine Veröffentlichung von Smith u. Wollman [3] stellt, für eine Vielzahl von Anaesthetika, den Quotienten aus zerebralem Blutstrom und zerebraler Stoffwechselrate für Sauerstoff als Funktion der Anaesthesietiefe dar. Offensichtlich steigt der Quotient während der Anaesthesie in dosisabhängiger Weise an. Dies könnte man als Vorteil ansehen, da das Sauerstoffangebot an das Gehirn im Verhältnis zum Sauerstoffbedarf erhöht ist. Andererseits könnte man auch den Schluß ziehen, daß aus bisher unbekannten Gründen das Gehirn in Gegenwart von volatilen Anaesthetika einen höheren Sauerstoffpartialdruck benötigt, der sich aber in den zerebralen Metabolitspiegeln nicht zeigt.

In Verbindung damit verändern Inhalationsanaesthetika die Autoregulationskurve. Unter Kontrollbedingungen bleibt der zerebrale Blutstrom bei Perfusionsdrücken von 60—150 mmHg konstant. Unter dem Einfluß erhöhter Dosierungen von flüchtigen Anaesthetika verringern sich diese Kontrollwerte allmählich, so daß der zerebrale Blutstrom schließlich vollständig vom zerebralen Perfusionsdruck abhängt. Mit steigenden Dosen verlaufen auch die beiden Kurven in Richtung geringerer Drücke, wobei der zerebrale Blutstrom beim selben Perfusionsdruck höher ist. Wahrscheinlich kann also das Gehirn einen niedrigeren Perfusionsdruck während einer Inhalationsanaesthesie eher tolerieren als während einer intravenösen Narkose — zumindest, wenn keine Gebiete mit ausgeprägter Stenose vorhanden sind. Dieser Effekt läßt sich durch eine von den Anaesthetika verursachte direkte Vasodilatation oder durch einen Einfluß auf die CO_2-Reaktion erklären. Volatile Anaesthetika verändern also damit auch diese Reaktion, und zwar durch eine Potenzierung der CO_2-Effekte auf die Gehirndurchblutung innerhalb der äußeren Grenzen dieser Wirkung; die Grenzen selbst aber werden offenbar nicht verändert. Auf die Folgen dieser hämodynamischen Effekte soll hier nicht näher eingegangen werden; sie bleiben einer ausführlichen Diskussion in einem anderen Beitrag vorbehalten.

Es existieren Berichte, nach denen die meisten Inhalationsanaesthetika Konvulsionen hervorrufen. Bis zur Einführung von Enfluran wurden Konvulsionen am häufigsten beim Einsatz von Diäthyläther beobachtet, während Halothan nur selten — wenn überhaupt — derartige Erscheinungen hervorruft. Enfluran ist das in dieser Hinsicht am genauesten untersuchte Anaesthetikum. Alle Untersucher stimmen darin überein, daß bei Einsatz von vergleichsweise hohen Konzentrationen (bis zu 3,5%) in Kombination mit Hypokapnie Krampfanfälle spontan oder durch plötzliche akustische Reizung induziert werden können. Bereits bei Konzentrationen von 1% wurden EEG-Veränderungen beobachtet; in etwa 7% der Fälle kam es zum Auftreten von Muskelzuckungen, die gelegentlich von EEG-Spikes begleitet waren. Diese EEG-Aktivität ist durch Herabsetzung der Anaesthetikakonzentrationen und durch Vermeidung von Hypokapnie reversibel [1].

Sowohl beim Menschen als auch beim Hund erhöhen die Anfälle die zerebrale Stoffwechselrate für Sauerstoff auf oder über die präanaesthetischen Kontrollwerte hinaus; gleichzeitig stieg aber bei den Hunden der zerebrale Blutstrom an, so daß eine ausreichende Sauerstoffversorgung gewährleistet war, und es gab keinerlei Anzeichen einer zerebralen Hypoxie während der Anfälle [1].

In einer ausführlichen Studie an Hunden untersuchte Eger mit seiner Arbeitsgruppe [12] eine Reihe von Anaesthetika im Hinblick auf ihre Fähigkeit, Anfälle bei bestehender Hypokapnie hervorzurufen. Bei Diäthyl- und Divinyläther kam es zu spontanen Anfällen, bei Enfluran und Fluoxin wurden sie nach akustischer Stimulation ausgelöst, während sich unter dem Einfluß von Isofluran im EEG nur Spikes zeigten. Halothan, Chloroform und Cyklopropan verursachten keinerlei Anfälle.

Wer ständig kleinsten Mengen von Inhalationsanaesthetika ausgesetzt ist, muß nicht mit einer neurologischen Schädigung rechnen. Eine mögliche Ausnahme bildet hier der vor kurzem veröffentlichte Bericht von Cohen et al. [13], dem zufolge es bei Zahnärzten, die häufig N₂O ausgesetzt sind, zu Benommenheit und Muskelschwäche kommen kann. Dieser Effekt schien ebenfalls dosisabhängig zu sein. Die einzigen anderen Anzeichen für eine Beeinflussung des Zentralnervensystems beim Menschen zeigten sich nach einem Bericht von Bruce und Bach [14] in möglichen Verhaltensänderungen während oder unmittelbar nach einer Tätigkeit, bei der der Betroffene 500 ppm N₂O in Kombination mit Halothan oder Enfluran ausgesetzt war. Diese Ergebnisse konnten jedoch von 3 anderen, unabhängig voneinander arbeitenden Gruppen nicht bestätigt werden [1].

Stevens et al. [15] konnten bei Ratten, Mäusen und Meerschweinchen, die für längere Zeit subanaesthetischen Dosen von Halothan, Isofluran und Diäthyläther ausgesetzt waren, keine nennenswerte Hirnschädigung feststellen, während Chang et al. [16] über pathologische Veränderungen in den Gehirnzellen von Ratten und ihren Nachkommen berichteten, nachdem man die Tiere einem ständigen Einfluß von Spurenmengen von Halothan während der Tragzeit ausgesetzt hatte. Hier sollte angemerkt werden, daß die Stichhaltigkeit dieser Arbeit angezweifelt wurde.

Zusammenfassend läßt sich sagen, daß bei normalen Konzentrationen von Inhalationsanaesthetika offenkundig keine ernsthaften Auswirkungen auf das zentrale Nervensystem zu erwarten sind, die deren Einsatz in den meisten klinischen Situationen als unangebracht erscheinen ließen.

Literatur

1. Steen PA, Michenfelder JD (1979) Neurotoxicity of anaesthetics. 50:437—453
2. Siesjö BK (1978) Brain energy metabolism. John Wiley & Sons, Chichester New York Brisbane Toronto
3. Smith AL, Wollman H (1972) Cerebral blood flow and metabolism: Effects of anaesthetic drugs and techniques. Anaesthesiology 36:378—400
4. Theye RA, Michenfelder JD (1968) The effect of nitrous oxide on canine cerebral metabolism. Anaesthesiology 29:1119—1124
5. Carlsson C, Hägerdal M, Siesjö BK (1976) The effect of nitrous oxide on oxygen consumption and blood flow in the cerebral cortex of the rat. Acta Anaesth Scand 20:91—95
6. Stullken EH, Milde JH, Michenfelder JD, Tinker JH (1977) The nonlinear response of cerebral metabolism to low concentrations of halothane, enflurane, isoflurane and thiopental. Anaesthesiology 46:28—34
7. Michenfelder JD, Theye RA (1975) In vivo toxic effects of halothane on canine cerebral metabolic pathways. Am J Physiol 229:1050—1055
8. Michenfelder JD, Cucciara RF (1974) Canine cerebral oxygen consumption during enflurane anaesthesia and its modification during induced seizures. Anaesthesiology 40:575—580
9. Cohen PJ, Marshall BE (1968) Effects of halothane on respiratory control and oxygen consumption of rat liver mitochondria. In: Fink BR (ed) Toxicity of anaesthetics. Williams & Wilkins, Baltimore, pp 24—36
10. Rosenberg H, Haugaard N (1973) The effects of halothane on metabolism and calcium uptake in mitochondria of the rat liver and brain. Anaesthesiology 39:44—52
11. Smith AL, Hoff JT, Nielsen SL, et al. (1974) Barbiturate protection in acute focal ischaemia. Stroke 5:1—7

12. Joas TA, Stevens WC, Eger EI II (1971) Electroencephalic seizure activity in dogs during anaesthesia. Br J Anaesth 43:739–745
13. Cohen EN, Brown BW, Wu MC, et al. (1980) Occupational disease in dentistry and chronic exposure to trace anaesthetic gases. J Am Dent Ass 101:21–31
14. Bruce DL, Bach MJ (1975) Physiological studies of human performance as affected by traces of enflurane and nitrous oxide. Anaesthesiology 42:194–196
15. Stevens WC, Eger EI II, White A, et al. (1975) Comparative toxicities of halothane, isoflurane and diethyl ether at subanaesthetic concentrations in laboratory animals. Anaesthesiology 42:408–419
16. Chang LW, Dudley AW Jr, Katz J (1976) Pathological changes in the nervous system following in utero exposure to halothane. Environ Res 11:40–51

Wirkung von Inhalationsanaesthetika auf den intrakraniellen Druck

G. Cunitz

Der intrakranielle Druck (ICP) setzt sich aus den Komponenten Gehirngewebe, Blutgefäße (einschließlich Zerebralvolumen) und zerebrospinale Flüssigkeit zusammen. Wenn eine dieser Komponenten ihr Volumen vergrößert, steigt der Druck innerhalb des Schädels an, nachdem nicht genügend Platz für eine rasche Kompensation vorhanden ist.

Ein Druckanstieg oder -abfall unter dem Einfluß von Anaesthetika wird hauptsächlich von Veränderungen des zerebralen Blutstroms oder — besser gesagt — des Blutvolumens verursacht. Kürzlich wurde gezeigt, daß in diesem Zusammenhang das Gehirngewebe selbst zu einer Druckerhöhung während der Anaesthesie beitragen kann. Es ist eine bekannte Tatsache, daß die modernen Inhalationsanaesthetika wie beispielsweise Halothan, Enfluran oder Methoxyfluran den intrakraniellen Druck erhöhen.

Seit den Untersuchungen von McDowall et al. [6], Marx et al. [5], Jennett et al. [4] und anderen Autoren wissen wir, daß Halothan den intrakraniellen Druck erhöht, daß dieser Effekt dosisabhängig ist und daß der Druckanstieg um so ausgeprägter ist, je höher das bereits existierende Druckniveau liegt.

Auch Enfluran erhöht den ICP, aber — wie ein Vergleich auf der Basis der MAC-Werte zeigt — in einem geringeren Ausmaß als Halothan.

Zehn neurochirurgischen Patienten, die bereits als Basisanaesthesie eine Neuroleptanalgesie erhalten hatten, applizierten wir abwechselnd Halothan und Enfluran. Eine Neuroleptanalgesie verändert im Steady-state-Stadium den intrakraniellen Druck nicht. Unsere Resultate zeigten, daß Halothan (1,0—1,7%) den intrakraniellen Druck um 13 mmHg erhöhte, während der Anstieg unter dem Einfluß von Enfluran (1,5—2,5%) nur bei durchschnittlich 4 mmHg lag [2].

Abbildung 1 zeigt ein praktisches Beispiel unserer Ergebnisse: Eine 63jährige, an Syringomyelie leidende Frau erhält nacheinander Ethrane, Penthran und Halothan. Alle in diesem Falle applizierten Inhalationsanaesthetika erhöhen den intrakraniellen Druck, aber bei Enfluran, das in einer dem Halothan vergleichbaren Dosis eingesetzt wurde, geschieht dies in deutlich geringerem Ausmaß.

Nach Applikation sämtlicher Anaesthetika kommt es zu einem bemerkenswerten Blutdruckabfall, während der $paCO_2$ im Laufe der Messungen nahezu gleichbleibt — eine wichtige Voraussetzung. Bei unseren Untersuchungen lag aber der vorhandene intrakranielle Druck im Bereich von nur 0—20 mmHg. Im Falle höherer ICP-Werte kann auch Enfluran den intrakraniellen Druck deutlich erhöhen, wie Schulte am Esch et al. [10] zeigen konnten. Nichtsdestoweniger beobachteten auch sie, daß der Einfluß von Enfluran häufig geringer zu sein schien als derjenige von Halothan.

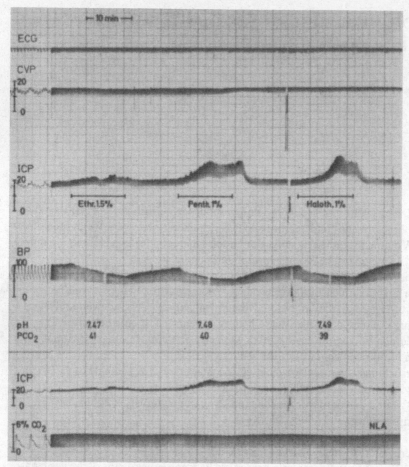

Abb. 1. Einfluß von Ethrane, Penthran und Halothan auf zentralvenösen Druck (*CVP*), intrakraniellen Druck (*ICP*) und Blutdruck (*BP*). *ECG* Elektrokardiogramm. Der Patient hat als Grundnarkose eine Neuroleptanalgesie

Halogenierte Inhalationsanaesthetika erhöhen den intrakraniellen Druck. Es bleibt einer späteren Diskussion vorbehalten, festzustellen, inwieweit dieser Druckanstieg eine Gefahr für den Patienten darstellt. Doch wie verhält es sich mit N_2O? Lange Zeit galt N_2O als inaktives Gas, das keinerlei Einfluß auf die Körperfunktionen ausübte. 1973 berichteten Hendriksen u. Jörgensen [3] über einen Anstieg des intrakraniellen Drucks nach Einsatz von N_2O. Zwölf Patienten erhielten 66% N_2O in Sauerstoff via Gesichtsmaske. Der intrakranielle Druck stieg auf ein bemerkenswert hohes Niveau an; im Mittel lag die Druckerhöhung bei 27 mmHg. Während der ganzen Untersuchung blieb der $paCO_2$ gleich. Die Autoren kamen zu dem Schluß, daß N_2O bei intrakraniellen pathologischen Zuständen nicht als Induktionsanaesthetikum verwendet werden sollte.

Auf Abb. 2 ist ein Beispiel für die Auswirkung von N_2O auf die intrakranielle Druckerhöhung zu sehen. Diese Abbildung stammt aus einer Arbeit von Schulte am Esch et al. [10]. Acht Patienten mit Kopfverletzungen erhalten nach Relaxierung durch Pancuronium 66%

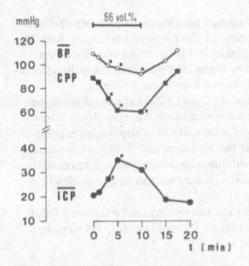

Abb. 2. Einfluß von 66% N_2O in Sauerstoff auf Blutdruck (*BP*), zerebralen Perfusionsdruck (*CPP*) und intrakraniellen Druck (*ICP*). Die Patienten mit Kopfverletzung (n = 8) haben Relaxanzien erhalten und werden beatmet. p < 0,05, • p < 0,01. Aus Schulte am Esch [10]

N_2O in Sauerstoff. Ein klarer Anstieg des intrakraniellen Drucks ist zu sehen. Noch während das Gas appliziert wird, fällt der Druck. Der Blutdruck sinkt um 16%, und auch der zerebrale Perfusionsdruck nimmt ab. Dies ist also ein recht interessanter Effekt des angeblich harmlosen N_2O.

Die Situation ist allerdings nicht so klar, wie es nach diesen Beispielen und Feststellungen den Anschein haben mag. Es erhebt sich die Frage, warum der Effekt von N_2O auf den

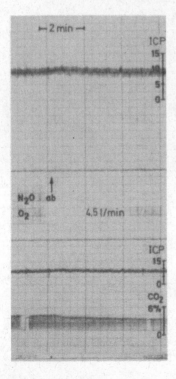

Abb. 3. Intrakranielles Druckverhalten (*ICP*) nach Absetzen von N_2O (66% in Sauerstoff). Der Patient wurde sediert

intrakraniellen Druck so spät endeckt wurde und weshalb man bis heute so wenige Schlüsse aus diesen Befunden gezogen hat. Abbildung 3 könnte zu einer Antwort beitragen. Eine 24-jährige Frau, die an einem Hydrozephalus (*A.jue.*) leidet, erhält während einer Neurolept-analgesie 66% N_2O. Als das flüchtige Anaesthetikum abgesetzt wird, geschieht nichts. Der in-trakranielle Druck bleibt unbeeinflußt die ganze Zeit zwischen 8 und 10 mmHg.

N_2O erhöht also den Druck innerhalb des Schädels. Dieser Effekt aber wird durch ver-schiedene, in der Anaesthesie verwendete Substanzen neutralisiert, u.a. auch durch intrave-nös applizierte Anaesthetika und durch Pharmaka, die bei einer Neuroleptanalgesie einge-setzt werden [7]. Auch der druckerhöhende Effekt von Halothan und Enfluran kann durch intravenös verabreichte Anaesthetika und manchmal durch Hyperventilation kompensiert werden [1]. Durch Anwendung dieser Methoden läßt sich der Druckanstieg zwar einschrän-ken, aber häufig nicht völlig ausschalten.

In Abb. 4 sind einige Ergebnisse dargestellt, die aus Untersuchungen an einem 37jähri-gen Mann mit Lindau-Tumor stammen. Der Patient erhält 15 mg Etomidat, was zu einer

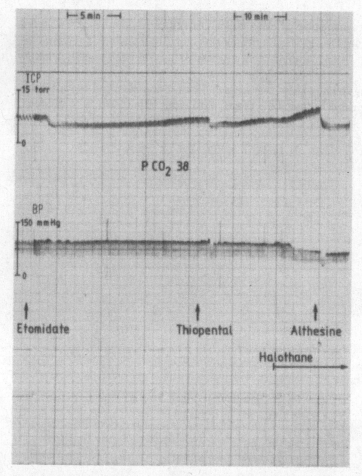

Abb. 4. Veränderungen von intrakraniellem Druck (*ICP*) und Blutdruck (*BP*) nach Applikation von Etho-midat, Thiopental, Halothan und Althesin. Der Patient hat eine Neuroleptanalgesie

Drucksenkung führt. Auf eine Injektion von 150 mg Thiopental, 15 min später, hin, fällt der Druck erneut ab, nachdem er zuvor sein ursprüngliches Niveau erreicht hatte. Anschließend erhält der Patient 1% Halothan. Diesmal steigt der intrakranielle Druck deutlich in erwarteter Weise an. Durch Injektion von 4 ml Althesin kann diese Druckerhöhung auf der Stelle neutralisiert werden.

Es ist klar, daß volatile Anaesthetika den intrakraniellen Druck mehr oder weniger erhöhen. Zu diesem Ergebnis kommt es – wie wir wissen – durch eine zerebrale Gefäßdilatation, d.h. besser gesagt durch einen Anstieg des zerebralen Blutvolumens. Alle Versuche, diesen Effekt zu neutralisieren, zielen darauf ab, beispielsweise durch Hyperventilation oder intravenöse Applikation von Anaesthetika eine zerebrale Gefäßkonstriktion zu erreichen.

Ein neuer Aspekt ist durch die Ergebnisse von Schettini [9] in die Diskussion gebracht worden: sie entdeckten eine tatsächliche Erhöhung der Festigkeit und des elastischen Widerstands der Gehirnmasse unter dem Einfluß der modernen, stark wirksamen Inhalationsanaesthetika, deren Auswirkung unabhängig vom zerebralen Gefäßsystem war. Die Autoren sprechen sogar von einem durch Halothan hervorgerufenen metabolischen Ödem. Ihre wichtigsten Ergebnisse zeigt Abb. 5. Aufgezeichnet sind Hirnoberflächendruck und elektrische Impedanz. Diese Impedanz spiegelt den Stand der Flüssigkeits- und Elektrolytansammlung im Gehirngewebe wider. Die Ergebnisse wurden von hyperventilierten Hunden unter Thiopentaleinfluß gewonnen. Es ist zu sehen, daß Enfluran, Isofluran und vor allem Halothan im Vergleich zu den Kontrolltieren sowohl den Oberflächendruck als auch die elektrische Impedanz erhöhen. Bei einer reinen Thiopentalanaesthesie kam es nicht zu derartigen Veränderungen.

Diese neuen und etwas überraschenden Ergebnisse lassen den Schluß zu, daß halogenierte Inhalationsanaesthetika den intrakraniellen Druck nicht nur durch eine zerebrale Vasodilatation allein erhöhen, sondern sogar durch eine tatsächliche Vermehrung des Gehirngewebes selbst. Schettini u. Furmiss [8] stützten ihre Argumente durch den zusätzlichen Befund, daß es der Wasser- und Elektrolytgehalt im Gehirngewebe war, der sich im Laufe einer Halothananaesthesie erhöhte. Durch Hyperventilation und Injektion von Thiopental konnten diese Effekte nicht kompensiert werden. Die von den oben erwähnten Forschern beobachteten Veränderungen waren gering. Es erhebt sich die Frage, ob diese Befunde praktische Konsequenzen für die Anaesthesie haben oder haben werden.

Im Augenblick ist eine eindeutige Antwort nicht möglich. In kritischen Situationen im Hinblick auf intrakraniellen Druck oder Hirnödem sollten aber diese möglicherweise schädlichen Effekte von Halothan und vermutlich auch von Enfluran in Rechnung gestellt werden.

Sind Inhalationsanaesthetika überhaupt bei neurochirurgischen Eingriffen oder bei einer neurologisch-diagnostischen Untersuchung angezeigt? Was N_2O angeht: ja. Bei bestimmten Fällen eines bereits existierenden hohen intrakraniellen Drucks aber sowie bei schweren Kopfverletzungen, Tumoren oder Hydrozephalus sollte N_2O so lange weggelassen werden, bis der Schädel geöffnet ist. Im Fall von Halothan und Enfluran gibt es meiner Ansicht nach keinen stichhaltigen Grund für deren Einsatz in den hier diskutierten besonderen Situationen. Eine Neuroleptanalgesie oder eine durch ein Analgetikum ergänzte Tropfinfusion von Barbituraten können Halothan und Enfluran ersetzen.

Es hängt von der Compliance oder – besser gesagt – von der sog. Volumen-Druck-Antwort des Gehirns ab, bis zu welchem Ausmaß eine Vermehrung des Hirnvolumens einen Druckanstieg verursacht. Die Fähigkeit des Gehirns, ein zusätzliches Volumen zu kompensieren, wird um so mehr eingeschränkt, je niedriger die Compliance oder je höher die Volumen-Druck-Antwort ist. In Wirklichkeit bestimmen die vorhandene Krankheit und der Kompensa-

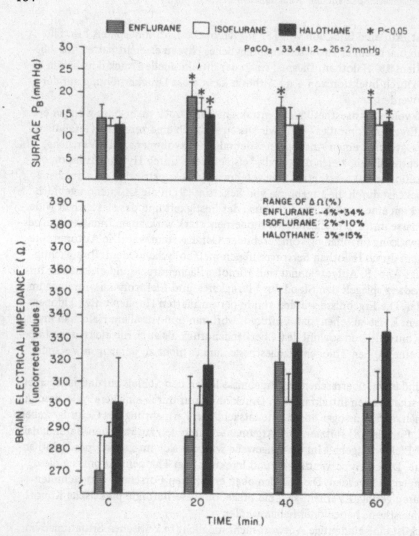

Abb. 5. Steigerung des Gehirnoberflächendrucks und der elektrischen Impedanz im Gehirn nach Applikation von Enfluran, Isofluran und Halothan in Hunden. Aus Schettini [9]

tionsmechanismus, die bereits — hauptsächlich durch Verschiebung der zerebrospinalen Flüssigkeit vom Gehirn in das Rückenmark — in Aktion getreten sind, den Druckanstieg unter dem Einfluß der applizierten Inhalationsanaesthetika.

Nicht jeder Druckanstieg wird sich letztendlich für den Patienten negativ auswirken. Aus ständigen ICP-Messungen in den modernen Intensivstationen wissen wir, daß es spontan oder während des Absaugens, beim Husten oder während der Intubation des Patienten zu vorübergehenden Druckerhöhungen bis zu 40—60 mmHg kommen kann. Es sind nicht nur Höhe und Dauer der intrakraniellen Druckspitzen, sondern noch mehr die Aufrechterhaltung eines angemessenen zerebralen Perfusionsdrucks (CPP, d.h. Blutdruck—ICP), die zusammen mit dem klinischen Zustand des Patienten Natur und Fortschritt der Genesung bestimmen. Die Entwicklung im Einzelfall vorauszusagen ist schwierig. Es gibt Grund genug, Inhalationsanaesthetika wie Halothan und Enfluran zu vermeiden sowie alle störenden Eingriffe zu unterlassen, die den intrakraniellen Druck bei einem Patienten erhöhen.

Zusammenfassung

Inhalationsanaesthetika wie Halothan und Enfluran sind dafür bekannt, daß sie den intrakraniellen Druck erhöhen. Enfluran scheint in dieser Hinsicht geringere Auswirkungen zu haben. Auch durch N_2O steigt der intrakranielle Druck an. Dieser Effekt wird in den meisten Fällen durch intravenös applizierte Anaesthetika oder Hyperventilation ausgeglichen, so daß der Druckanstieg nicht in Erscheinung tritt. Der druckerhöhende Einfluß von Inhalationsanaesthetika entsteht hauptsächlich durch zerebrale Vasodilatation. Vor kurzem wurde bewiesen, daß stark wirksame Inhalationsanaesthetika das zerebrale Gewebe selbst vermehren und damit zu einer Erhöhung der Festigkeit und des elastischen Widerstands des Hirngewebes führen. Es existieren genügend Gründe, die Applikation von Halothan und Enfluran in solchen Fällen zu vermeiden, wo bereits ein hoher intrakranieller Druck vorhanden ist oder wo die Gefahr einer intrakraniellen Druckerhöhung besteht.

Literatur

1. Adams RW, Gronert GA, Sundt TM, Michenfelder JD (1972) Halothane, hypocapnia and cerebrospinal fluid pressure in neurosurgery. In: Brock M, Dietz H (eds) Intracranial pressure. Springer, Berlin Heidelberg New York
2. Cunitz G, Danhauser I, Gruß P (1976) Die Wirkung von Enflurane (Ethrane) im Vergleich zu Halothan auf den intracraniellen Druck. Anaesthesist 25:323–330
3. Henriksen HT, Jörgensen PB (1973) The effect of nitrous oxide on intracranial pressure in patients with intracranial disorders. Br J Anaesth 45:486–492
4. Jennett WB, Barker J, Fitch W, McDowall DG (1969) Effect of anaesthesia on intracranial pressure in patients with space-occupying lesions. Lancet I:61–68
5. Marx GF, Andrews IC, Orkin LR (1962) Cerebrospinal fluid pressures during halothane anaesthesia. Can Anaesth Soc J 9:239–245
6. McDowall DG, Jennett WB, Barker J (1968) The effects of halothane and trichloroethylene on cerebral perfusion and metabolism and on intracranial pressure. Prog Brain Res 30
7. Phirman JR, Shapiro HM (1977) Modification of nitrous oxideinduced intracranial hypertension by prior induction of anaesthesia. Anaesthesiology 46:150–151
8. Schettini A, Furniss WW (1979) Brain water and electrolyte distribution during the inhalation of halothane. Br J Anaesth 51:1117–1124
9. Schettini A (1980) Incompatiblity of halogenated anaesthetics with brain surgery. In: Shulmann K, Marmarou A, Miller JD, Becker DP, Hochwald GW, Brock M (eds) Intracranial pressure, vol 4. Springer, Berlin Heidelberg New York
10. Schulte am Esch J, Thiemig I, Pfeifer G, Entzian W (1979) Die Wirkung einiger Inhalationsanaesthetika auf den intrakraniellen Druck unter besonderer Berücksichtigung des Stickoxydul. Anaesthesist 28:136–141

Die Wirkung von Inhalationsanaesthetika auf die Leberdurchblutung und den Sauerstoffverbrauch der Leber

W. Fitch, R.L. Hughes, I. Thomson und D. Campbell

Im Lauf der letzten Jahre kam es zur Einführung und Weiterentwicklung neuer Operationsmethoden auf dem Gebiet der Leber- und Gallenchirurgie; sie werden heute bei elektiven Eingriffen, bei Verlegung der oberen Gallenwege und bei solitären metastatischen Veränderungen der Leber angewandt. Darüberhinaus kann man versuchen, mit diesen Methoden definitive Eingriffe bei der Behandlung von Primärtumoren der Leber und von Geschwulstbildungen an den Gallenwegen vorzunehmen.

Obwohl die technischen Kenntnisse ständig erweitert wurden, muß allerdings zugegeben werden, daß das Wissen um die physiologische Kontrolle der hämodynamischen Vorgänge in der Leber nicht so rasch zugenommen hat. Noch weniger ist darüberhinaus über die Veränderungen der grundlegenden physiologischen Vorgänge durch die Applikation von Anaesthetika und die Anwendung von Anaesthesiemethoden wie beispielsweise intermittierende positive Druckbeatmung (IPPV), positiver endexpiratorischer Druck und induzierte Hypertension bekannt. Nicht selten kommt es auch auf Intensivstationen als Teil eines vielseitigen Organversagens zu Störungen der Leberfunktion. Unglücklicherweise müssen wir zugeben, daß wir nicht in der Lage sind, derartige Schädigungen rückgängig zu machen – zum großen Teil deshalb, weil wir keine Kenntnisse über die Veränderungen haben, die in der normalen Funktion eingetreten sind, und weil wir nicht wissen, ob beispielsweise eine verlängerte künstliche Beatmung zu einer Steigerung oder Minderung der physiologischen Beeinträchtigung beiträgt.

Man hat deshalb ein Tierversuchsmodell entwickelt, das die Untersuchung der grundlegenden Reaktionen eines intakten Leberkreislaufs auf Veränderungen von physiologischen Variablen wie beispielsweise CO_2-Druck, Sauerstoffdruck und Stoffwechselgleichgewicht erlaubt. Die Auswirkungen bestimmter Anaesthetika wie beispielsweise Halothan, Enfluran und N_2O wurden bestimmt; auf sie wird im Laufe dieses Beitrages noch weiter eingegangen.

Materialien und Methoden

Anaesthesie

Die Anaesthesie wurde bei Windhunden (25–35 kg) mit Thiopental eingeleitet (20 mg kg^{-1} i.v.) und mit Pentobarbital fortgesetzt (Initialdosis 30 mg kg^{-1} i.v. und Ergänzungen von 2 mg kg^{-1} i.v. sofern erforderlich). Nach der endotrachealen Intubation wurden die Lungen mit einem Gemisch aus 75% Stickstoff und Sauerstoff künstlich beatmet. Das Minutenvolumen der Beatmung und die eingeatmete Sauerstoffkonzentration wurden so reguliert, wie es die Aufrechterhaltung stabiler physiologischer Drücke von CO_2 und Sauerstoff im arteriellen Blut erforderte. Zur Herstellung und Aufrechterhaltung einer neuromuskulären Blockade wurde Pancuronium (0,15 mg kg^{-1} i.v.) appliziert.

Operatives Vorgehen

Das operative Vorgehen wurde bereits im Detail beschrieben [2]; es ist nachfolgend kurz zusammengefaßt. Nach erfolgtem Bauchschnitt wurde der Blutstrom der Leberarterie und der Pfortader mittels elektromagnetischer Flußmesser (Modell SB 2202) der Firma Statham gemessen. Kanülen in der Pfortader und der Lebervene erlaubten die Messung des Drucks in Pfortader und Lebervene und die Entnahme von Blutproben zur Bestimmung des Sauerstoffgehalts. Der arterielle Druck wurde ständig überwacht und das Herzzeitvolumen in bestimmten Zeitabständen bestimmt (Thermodilutionsmethode). Den arteriellen Widerstand in der Leber und den Sauerstoffverbrauch der Leber errechnete man nach folgenden Gleichungen:

$$\text{Hepatischer arterieller Widerstand} = \frac{\text{mittlerer Arteriendruck} - \text{Lebervenendruck (mmHg)}}{\text{hepatischer arterieller Blutstrom (ml} \cdot \text{min}^{-1})}$$

$$\text{Sauerstoffverbrauch der Leber (ml} \cdot \text{min}^{-1}) = [\frac{\text{Blutstrom der Pfortader}}{100} \cdot (\text{Pfortader} - \text{Lebervenen-O}_2\text{-Gehalt})] + (\frac{\text{hepatischer arterieller Blutstrom}}{100} \cdot \text{hepatoarterieller} - \text{hepatovenöser O}_2\text{-Gehalt}),$$

wobei Pfortader- und hepatoarterieller Blutstrom in ml $\cdot$ min^{-1} ausgedrückt sind.

Arterielle Blutgase und Säure-Basen-Status der Tiere wurden mit Hilfe eines Corning-165-Blut-Gas/ph-Analysegerätes gemessen. Der Hämatokritwert wurde stündlich bestimmt, um sicherzustellen, daß er höher als 40% blieb. Am Ende jeder Untersuchung wurde die Leber entfernt und gewogen.

Versuchsprogramm

N_2O

Bei 7 Tieren wurden die Werte der Basislinie ermittelt und N_2O in einer Konzentration von 30% appliziert. Der Rest des eingeatmeten Gasgemisches bestand aus Sauerstoff und Stickstoff, und zwar in einem Mischungsverhältnis, durch das ein paO_2 von 100 mmHg aufrechterhalten wurde; 30 min nach Applikation von 30% N_2O wurden Messungen vorgenommen und Blutproben entnommen. Die Tiere wurden 30 min lang ohne N_2O beatmet, dann wurden erneut Messungen durchgeführt. Dieses Vorgehen wurde mit N_2O-Konzentrationen von 50% und 70% wiederholt.

Halothan

Sechs Tiere wurden auf die oben beschriebene Weise vorbereitet. Nach Bestimmung der Ausgangswerte setzte man dem eingeatmeten Gasgemisch Halothan in Konzentrationen von 0,5, 1, 1,5 und 2% zu. Jede Konzentration wurde 30 min lang appliziert, die Werte der hepatischen arteriellen Durchblutung, der Durchblutung der Pfortader und des mittleren arteriellen Drucks wurden notiert. Nach Erhöhung der Halothankonzentration wurden anschließend weitere Messungen vorgenommen (das Versuchspräparat wurde zwischen den einzelnen Halothankonzentrationen nicht auf die Ausgangswerte zurückgebracht).

Enfluran

Eine weitere Gruppe von 6 Windhunden erhielt Enfluran in Konzentrationen von 1, 1,5, 2 und 3%. Die Messungen und Blutentnahmen wurden genauso wie in der Halothangruppe vorgenommen.

Ergebnisse

Die Applikation von N_2O führte zu stufenweisen Abnahmen der arteriellen Durchblutung der Leber und der Durchblutung der Pfortader; diese Herabsetzung spiegelte sich in einer ähnlichen Abnahme der Gesamtleberdurchblutung wider (Tabelle 1). Bei Gabe von 50% und 70% N_2O stieg der Gesamtgefäßwiderstand an, während sich der hepatische arterielle Widerstand bei allen Konzentrationen signifikant erhöhte.

Die Durchblutung der Pfortader sank bei jeder Halothankonzentration deutlich ab und erreichte bei einer Halothankonzentration von 2% einen Minimalwert von etwa 45% des Ausgangswertes (Tabelle 2). Die Herabsetzung der arteriellen Leberdurchblutung war noch ausgeprägter und erreichte bei einer 2%igen Halothanapplikation 35% des Ausgangswertes. Der arterielle Widerstand in der Leber veränderte sich nicht signifikant.

Die Applikation von Enfluran ließ die Pfortaderdurchblutung bei jeder Konzentrationserhöhung deutlich abfallen, während die arterielle Leberdurchblutung bei einer 3%igen Enflurankonzentration signifikant abnahm. Der arterielle Widerstand in der Leber verringerte sich bei 1,5% und 3% Enfluran beträchtlich.

Diskussion

Eine Wechselseitigkeit der Reaktionen zwischen der Pfortaderdurchblutung und der arteriellen Leberdurchblutung wurde unter einer Vielzahl von Bedingungen demonstriert [1]; so gibt es beispielsweise eine gleichzeitige Abnahme des arteriellen Widerstands in der Leber (Anstieg der hepatischen arteriellen Durchblutung), während sich die Pfortaderperfusion verringert. Auf diese Weise wird die Sauerstoffversorgung der Leber geschützt. In der vorliegenden Studie induzierte Halothan eine Abnahme der Pfortaderdurchblutung und eine Steigerung des arteriellen Widerstands in der Leber. Die Applikation von Enfluran führte zu einer Abnahme der Pfortaderperfusion, ähnlich wie bei äquipotenten Konzentrationen von Halothan; nachdem aber der arterielle Widerstand in der Leber signifikant herabgesetzt wurde, kam es durch Enfluran zu einer geringeren Abnahme der arteriellen Durchblutung der Leber. Millar

Tabelle 1. Auswirkungen (Mittelwerte ± Standardabweichung) von N_2O auf die Durchblutung der Pfortader und die arterielle Durchblutung der Leber sowie auf die Gesamtdurchblutung der Leber und auf den arteriellen Widerstand in der Leber. Signifikante Unterschiede zu den Ausgangswerten

N_2O	Ausgangswert	30%	Ausgangswert	50%	Ausgangswert	70%
Durchblutung der Pfortader (ml · 100 g⁻¹ · min⁻¹)	102 ± 14	91 ± 14[b]	95 ± 17	87 ± 18[b]	96 ± 15	82 ± 13[b]
Arterielle Durchblutung der Leber (ml · 100 g⁻¹ · min⁻¹)	44 ± 6	39 ± 6[b]	44 ± 7	37 ± 6[b]	37 ± 6	29 ± 6[b]
Gesamtdurchblutung der Leber (ml · 100 g⁻¹ · min⁻¹)	147 ± 18	130 ± 18[c]	139 ± 22	123 ± 21[c]	134 ± 15	111 ± 13[b]
Arterieller Widerstand in der Leber (Einheiten)	0,65 ± 11	0,85 ± 18[a]	0,70 ± 0,14	1,06 ± 0,3[a]	0,77 ± 0,13	1,07 ± 0,21[b]

[a] $P < 0,05$; [b] $P < 0,01$; [c] $P < 0,001$

Tabelle 2. Auswirkungen (Mittelwert ± Standardabweichung) äquipotenter Konzentrationen von Halothan und Enfluran auf die Durchblutung der Pfortader und die arterielle Durchblutung der Leber sowie auf den arteriellen Widerstand in der Leber im Vergleich zu den Ausgangswerten

	Durchblutung der Pfortader (% vom Ausgangswert)	Arterielle Durchblutung der Leber (% vom Ausgangswert)	Arterieller Widerstand in der Leber (% vom Ausgangswert)
Halothan (n = 6)			
0,5%	74 ± 7[b]	76 ± 6[a]	95 ± 5
1%	72 ± 6[a]	60 ± 5[a]	110 ± 7
1,5%	55 ± 6[c]	37 ± 4[a]	125 ± 12
2%	45 ± 5[c]	35 ± 4[b]	94 ± 5
Enfluran (n = 6)			
1%	75 ± 108[b]	80 ± 10	75 ± 7
1,5%	65 ± 5[b]	75 ± 11	65 ± 4[a]
2%	65 ± 5[b]	74 ± 12	63 ± 12
3%	44 ± 6[b]	55 ± 7[a]	50 ± 10[a]

[a] $P < 0,05$; [b] $P < 0,01$; [c] $P < 0,001$

u. Biscoe [3] haben gezeigt, daß Halothan in Kaninchen die postganglionäre sympathische Aktivität steigerte. Dies könnte ein Mechanismus sein, durch den eine Vasodilatation in den Leberarteriolen während der Applikation von Halothan verhindert wird.

Die hier beschriebenen Untersuchungen wurden an einem intakten Tierversuchsmodell mit normaler Leberfunktion durchgeführt. Nichtsdestoweniger sind sie Grundlage für weitere Studien am Menschen unter den Bedingungen normaler und anomaler Leberfunktion und unter Einsatz von geeigneten Methoden der Durchblutungsmessung.

Danksagung. Diese Untersuchungen wurden unterstützt vom Scottish Hospitals Endowment Research Trust und wurden am Wellcome Surgical Institute, University of Glasgow, durchgeführt. Wir danken Frl. Diane E. McCorkindale für die Präparation des Manuskripts.

Literatur

1. Hanson KM, Johnson PC (1966) Local control of hepatic arterial and portal venous flow in the dog. Am J Physiol 211:712
2. Hughes RL, Mathie RT, Campbell D, Fitch W (1979) The effect of hypercarbia on hepatic blood flow and oxygen consumption in the greyhound. Br J Anaesth 51:289
3. Millar RA, Biscoe TJ (1966) Postganglionic sympathetic discharge and the effect of inhalational anaesthetics. Br J Anaesth 38:92

Beeinflussung der Leberfunktion durch wiederholte Inhalationsanaesthesie

J.P.H. Fee, G.W. Black und J.W. Dundee

Unter den potenten Inhalationsanaesthetika werden lediglich Halothan und Enfluran auf breiter Basis eingesetzt. Enfluran findet vor allem dann anstelle von Halothan Verwendung, wenn wiederholte Applikationen notwendig sind. Bislang ist jedoch nicht gesichert, daß Enfluran die postnarkotische Hepatitisrate zu reduzieren vermag und somit eine sichere Alternative zu Halothan darstellt. Es wären daher umfassende prospektive Untersuchungen zum wiederholten Einsatz von Anaesthetika erforderlich. In der vorliegenden Untersuchung wurde zu erklären versucht,
1. in welchem Ausmaß eine Beziehung zwischen der wiederholten Applikation von Halothan und Enfluran und dem Auftreten einer Leberdysfunktion besteht und
2. welche Patienten für eine Leberdysfunktion nach wiederholten Anaesthesien prädisponiert sind.

Es wurden 2 Gruppen von Patienten untersucht, die sich hinsichtlich Alter, Geschlecht und körperlicher Merkmale nicht auffällig voneinander unterschieden. 63 Patienten erhielten 2 oder mehr Halothannarkosen und 66 Patienten 2 oder mehr Anaesthesien mit Enfluran. Das Hauptgewicht der Studie lag auf den verschiedenen Leberfunktionstests. Dazu wurden Blutproben vor der Anaesthesie sowie am 4. und 14. postoperativen Tag entnommen. Es wurde eine große Zahl von Leberfunktionstests durchgeführt, am brauchbarsten erwiesen sich jedoch die Bestimmung der Glutamat-Pyruvat-Transaminase (GPT) und der Gammaglutamyltranspeptidase (γ-GT). Von den Patienten, die wiederholt Halothan bekommen hatten, wies eine beachtliche Anzahl abnorme γ-GT- und GPT-Spiegel auf. Dieser Trend verstärkte sich noch mit zunehmender Zahl der Anaesthesien. Dies war bei Enfluran nicht der Fall, denn nach wiederholter Applikation wurden nur geringfügige Veränderungen der Leberfunktionstests festgestellt.

Die weitaus meisten abnormen Leberfunktionstests fanden sich bei adipösen Patienten nach wiederholter Halothananaesthesie. So führten mehrfache Halothannarkosen bei adipösen Patienten in 48% zu Leberfunktionsstörungen, hingegen bei Patienten mit Normalgewicht nur in 10%. Bei Enfluran waren die Unterschiede zwischen adipösen und normalgewichtigen Patienten gering. Zwischen den beiden Inhalationsanaesthetika gäbe es daher hinsichtlich der Häufigkeit veränderter Leberenzymaktivität kaum Unterschiede, wenn die Resultate der adipösen Patienten unberücksichtigt blieben. Diese Befunde könnten darauf hinweisen, daß die niedrigere Fettlöslichkeit von Enfluran und die damit verbundene geringere Speicherung im Organismus von Bedeutung ist.

Eine höhere Inzidenz von Leberfunktionsstörungen wurde beobachtet, wenn innerhalb eines Zeitraums von 6 Wochen eine 2. Anaesthesie erforderlich war; diese Beobachtung steht in Übereinstimmung mit Befunden aus früheren Untersuchungen.

Es ist davon auszugehen, daß die Veränderungen der Enzymaktivitäten bei wiederholter Inhalationsanaesthesie eine gewisse Leberzellschädigung signalisieren. Als Halothan vor ungefähr 25 Jahren in die klinische Praxis eingeführt wurde, nahm man an, daß es sich um eine inerte Substanz handle, die unverändert vom Körper ausgeschieden würde. Heute wissen wir, daß die meisten Inhalationsanaesthetika im Organismus metabolisiert werden, und es wird befürchtet, daß diese Biotransformationsprodukte toxische Effekte auf Organe wie Leber und Nieren haben könnten.

Es ist schwer zu verstehen, weshalb Leberfunktionsstörungen nach wiederholter Halothananaesthesie einerseits eine hohe Inzidenz aufweisen, andererseits jedoch eine massive Hepatitis glücklicherweise selten ist. Möglicherweise muß es erst zu einer beträchtlichen Steigerung des Halothanmetabolismus kommen, damit eine Leberzellschädigung klinisch manifest wird. Die vergleichsweise geringfügigen Veränderungen der Leberfunktionstests, die in dieser Untersuchung gefunden wurden, sollte man dennoch nicht ignorieren. In Verbindung mit anderen Faktoren könnte u.U. eine Kettenreaktion in Gang kommen, die letztlich in eine fatale Hepatitis einmündet.

Einfluß von Inhalationsanaesthetika auf Lungenventilation und -perfusion

L.J. Bjertnaes

Im Lauf der letzten 2 Jahrzehnte wurde in einer Reihe von Untersuchungen demonstriert, daß die Allgemeinanaesthesie den pulmonalen Gasaustausch beeinträchtigen kann [15–17]. Wird dieser Tendenz nicht mit einer Erhöhung der Sauerstoffkonzentration im Narkosegasgemisch begegnet, kann sich eine arterielle Hypoxämie entwickeln. Obwohl dieser Sachverhalt schon lange gut dokumentiert ist, blieben die zugrundeliegenden pathophysiologischen Mechanismen bis vor wenigen Jahren ungeklärt.

Es ist bekannt, daß eine Allgemeinanaesthesie Veränderungen in der pulmonalen Ventilationsmechanik auslöst. Laws [13] stellte einen Abfall der funktionellen Residualkapazität nach Einleitung der Anaesthesie fest. Zu Beginn des vergangenen Jahrzehnts konnte gezeigt werden [7, 8, 10–12], daß eine Verminderung der funktionellen Residualkapazität zum Verschluß kleiner Luftwege in abhängigen Lungenbezirken führen kann. Auf der Basis direkter röntgenologischer Beobachtungen wiesen Froese u. Bryan [9] darauf hin, daß diese Veränderungen vornehmlich auf eine Verlagerung des Zwerchfells nach kranial während der Narkose zurückzuführen sind. Sie fanden weiterhin, daß bei positiver Druckbeatmung in der Inspiration vor allem die nichtabhängigen Lungenbezirke gebläht werden. Infolge der höheren Blutlöslichkeit von Narkosegasen im Vergleich zu Luft wird nun die Absorption von Gasen hinter verschlossenen Luftwegen erleichtert. All diese Veränderungen begünstigen eine Hypoventilation und/oder Atelektasenbildung — insbesondere in den abhängigen Lungenregionen, in denen infolge der Schwerkraft die Gasvolumina ohnehin vermindert sind. Bleibt in derart hypoventilierten oder atelektatischen Lungenfeldern die regionale Perfusion unverändert oder steigt sie sogar an, resultiert daraus eine arterielle Hypoxämie.

Im Wachzustand sorgt eine Vasokonstriktion in schlecht ventilierten Lungenabschnitten für eine Umleitung des lokalen Blutstroms in besser ventilierte Areale [22]. Eine mögliche Erklärung für die Entwicklung einer arteriellen Hypoxämie während einer Anaesthesie wäre, daß dieser nützliche Mechanismus zur Umverteilung des Blutstroms durch Anaesthetika behindert wird. Bereits 1972 und 1973 veröffentlichten Sykes et al. [18, 19] Ergebnisse, die diese Annahme unterstützen. Für ihre Untersuchungen verwendeten sie verschiedene Versuchsmodelle mit isolierten Hundelungen.

Am Institut für Physiologie der Universität Oslo begannen wir im Jahre 1974 mit Untersuchungen auf der Grundlage dieser Hypothese. Unser Versuchsmodell bestand aus einem Präparat von isolierten Rattenlungen, die bei konstantem Fluß und konstantem Ausstromdruck mit Blut perfundiert wurden. Die pulmonale Vasokonstriktion ließ sich dann als Zuwachs im Einstromdruck — als sog. pressorische Antwort — messen. Derartige Reaktionen ließen sich auslösen, indem man die Lungen über festgelegte Perioden hinweg im Wechsel mit hypoxischem und normoxischem Atemgas ventilierte. Sobald hypoxische pressorische Reak-

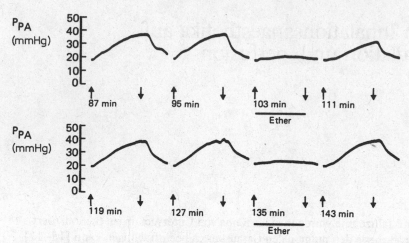

Abb. 1. Pulmonal-arterielle pressorische Reaktionen auf konstante Ventilationsperioden mit hypoxischem Atemgas; 103 bzw. 135 min nach Beginn der Perfusion wurde Äther zusammen mit dem hypoxischen Gasgemisch verabreicht. (Wiedergabe mit Genehmigung von Acta Anaesthesiol Scand)

tionen annähernd gleicher Größenordnung erreicht waren, wurde das zu testende Anaesthetikum dem Atemgas oder dem Blutreservoir zugesetzt. Abbildung 1 zeigt 8 aufeinanderfolgende Pressorreaktionen auf Ventilation mit hypoxischem Atemgas. Bei Zugabe von Diäthyläther zum Atemgas 103 bzw. 105 min nach Beginn der Perfusion wurden die Reaktionen fast vollständig aufgehoben.

In allen Experimenten mit Äther war die verblüffende Beobachtung zu machen, daß es mit zunehmender Konzentration des Anaesthetikums zu einer stufenweisen Minderung der pressorischen Reaktion kam (Abb. 2). Derartige Dosis-Wirkungs-Kurven mit Beziehung zwischen Herabsetzung der pressorischen Reaktion und der Konzentration des Inhalationsanaes-

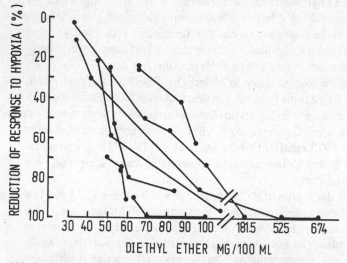

Abb. 2. Herabsetzung der pulmonal-arteriellen pressorischen Reaktion infolge hypoxischer Ventilation durch steigende Konzentrationen von Äther. (Wiedergabe mit Genehmigung von Acta Anaesthesiol Scand)

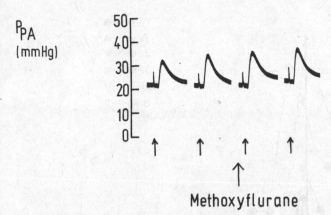

Abb. 3. Pressorische Reaktionen auf Injektion einer standardisierten Dosis Bradykinin (*kleine Pfeile*) in die Pulmonalarterie. Die beiden letzten Reaktionen wurden während der Applikation von Methoxyfluran gemessen (Beginn beim *großen Pfeil*), das in dieser Konzentration eine pressorische Reaktion auf hypoxische Ventilation vollständig blockierte. (Wiedergabe mit Genehmigung von Acta Anaesthesiol Scand)

thetikums im Blut wurden außerdem noch mit Halothan, Methoxyfluran und Enfluran gefunden [2, 4]. Dieser Effekt des Diäthyläthers wurde durch Beobachtungen von Sykes et al. [20] an Hunden, die einer einseitigen Hypoxie ausgesetzt waren, bestätigt. Keine Veränderung der pressorischen Reaktion ließ sich demgegenüber durch Halothan [21] und Methoxyfluran [14] am selben Versuchsmodell auslösen.

Selbst wenn die Inhalationsanaesthetika Äther, Halothan und Methoxyfluran in Konzentrationen appliziert wurden, die die pressorische Reaktion auf Hypoxie vollständig aufhoben, blieb die pressorische Antwort auf andere Stimuli wie beispielsweise Bradykinin und Kallikrein unverändert. In Abb. 3 sind die pressorischen Reaktionen auf eine standardisierte Dosis Bradykinin dargestellt, die vor und während der Applikation von Methoxyfluran in die Pulmonalarterie injiziert wurde. Die eben genannte Beobachtung steht in Übereinstimmung mit der Hypothese, der zufolge die pressorische Reaktion auf Hypoxie von einem spezifischen Mechanismus gesteuert wird. Dieser Mechanismus kann jedoch bei vollständiger Unversehrtheit der glatten Gefäßmuskulatur pharmakologisch blockiert werden.

Im Gegensatz zu den volatilen Inhalationsanaesthetika hatten Lachgas und verschiedene andere, intravenös zu verabreichende Anaesthetika, einschließlich Fentanyl und Barbiturate, keinen dämpfenden Effekt auf die hypoxieinduzierten pressorischen Reaktionen [2].

Die Beobachtung, daß sich durch Inhalationsanaesthetika die hypoxische Vasokonstriktion in isolierten Rattenlungen hemmen ließ, bewog uns, Äther und Halothan auf dieselbe Wirkung hin am Menschen zu untersuchen. Die Versuchspersonen – 17 junge Männer – wurden mit Thiopental narkotisiert und mit Pancuroniumbromid relaxiert. Zur Aufrechterhaltung der Anaesthesie wurden Fentanyl und Thiopental wiederholt intravenös injiziert. Ein blockierbarer Carlens-Doppellumentubus wurde eingeführt, der eine seitendifferente Beatmung gestattete. Eine Lunge, die sog. Testlunge, wurde mit Stickstoff ventiliert, die andere mit reinem Sauerstoff. Die arterielle Kohlensäurespannung wurde im Normbereich und bis auf Abweichungen von ± 0,5 kPa konstant gehalten.

In Abb. 4 ist der arterielle Sauerstoffdruck einiger Versuchspersonen gegen die Zeit aufgetragen. Sobald die hypoxische Vasokonstriktion einsetzte, wurde der pulmonale Blutstrom zur oxygenierten Lunge umgeleitet. Aus diesem Grunde kam es während der nächsten 20—

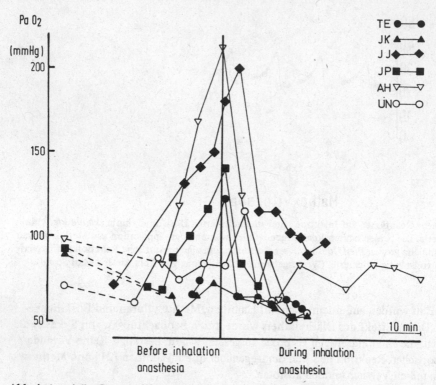

Abb. 4. Arterieller Sauerstoffdruck (*PaO₂*) bei 6 Probanden vor (*Punkte ganz links*) und während unilateraler Hypoxie (*durchgehende Linien*). In der ersten Untersuchungsfolge von unilateraler Hypoxie wurden den Probanden intravenöse Anaesthetika verabreicht. In der zweiten Folge wurde ein Inhalationsanaesthetikum, Halothan (*geschlossene Symbole*) oder Diäthyläther (*offene Symbole*), über die hypoxische Lunge appliziert, was innerhalb von 10 min zu einer Herabsetzung des paO_2 führte. (Wiedergabe mit Genehmigung von Acta Physiol Scand)

30 min zu einem allmählichen Anstieg des paO_2. Wenn die maximale hypoxieinduzierte Vasokonstriktion in der Testlunge erreicht war, was sich indirekt über die paO_2-Veränderungen bestimmen ließ, wurde Tc^{99}-Humanserumalbuminmakroaggregat intravenös injiziert. Mit dieser Technik ließ sich nach der Operation die Verteilung des pulmonalen Blutstroms durch Szintigraphie bestimmen. Halothan oder Äther — der hypoxischen Lunge zugeführt — verursachten einen raschen Abfall des paO_2. Sobald der paO_2 nicht weiter sank, wurde ein zweites Isotop — J^{131}-Humanserumalbuminmakroaggregat — intravenös injiziert. Die damit beobachtete Verteilung des Blutstroms wurde mit der normalen Distribution verglichen, die 2 Tage nach der Operation ebenfalls szintigraphisch ermittelt worden war.

　　Auf Abb. 5 sind 3 typische Szintigramme aus dem Untersuchungsverlauf bei einem 31-jährigen Mann zu sehen. Der Blutstrom zur sog. Testlunge (rechte Lunge), der während des Einatmens von Luft 50% des gesamten pulmonalen Blutvolumens betrug, wurde während einseitiger Hypoxie auf 28% reduziert. Nach ipsilateraler Applikation von Diäthyläther war ein Anstieg auf 48% zu beobachten, was darauf hinwies, daß die hypoxische Vasokonstriktion nahezu aufgehoben war.

　　In dieser Gruppe lag die Verteilung des Blutstroms zur Testlunge im Durchschnitt bei 50% (Gesamtbereich 40–64%) während der Kontrollphase, bei einseitiger Hypoxie um 25%

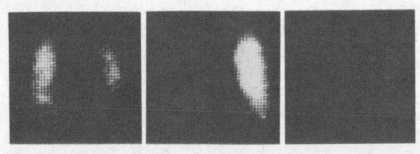

Abb. 5. Szintigramme des Patienten U.N. Der Blutstrom zur Testlunge wurde von 50% des gesamten pulmonalen Blutstroms bei Einatmung von Luft (*links*) auf 28% während einseitiger Hypoxie (*Mitte*) verringert. Ipsilaterale Applikation von Äther führte zu einem Anstieg auf 48% (*rechts*). Die oberen und mittleren Szintigramme wurden mit Tc^{99}, die unteren mit J^{131} durchgeführt. (Wiedergabe mit Genehmigung von Acta Anaesthesiol Scand)

(Gesamtbereich 19–46%) und bei 37% (Gesamtbereich 28–49,4%), sobald eines der Inhalationsanaesthetika — entweder Äther oder Halothan — die einseitige Hypoxie überlagerte. Diese Befunde zeigen eindeutig, daß die hypoxische Vasokonstriktion auch beim Menschen durch Äther oder Halothan wesentlich vermindert wird [3].

Die oben erwähnten Untersuchungen geben Aufschlüsse über die hypoxische Vasokonstriktion in ventilierten Lungen. Bei vielen Lungenerkrankungen ist die Atelektase ein charakteristisches Merkmal. Atelektasen können lokal umschrieben und beispielsweise auf einen Lungenlappen begrenzt oder über die Lungen verteilt sein. Patienten mit röntgenologisch nachweisbaren Atelektasen können in vielen Fällen aufgrund der Blutumverteilung in ventilierte Lungenfelder erstaunlich gut mit Sauerstoff versorgt sein. Es besteht allerdings keine allgemeine Übereinstimmung darüber, ob der erhöhte Gefäßwiderstand in atelektatischen Lungen in erster Linie Folge einer mechanischen Obstruktion ist oder durch eine aktive Vasokonstriktion, beispielsweise durch einen niedrigen paO_2 im gemischtvenösen Blut, induziert wird.

Um diese Frage zu klären, wurden 2 Paare isolierter Rattenlungen in Serie perfundiert. Bei jedem Experiment wurde in einem der Versuchspräparate eine Atelektase durch Okklusion der Atemwege erzeugt. Das andere Präparat wurde gleichzeitig mit einem hypoxischen Gasgemisch ventiliert, um einen niedrigen pulmonal-arteriellen („gemischt-venösen") paO_2 im atelektatischen Lungenpaar zu gewährleisten. Man untersuchte 2 Gruppen, um den relativen Beitrag der mechanischen Obstruktion wie auch der aktiven Vasokonstriktion zum Gesamtanstieg des Gefäßwiderstands während einer 1stündigen Atelektase zu bestimmen. In einer Gruppe (10 Experimente) war die vaskuläre Reagibilität intakt, während in der anderen Gruppe (7 Experimente) das Gefäßsystem vor der Atemwegsokklusion durch Papaverin gelähmt wurde (Abb. 6). In der 1. Gruppe stieg der Gefäßwiderstand im Mittel um 163% über den Ausgangswert an. Ein hoher arterieller paO_2 wie auch Papaverin senkten den mittleren Anstieg auf 50 bzw. 7%. Bei der 2. Gruppe war vor Okklusion der Atemwege dem Perfusat Papaverin zugesetzt. In dieser Gruppe lag der Anstieg des Gefäßwiderstands bei durchschnittlich 10%, während bei Perfusion mit hohem arteriellen paO_2 kein Absinken zu beobachten war. Wenn wir den Anstieg des Gefäßwiderstands in den beiden letzten Gruppen miteinander vergleichen, hätte der relative Beitrag einer mechanischen Obstruktion zum Gesamtanstieg des Gefäßwiderstands während einer Atelektase höchstens 10/163 betragen, d.h. in

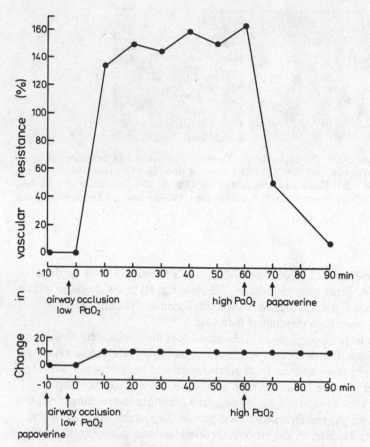

Abb. 6. Relativer Anteil mechanischer Obstruktion am Gesamtanstieg des Gefäßwiderstands in atelektatischen Rattenlungen. Bei 10 Präparaten mit intakter vaskulärer Reagibilität (*obere Kurve*) stieg während Okklusion der Atemwege und Perfusion mit niedrigem pO_2 der Gefäßwiderstand im Mittel um 163% über den Ausgangswert an. Die *Pfeile* bezeichnen den Wechsel zu einem Perfusat mit hohem paO_2 bzw. zur Injektion mit Papaverin. Einer anderen Gruppe, bestehend aus 7 Präparaten (*untere Kurve*), wurde vor Okklusion der Luftwege Papaverin verabreicht; der paO_2 im Perfusat war niedrig. Die letztgenannte Gruppe ließ eine Zunahme der vaskulären Reagibilität um 10% (im Mittel) über den Ausgangswert erkennen, und es konnte nach Perfusion mit hohem arteriellen paO_2 keine Herabsetzung beobachtet werden

etwa 6% [6]. Ähnliche Befunde wurden von Benumof [1] für atelektatische Lungenlappen an Hunden erhoben.

Nachdem der erhöhte Gefäßwiderstand in atelektatischen Lungen in erster Linie durch hypoxische Vasokonstriktion verursacht wird, überraschte es nicht, daß er sich dosisabhängig durch die Inhalationsanaesthetika Äther, Halothan und Enfluran hemmen ließ.

In einer ersten Versuchsreihe [2] fand sich eine dosisabhängige Herabsetzung der Hypoxiereaktion durch Inhalationsanaesthetika einschließlich Halothan. Im Gegensatz dazu zeigte sich bei intravenös, selbst in hohen Dosen applizierten Anaesthetika kein Dämpfungseffekt. In einer weiteren Serie von Experimenten [5] wollten wir herausfinden, ob diese Diskrepanz eine Folge der unterschiedlichen Applikationsweise ist oder auf den unterschiedlichen pharmakologischen Eigenschaften der beiden Anaesthetikagruppen beruht. Ein weiterer Zweck

der Versuche war, die hypoxiesensitive Stelle innerhalb der Lunge zu lokalisieren. Unter
Verwendung von 2 Rattenlungenpaaren, die in Serie perfundiert wurden, konnte Halothan
demselben Versuchspräparat sowohl als normales Inhalationsanaesthetikum über die Atemwege als auch als intravenöses Anaesthetikum über den Blutstrom zugeführt werden. Zusätzlich war es möglich, die Lungen anterograd über die Pulmonalarterie wie auch retrograd via
Lungenvenen zu perfundieren. Die Halothankonzentrationen wurden im pulmonalen Ein-
strom- und Ausstromblut bestimmt und die Lungenpräparate ständig hyperventiliert. Folglich waren bei hohen Einstromblutkonzentrationen niedrige alveoläre Konzentrationen zu
erwarten.

Abbildung 7 gibt den pulmonalen Einstromblutdruck und den Ausstromsauerstoffdruck
wieder. Halothan wurde über alle 3 Wege verabreicht. In der ersten Versuchsfolge wurde das
Lungenpräparat retrograd perfundiert. Anschließend erfolgte die Applikation von Halothan

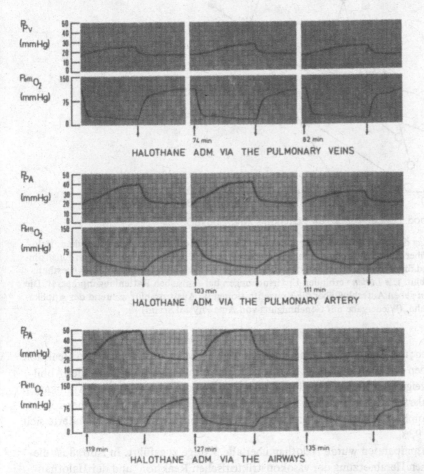

Abb. 7. Pulmonale pressorische Reaktionen auf Hypoxie in einem isolierten Rattenlungenpaar vor und
während der Applikation von Halothan über die Pulmonalvenen (*oben*), die Pulmonalarterie (*Mitte*) und
die Atemwege (*unten*). Die entsprechende Verminderung des Ausstrom-paO$_2$ ist unterhalb der Druckre-
gistrierungen zu sehen. Die *Pfeile* bezeichnen den Beginn und das Ende der hypoxischen Perioden. Außerdem ist der Zeitpunkt des Perfusionsbeginns angegeben. Die Strömung wurde ungeachtet der Strömungsrichtung konstant gehalten. (Wiedergabe mit Genehmigung von Acta Physiol Scand)

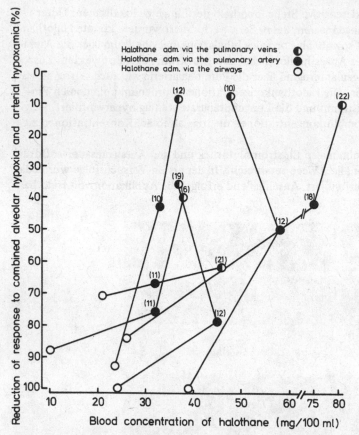

Abb. 8. Herabsetzung der hypoxiebedingten pulmonalen pressorischen Reaktion durch Halothan. Halothanapplikationen über Lungenvenen und Pulmonalarterie sind gegen die Konzentrationen im Einstromblut aufgetragen und die Verabreichung über die Atemwege gegen die Konzentrationen des Anaesthetikums im Ausstromblut. Die *Linien* verbinden Untersuchungen bei demselben Rattenlungenpräparat. Die *Zahlen in Klammern* geben Aufschluß über die Konzentrationen im Ausstromblut während der Applikation über die Blutbahn. (Wiedergabe mit Genehmigung von Acta Physiol Scand)

via Pulmonalvenen; das Ergebnis war eine Herabsetzung der vasokonstriktorischen Reaktion im Vergleich zu den Mittelwerten von 2 Kontrollen. Die Sequenzen in der Mitte der Abbildung und unten zeigen die Resultate während normaler anterograder Perfusion. Applikation über die Pulmonalarterie führte zu einer Reduzierung um 43%, obwohl die Halothankonzentration im Einstromblut geringer war. Nach Applikation über die Luftwege verminderte sich die Reaktion um 93%.

In 6 Versuchspräparaten wurde Halothan über alle 3 Wege zugeführt. In Abb. 8 ist die Beziehung zwischen Herabsetzung der vasokonstriktorischen Reaktion und der Halothanblutkonzentrationen zu sehen. Die durch venöse und arterielle Applikation verursachte Herabsetzung der Reaktion ist gegen die Halothankonzentration im pulmonalen Einstromblut aufgetragen. Verminderungen der pressorischen Reaktion, die durch Applikation über die Luftwege hervorgerufen wurden, sind gegen die Konzentrationen im Ausstromblut aufgetragen. Die Linien verbinden Untersuchungen, die bei den gleichen Lungenpräparaten vor-

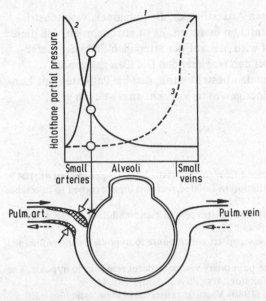

Abb. 9. Schematisches Lungenmodell mit der vermuteten hypoxiesensitiven Stelle (x) am arteriellen Schenkel des Gefäßsystems. *Oben:* Hypothetische Kurven für den Halothanpartialdruck entlang der pulmonalen Gefäße während Applikation über die Luftwege (*1*), über die Pulmonalarterie (*2*) sowie über die Lungenvenen (*3*). Die *Kreise* symbolisieren die Projektion der hypoxiesensitiven Stelle auf die Halothanpartialdruckkurven und zeigen die vermutete Beziehung zwischen den Halothanpartialdrücken an dieser Stelle während der Applikation über unterschiedliche Wege an. *Durchgehende* und *gestrichelte Pfeile* bezeichnen die Strömungsrichtung, während *kleine Pfeile* die vermutete vasokonstriktorische Stelle anzeigen. In Verbindung mit dieser Abbildung sollte Abb. 8 betrachtet werden. (Wiedergabe mit Genehmigung von Acta Physiol Scand)

genommen wurden. Bei jedem Präparat ließen sich 3 Stufen einer Reaktionsherabsetzung feststellen, je nachdem, ob Halothan über die Venen, die Arterie oder die Atemwege zugeführt worden war. Die eindrucksvollste Hemmung war immer dann zu sehen, wenn Halothan über die Atemwege appliziert wurde, geringer war der Effekt bei Verabreichung über die Pulmonalarterie und am wenigsten ausgeprägt bei Applikation über die Lungenvenen.

Quantitativ gesehen, setzten äquimolare Halothankonzentrationen bei Applikation über die Atemwege die vasokonstriktorische Reaktion 6mal so stark und bei Verabreichung über die Pulmonalarterie 2mal so stark herab wie bei Applikation über die Lungenvenen.

Abbildung 9 zeigt hypothetische Kurven für die Veränderungen des Halothandrucks entlang des pulmonalen Gefäßsystems während der Applikation des Anaesthetikums über die Luftwege, die Pulmonalarterie und die Lungenvenen. Darunter ist ein schematisches Modell der Lunge zu sehen. Nachdem Halothan die Reaktion in dosisabhängiger Weise dämpft, müßte die Konzentration an der hypoxiesensitiven Stelle bei pulmonalvenöser Applikation erwartungsgemäß am geringsten sein und sich nach pulmonal-arterieller Verabreichung und Gabe über die Atemwege hin fortlaufend erhöhen. Das Modell läßt den hypoxiesensitiven Ort extravaskulär auf der arteriellen Seite vermuten, funktionell näher an den Atemwegen als an den reagierenden Gefäßen.

Zusammenfassend läßt sich feststellen, daß eine Allgemeinanaesthesie Hypoventilation und Atelektasenbildung fördert. Die vorliegenden Untersuchungen haben gezeigt, daß volatile Anaesthetika, im Gegensatz zu intravenösen Anaesthetika, die pulmonale vasokonstriktorische Reaktion auf Hypoxie auch beim Menschen hemmen. Es ist anzunehmen, daß diese Hemmung über eine Rezeptorstelle vermittelt wird, die auf der arteriellen Seite des Gefäßsystems, aber näher bei den Atemwegen als bei den reagierenden Gefäßen gelegen ist.

Die praktische Folgerung aus diesen Befunden besteht darin, daß bei Patienten mit Lungenerkrankungen volatile Anaesthetika mit einer gewissen Vorsicht anzuwenden sind.

Literatur

1. Benumof JL (1979) Mechanism of decreased blood flow to atelectatic lung. J Appl Physiol 46:1047
2. Bjertnæs L (1977) Hypoxia-induced vasoconstriction in isolated perfused lungs exposed to injectable or inhalation anesthetics. Acta Anaesth Scand 21:133
3. Bjertnæs L (1978) Hypoxia-induced pulmonary vasoconstriction in man: inhibition due to diethyl ether and halothane anesthesia. Acta Anaesth Scand 22:570
4. Bjertnæs L, Mundal R (1980) The pulmonary vasoconstrictor response to hypoxia during enflurane anesthesia. Acta Anaesth Scand 24:252
5. Bjertnæs L, Hauge A, Torgrimsen T (1980) The pulmonary vasoconstrictor response to hypoxia. The hypoxia-sensitive site studied with a volatile inhibitor. Acta Physiol Scand 109:447
6. Bjertnæs L, Mundal R, Hauge A, Nicolaysen A (1980) Vascular resistance in atelectatic lungs: Effects of inhalation anesthetics. Acta Anaesth Scand 24:109
7. Don HF, Wahba WM, Craig DB (1972) Airway closure, gas trapping, and the functional residual capacity during anesthesia. Anesthesiology 36:533
8. Don HF, Wahba M, Cuadrado L, Kelkar K (1979) The effects of anesthesia and 100 per cent oxygen on the functional residual capacity of the lungs. Anesthesiology 32:521
9. Froese AB, Bryan AC (1974) Effects of anesthesia and paralysis on diaphragmatic mechanisms in man. Anesthesiology 41:242
10. Gilmour I, Burnham M, Craig DB (1976) Closing capacity measurement during general anesthesia. Anesthesiology 45:477
11. Hedenstierna G, Santesson J, Norlander OP (1976) Airway closure and distribution of inspired gas in the extremely obese, breathing spontaneously and during anesthesia with intermittent positive pressure ventilation. Acta Anaesth Scand 20:334
12. Hickey RF, Visick WD, Fairly HB, Fourcade HE (1973) Effects of halothane anesthesia on functional residual capacity and alveolararterial oxygen tension difference. Anesthesiology 38:20
13. Laws AK (1968) Effects of induction of anaesthesia and muscle paralysis on functional residual capacity of the lungs. Can Anaesth Soc J 15:325
14. Marin JLB, Carruthers B, Chakrabarti MK, Sykes MK (1979) Preservation of the hypoxic pulmonary vasoconstrictor response to alveolar hypoxia during administration of halothane in dogs. Br J Anaesth 50:1185
15. Marshall BE, Cohen PJ, Klingenmaier CH, Aukberg S (1969) Pulmonary venous admixture before, during and after halothane: oxygen anesthesia in man. J Appl Physiol 27:653
16. Price HL, Cooperman LH, Warden JC, Morris JJ, Smith TC (1969) Pulmonary hemodynamics during general anesthesia in man. Anesthesiology 30:629
17. Stark DCC, Smith H (1960) Pulmonary vascular changes during anaesthesia. Br J Anaesth 32:460
18. Sykes MK, Loh L, Seed RF, Kafer ER, Chackrabarti MK (1972) The effect of inhalational anaesthetics on hypoxic pulmonary vasoconstriction and pulmonary vascular resistance in the perfused lungs of the dog and cat. Br J Anaesth 44:776
19. Sykes MK, Davies DM, Chakrabarti MK, Loh L (1973) The effects of halothane, trichloroethylene and ether on the hypoxic pressor response and pulmonary vascular resistance in the isolated, perfused cat lung. Br J Anaesth 45:655
20. Sykes MK, Hurtig JB, Tait AR, Chakrabarti MK (1977) Reduction of hypoxic pulmonary vasoconstriction during diethyl ether anaesthesia in the dog. Br J Anaesth 49:293

21. Sykes MK, Gibbs JM, Loh L, Marin JLB, Obdrzalek J, Arnot RN (1978) Preservation of the pulmonary vasoconstrictor response to alveolar hypoxia during administration of halothane in dogs. Br J Anaesth 50:1185
22. Von Euler US, Liljestrand G (1946) Observations on the pulmonary arterial blood pressure in the cat. Acta Physiol Scand 12:301

Die Wirkung von Inhalationsanaesthetika auf die Nierenfunktion

P.O. Järnberg

Allgemeine Auswirkungen von Anaesthetika auf die Nierenfunktion

Eine Vollnarkose durch Inhalationsanaesthetika oder Neuroleptanaesthesie ist mit starken Veränderungen der Nierenfunktion verbunden [1−3]. Renaler Blutfluß, glomeruläre Filtrationsrate, Elektrolyt- und Wasserausscheidung werden herabgesetzt (Tabellen 1 u. 2). Zu den Mechanismen, die für diese Veränderungen verantwortlich sind, zählen Verminderung des Herzzeitvolumens und des arteriellen Blutdrucks, erhöhte sympathikoadrenale Aktivität, Freisetzung von antidiuretischem Hormon (ADH) und möglicherweise ein Aldosteroneffekt auf die Tubuli nach Aktivierung des Renin-Angiotensin-Systems. Normalerweise ist aber die Nierenfunktion innerhalb weniger Stunden nach Beendigung von Narkose und Operation wieder voll hergestellt, mit Ausnahme der freien Wasserausscheidung, die oft für mehrere Tage − wahrscheinlich durch eine andauernde, hohe ADH-Aktivität − beeinträchtigt ist [4].

In einigen Fällen ist die Nierenfunktion nach Narkose und Operation beeinträchtigt, so daß die Nieren nicht in der Lage sind, Urinvolumen und -zusammensetzung entsprechend

Tabelle 1. Intraoperative Veränderungen im Vergleich zu den Kontrollwerten (%) der Inulinclearance (C_{In}) und der PAH-Clearance (C_{PAH}) während der Anaesthesie mit verschiedenen Arten von Allgemeinanaesthetika

	C_{In}	C_{PAH}
Halothan	−19	−38
Enfluran	−22	−45
Isofluran	−37	−49
Neuroleptanaesthesie	−24	−45

Tabelle 2. Intraoperative Veränderungen im Vergleich zu den Kontrollwerten (%) von Urinflußrate (UF), Natriumclearance (C_{Na}), osmolarer Clearance (C_{osm}) und Clearance von freiem Wasser (C_{H_2O}) unter Narkose mit verschiedenen Arten von Allgemeinanaesthetika

	UF	C_{Na}	C_{osm}	C_{H_2O}
Halothan	−91	−67	−53	Freie Wasserrückresorption
Enfluran	−82	−59	−15	Freie Wasserrückresorption
Neuroleptanaesthesie	−74	−65	−28	Freie Wasserrückresorption

den homöostatischen Anforderungen zu verändern. Ein derartiges postoperatives Nierenversagen variiert in seiner Schwere zwischen leichten vorübergehenden Störungen bis hin zu ernsthaften polyurischen und anurischen Zuständen.

Abgesehen von den Fällen, die in Verbindung mit einer Methoxyflurannarkose stehen, beruht die Entwicklung eines postoperativen Nierenversagens nicht nur auf der Wahl des Anaesthetikums, sondern vielmehr auf einer Kombination von Faktoren, bei der der anaesthetische Wirkstoff gewöhnlich einer der weniger wichtigen ist. Zu den anderen, bedeutsameren Faktoren zählen Art und Dauer des chirurgischen Eingriffs, präoperativ bestehende Nieren- und/oder Herz-Kreislauf-Erkrankungen, prä-, intra- oder postoperative Sorge für das Elektrolyt- und Flüssigkeitsgleichgewicht sowie die Applikation von nephrotoxischen Substanzen.

Methoxyfluran

Moderne Inhalationsanaesthetika sind entweder halogenierte Äthane oder Äther. Sie werden in unterschiedlichem Ausmaß metabolisiert, die Metaboliten werden in der Hauptsache durch renale Exkretion eliminiert [5]. Diese Metaboliten können potentiell nephrotoxisch sein. Es gibt überzeugende Angaben darüber, daß der Metabolismus von Methoxyfluran – es werden Fluoridionen freigesetzt – ursächlich mit einer dosisabhängigen Nephrotoxizität verbunden ist [6]. Das bekannte klinische Bild zeigt eine vasopressinresistente Polyurie, Hypernatriämie, Hyperosmolalität und ansteigende Serumkreatininspiegel. Man nimmt an, daß der nephrotoxische Schwellenwert bei Menschen bei etwa 50 μmol/l F^- liegt, auch wenn eine vorübergehende Abnahme der Konzentrationsfähigkeit nach der Narkose bei Spiegeln von etwa 35 μmol/l F^- [7] gefunden wurde.

Halothan

Das Fluoridion ist der einzige bekannte Metabolit der modernen Inhalationsanaesthetika, der mit Sicherheit nephrotoxische Eigenschaften besitzt. Nachdem der Halothanmetabolismus nur unter hypoxischen Bedingungen [5] zu einer signifikanten Fluoridbildung führt, ist das Risiko einer besonderen Beeinträchtigung der Nierenfunktion im Zusammenhang mit Halothananaesthesie sehr gering.

Enfluran

Die Biotransformation von Enfluran während und nach der Narkose und die daraus resultierenden Fluoridplasmaspiegel sind ausreichend dokumentiert [8–10]. In der klinischen Praxis liegen die Plasmaspiegel meistens zwischen 15 und 25 μmol/l (Abb. 1) und damit ausreichend unter der nephrotoxischen Schwelle. Gelegentlich wurden Werte im toxischen Bereich gemessen.

Ein klinisches polyurisches Nierenversagen nach Enflurananaesthesie beim Menschen wurde nur im Falle weniger Patienten beschrieben, bei denen bereits vor der Narkose eine Beeinträchtigung der Nierenfunktion vorlag [11–13]. Deshalb erscheint es ratsam, bei Patienten mit präoperativ bekannter Einschränkung der Nierenfunktion Enfluran als Anaesthetikum zu vermeiden.

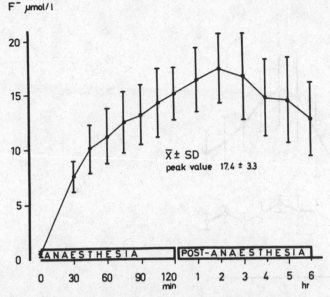

Abb. 1. Plasmakonzentrationen von anorganischem Fluorid (F^-) bei 7 Patienten vor, während und nach Enflurannarkose (Mittelwerte ± Standardabweichung)

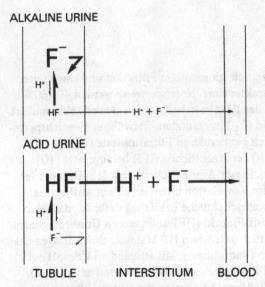

Abb. 2. Möglicher Mechanismus der renalen Rückresorption von Fluorid. Der Vorgang findet durch nichtionische Diffusion von Wasserstoff-Fluorid aus den Tubuli statt. In der peritubulären Flüssigkeit, wo der pH-Wert höher ist, wird HF dissoziiert, und die Fluoridionen kehren über die peritubulären Kapillaren in den großen Kreislauf zurück

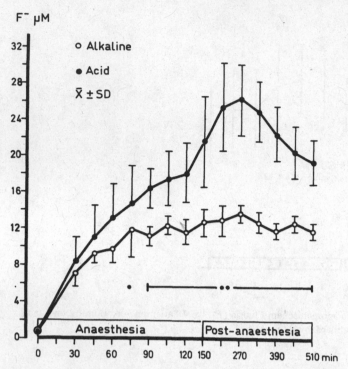

Abb. 3. Fluoridplasmaspiegel vor, während und nach Enflurannarkose in 2 Patientengruppen mit präoperativ induzierten alkalischen und sauren Urinverhältnissen (Mittelwerte ± Standardabweichung)

Fluoridausscheidung

Die renale Ausscheidung von Fluorid wird durch die glomeruläre Filtration und einen unterschiedlichen Grad tubulärer Reabsorption charakterisiert. Normalerweise werden 40–60% des Fluorids mit dem Urin ausgeschieden und der Rest in kalzifiziertem Gewebe akkumuliert [14]. Die normale renale Clearance von Fluorid (C_F) in gesunden, freiwilligen Versuchspersonen beläuft sich auf etwa 1/3–2/3 der aktuellen glomerulären Filtrationsrate (GFR) [14]. Unter Enflurannarkose ist die C_F etwa auf 1/10 der eigentlichen GFR herabgesetzt [10]. Nach Beendigung der Narkose steigt die C_F an. Dieser Anstieg scheint mit dem Urin-pH verknüpft zu sein. Es existiert eine fast vollständige Korrelation zwischen einem Anstieg des Urin-pH und dem Anstieg von C_F [15]. Eine wahrscheinliche Erklärung dafür ist, daß Fluorid durch nichtionische Diffussion als Wasserstoff-Fluorid (HF) unter sauren Urinbedingungen aus den Nierentubuli rückresorbiert wird. Die nichtgeladenen HF-Moleküle durchdringen das Tubulusepithel leichter als die freien geladenen Fluoridionen. Mit steigendem Urin-pH entsteht weniger HF, und die Ausscheidung von Fluorid steigt dementsprechend an (Abb. 2).

Bei Patienten, deren Urin-pH aktiv beeinflußt wurde, führten die sauren Urinverhältnisse während und nach der Enflurananaesthesie zu einer beträchtlich niedrigeren Fluoridausscheidung und zu höheren Fluoridplasmaspiegeln als bei Patienten mit alkalischem Urin (Abb. 3) [16].

Isofluran

Isofluran ist wie Enfluran ein Pentalfluormethyläther. Es wird in geringerem Ausmaß metabolisiert als Enfluran. Die höchsten Fluoridplasmaspiegel beim Menschen liegen 6 h nach der Narkose zwischen 4 und 5 μmol/l bei einer mittleren Dosis von 3,1 ± 1,3 MAC-Stunden [1]. Eine Nephrotoxizität wurde nicht nachgewiesen.

Literatur

1. Mazze RI, Cousins MJ, Barr GA (1974) Renal effects and metabolism of isoflurane in man. Anesthesiology 40:536–542
2. Deutsch S (1975) Effects of anesthetics on the kidney. Surg Clin North Am 55:775–786
3. Järnberg P-O, Santesson J, Eklund J (1978) Renal function during neurolept anaesthesia. Acta Anaesth Scand 22:167–172
4. Moran WH, Miltenberger FW, Shuayb WI et al. (1964) The relationship of antidiuretic hormone secretion to surgical stress. Surgery 56:205–210
5. Cohen EN, Van Dyke RA (1977) Metabolism of volatile anesthetics. Implications for toxicity. Addison-Wesley Reading, pp 63–125
6. Mazze RI, Shue GL, Jackson SH (1971) Renal dysfunction associated with methoxyflurane anesthesia: a randomized, prospective clinical evaluation. JAMA 216:278–288
7. Mazze RI, Calverley RK, Smith NT (1977) Inorganic fluoride nephrotoxicity: Prolonged enflurane and halothane anesthesia in volunteers. Anesthesiology 46:265–272
8. Maduska AL (1974) Serum inorganic fluoride levels in patients receiving enflurane anesthesia. Anesth Analg (Cleve) 53:351–353
9. Cousins MJ, Greenstein LR, Hitt BA et al. (1976) Metabolism and renal effects of enflurane in man. Anesthesiology 44:44–53
10. Järnberg P-O, Ekstrand J, Irestedt L et al. (1979) Renal function, fluoride formation and excretion during enflurane anaesthesia. Acta Anaesth Scand 23:444–453
11. Hartnett MN, Lane W, Bennett WM (1974) Nonoliguric renal failure and enflurane. Ann Intern Med 81:560
12. Loehning RE, Mazze RI (1974) Possible nephrotoxicity from enflurane in a patient with severe renal disease. Anesthesiology 40:203–205
13. Eichhorn JH, Hedley-Whyte J, Steinman TI et al. (1976) Renal failure following enflurane anesthesia. Anesthesiology 45:557–560
14. Carlson CH, Armstrong WD, Singer L (1960) Distribution and excretion of radio-fluoride in the human. Proc Soc Exp Biol Med 104:235–239
15. Järnberg P-O, Ekstrand J, Irestedt L et al. (1980) Renal fluoride excretion during and after enflurane anaesthesia: dependency on spontaneous urinary pH-variations. Acta Anaesth Scand 24:129–134
16. Järnberg P-O, Ekstrand J, Irestedt L (1981) Renal fluoride excretion and plasma fluoride levels during and after enflurane anesthesia are dependent on urinary pH. Anesthesiology 54:48–52

Die Wirkung von Inhalationsanaesthetika auf die Skelettmuskulatur und die glatte Muskulatur

J.F. Crul

Das klassische Anzeichen für die Narkosetiefe in unterschiedlichen Stadien und Ebenen läßt sich am besten an einer fortschreitenden Entspannung bestimmter Partien der gestreiften und glatten Muskulatur ablesen. Dieses Schema basierte in erster Linie auf den Symptomen der zunehmenden Tiefe der Äthernarkose und erwies sich später als ebenso gültig für andere Inhalationsanaesthetika.

Zunächst wurden die Muskeln von Augen, Kopf und Nacken, später die der Extremitäten lahmgelegt, gefolgt von Rumpf- und Bauchmuskeln und schließlich von Interkostal- und Zwerchfellmuskulatur. In ähnlicher Weise entspannten sich die glatten Gefäß- und Darmmuskeln, die Muskeln von Pupille und Bronchien und schließlich versagte auch der Herzmuskel. Die Tiefe der Inhalationsnarkose wurde anhand von Umfang und Ort der Muskelentspannung gesteuert, die für bestimmte Operationen notwendig war. Später konnte man der Notwendigkeit einer Muskelentspannung durch peripher wirkende Muskelrelaxantien begegnen, und eine tiefe Inhalationsnarkose war nicht mehr nötig.

Diese fortschreitende Muskelentspannung unterschied sich in ihrer Stärke beträchtlich von einer Inhalationsnarkose zur anderen, jedoch die Reihenfolge des Entspannungsvorgangs blieb immer dieselbe.

Diese Erkenntnis deutet in erster Linie darauf hin, daß es für die durch Inhalationsanaesthesie ausgelöste Muskellähmung einen zentralen Angriffspunkt geben muß. Tatsächlich wird dies durch Experimente bestätigt.

Schaltneuronen und motorische Neuronen in Hirnstamm und Rückenmark werden durch Inhalationsanaesthetika zunehmend gedämpft. Als Folge davon werden die oligosynaptischen H-Reflexe in einem Ausmaß unterdrückt, das der beobachteten Muskelentspannung entspricht.

Nur in tieferen Narkosestadien werden auch periphere Effekte auf die normale neuromuskuläre Übertragung festgestellt. Insbesondere die postsynaptische Depolarisation nimmt ab und verlangsamt sich durch eine reduzierte Na^+-Leitfähigkeit nach Stimulierung. 1 MAC-Äquivalent eines Anaesthetikums unterdrückt die Depolarisation der postsynaptischen Membran um 20—40%, je nach Art des Anaesthetikums. Dies zeigt sich in einer Herabsetzung der Muskelkontraktion, sobald eine mindestens 50%ige Abschwächung der Depolarisation bereits erreicht ist [1].

Bei Einsatz von Enfluran geschieht dies bei einer Konzentration von 2,5—3%. Dies führt zu einer Reduzierung des Sicherheitsspielraums der neuromuskulären Übertragung, die nur entdeckt wird, wenn andere Faktoren auf denselben Mechanismus einwirken.

Es ist daher nicht verwunderlich, daß Inhalationsanaesthetika die Effekte von nichtdepolarisierenden Muskelrelaxantien verstärken. Die Dosis-Wirkungs-Kurven all dieser Wirkstoffe verschieben sich dosisabhängig nach links.

Foldes hat eine Potenzierung des Effekts von Gallamin durch Halothan aufgezeigt [2]. Katz demonstrierte die potenzierende Wirkung von Halothan auf d-Tubocurarin und Hexafluorenium [3]. Diese Befunde wurden von anderen Autoren bestätigt [4, 5].

Es hat sich gezeigt, daß der potenzierende Effekt von Halothan zwar konzentrationsabhängig ist [6], daß er aber nicht mit der Narkosedauer im Zusammenhang steht [7].

Im Falle von Enfluran wurde nachgewiesen, daß der Verstärkungseffekt sowohl von der Konzentration als auch von der Dauer der Applikation abhängt [8]. Enfluran potenziert nichtdepolarisierende Relaxantien stärker als Halothan [1, 9, 10].

Vor kurzer Zeit kam in Amerika ein neues Inhalationsanaesthetikum – Isofluran (Foran) – auf den Markt. Es wird vermutlich in wenigen Jahren auch in Europa erhältlich sein. 1971 wurde nachgewiesen, daß es die Pharmakodynamik nichtdepolarisierender Muskelrelaxantien mindestens im gleichen Ausmaß beeinflußt wie Halothan [11]. Dieser Befund wurde in einem späteren Experiment bestätigt [12, 13].

Die Pharmakokinetik von d-Tubocurarin im Menschen wird durch Halothan oder Enfluran nicht signifikant verändert [8, 14]; Halbwertszeiten, Verteilungsvolumen sowie Gesamtplasmaclearance bleiben gleich. Allerdings gibt es einen signifikanten Unterschied in der Plasmakonzentration, bei der die Zuckungsintensität um 50% herabgesetzt ist. Dies deutet auf eine erhöhte Rezeptorsensitivität für d-Tubocurarin hin. Diese Rezeptorsensitivität für Relaxantien hängt vom verwendeten Anaesthetikum und dessen Konzentration ab. Bei äquipotenten Konzentrationen verminderte Enfluran in In-vivo-Versuchen die EC_{50} (Konzentration, bei der die Amplitude einer Zuckung um 50% verringert wird) auf 1/3 des Kontrollwerts; Äther und Fluroxen senkten die EC_{50} auf die Hälfte und Halothan, Methoxyfluran sowie Isofluran auf 2/3 der Kontrollwerte ab (Waud, 1979 [13]).

Untersuchungen am Menschen haben diese Befunde bestätigt [9, 15]. Im Gegensatz zu Halothan [7, 14] war bei Enfluran der Anstieg der Rezeptorsensitivität im Menschen auch abhängig von der Dauer der Narkose [8]. Im Augenblick gibt es noch keine Erklärungen für diese Zeitabhängigkeit bei Enfluran.

Im Gegensatz zu d-Tubocurarin existiert ein klar zu erkennender Unterschied in der Pharmakokinetik von Pancuronium bei Katzen in Halothan- oder Enflurannarkose im Vergleich zu einer Thiopentalnarkose. Die Halbwertszeit in der Eliminationsphase (t 1/2 β) ist verlängert und die Gesamtplasmaclearance niedrig [20]. Wegen der Speziesunterschiede in der Pharmakokinetik ist nicht sicher, ob diese Ergebnisse auf den Menschen übertragen werden können. Halothan und Enfluran erhöhen die Rezeptorsensitivität für Pancuronium sowohl in Katzen [20] als auch im Menschen [9, 11]. Da sich Halothan und Enfluran im Fall von d-Tubocurarin und Pancuronium nicht auf die Konstanten der Dissoziationsrate des Relaxans-Rezeptor-Komplexes auswirken [16], muß gefolgert werden, daß die erhöhte Rezeptorsensitivität kein tatsächlicher Anstieg dieser Sensitivität ist, sondern Ausdruck des verringerten Sicherheitsspielraums der neuromuskulären Übertragung. Es blockieren, unserer Meinung nach, Halothan und Enfluran einige Acetylcholinrezeptoren, und daher wird für die Blockade der übrigen Rezeptoren eine geringere Relaxansdosis benötigt.

Aus der Diskussion der zuvor erwähnten Faktoren dürfte klar werden, daß der Einfluß von volatilen Anaesthetika auf die postsynaptische Membran wahrscheinlich der klinisch wichtigste Faktor bei der Wechselwirkung zwischen flüchtigen Anaesthetika und nichtdepolarisierenden Muskelrelaxantien ist.

In jüngster Zeit wurde gezeigt, daß Muskelrelaxantien auch die Tiefe einer Inhalationsnarkose beeinflussen. Der MAC-Wert von Halothan wird durch Pancuronium signifikant verringert [17]. Mögliche Erklärungen für diesen Effekt sind:

1. Muskelrelaxation hebt eine große Zahl von afferenten Impulsen von den Muskelspindeln und rückläufig vom motorischen Neuron und von den Renshaw-Zellen auf. Zerebrales Erwachen und damit Wachheit selbst hängen zum großen Teil von Impulsen einer derart großen Muskelmasse ab.

2. Eine andere Erklärung könnte die Tatsache sein, daß Muskelrelaxantien die Blut-Hirn-Schranke in meßbaren Mengen passieren, wie für d-Tubocurarin [18] und Pancuronium (P. Waser, persönlicher Bericht) gezeigt wurde. Sie könnten damit zentrale Acetylcholinrezeptoren besetzen und dadurch die Gehirntätigkeit beeinflussen. Unterstützt wird diese Theorie durch die Beobachtung, daß intravenös verabreichtes Gallamin und d-Tubocurarin die Angriffsschwelle für Lidocain in Affen erhöhen [19].

Falls diese Umkehrwirkung der Muskelrelaxantien irgendeine Bedeutung für die Tiefe der Inhalationsanaesthesie hat, wäre es logisch, auch die Konzentration von Inhalationsanaesthetika zu reduzieren, wenn sie mit Muskelrelaxantien kombiniert werden.

Es kann sogar nützlich sein, Muskelrelaxantien nicht als möglichen Ersatz für eine klinisch brauchbare Anaesthesie zu nehmen, wie wir es unseren Studenten immer gelehrt haben, sondern als integralen Teil einer ausbalancierten Anaesthesie. Selbstverständlich sollten Luftwege und Atmung jederzeit sicher überwacht sein. Klinische Beobachtungen aus jüngster Zeit rechtfertigen eine solche Feststellung, allerdings sind noch umfangreiche experimentelle und klinische Studien durchzuführen, ehe ein solches Vorgehen als Routine eingeführt und akzeptiert werden kann. Mit Sicherheit würde dadurch die gesamte Führung der Inhalationsanaesthesie dramatisch verändert werden.

Zusammenfassend läßt sich sagen, daß volatile Anaesthetika den Effekt und die Wirkungsdauer von nichtdepolarisierenden Muskelrelaxantien potenzieren. Die Dosierung dieser Verbindungen sollte deshalb der Art und Konzentration des verwendeten Anaesthetikums angepaßt werden. Bei Einsatz von Halothan oder Isofluran kann die Dosierung der Relaxanzien auf 2/3 der Menge reduziert werden, die sonst zur Erreichung derselben Blockade unter Verwendung von Anaesthetika auf N_2O-Basis benötigt wird. Bei Enflurannarkose reicht 1/3 der Relaxansdosis aus. In diesem Zusammenhang sollte man auch nicht den Einfluß der Applikationsdauer von Enfluran vergessen.

Kleine Mengen von Muskelrelaxantien potenzieren und erleichtern die Führung der Inhalationsnarkose und sollten sicherlich integraler Bestandteil einer ausgewogenen Inhalationsanaesthesie werden.

Weit weniger ist über die Wirkung von Inhalationsanaesthetika auf die glatte Muskulatur bekannt.

Bei In-vitro-Versuchen hat sich gezeigt, daß Halothan den Tonus der glatten Muskulatur in den Bronchien asthmatischer Meerschweinchen reduziert und auch die Histaminreaktion der präsensibilisierten Meerschweinchentrachea verhindern kann [21]. Bei In-vivo-Experimenten bei Hunden zeigten sich dieselben Effekte: Nach Vagusstimulation wurde die Bronchokonstriktion durch 0,5% Halothan unterbunden [22]. Ebenso wird der Tonus der glatten Muskulatur des Rattenkolons durch Halothan und Diäthyläther vermindert [23]. Für klinische Zwecke läßt sich nur der Effekt von Halothan auf die glatte Muskulatur der Bronchien vorteilhaft auswerten. Keine der anderen Auswirkungen auf die glatte Muskulatur scheint klinisch bedeutsam zu sein.

Literatur

1. Waud BE, Waud DR (1979) Effects of volatile anesthetics on directly and indirectly stimulated skeletal muscle. Anesthesiology 50:103
2. Foldes FF, Sokoll M, Wolfson B (1961) Combined use of halothane and neuromuscular blocking agents for the production of surgical relaxation. Anesth Analg (Cleve) 40:629
3. Katz RL, Gissen AJ (1967) Neuromuscular and electromyographic effects of halothane and its interactions with d-tubocurarine in man. Anesthesiology 28:564
4. Baraka A (1968) Effects of halothane on tubocurarine and suxamethonium block in man. Br J Anaesth 40:602
5. Walts LF, Dillon JB (1970) The influence of the anesthetic agents on the action of curare in man. Anesth Analg (Cleve) 49:17
6. Bonta IL, Goorissen EM, Derkx FH (1968) Pharmacological interaction between pancuronium bromide and anesthetics. Eur J Pharmacol 4:83
7. Miller RD, Crigue M, Eger EI II (1976) Duration of halothane anesthesia and neuromuscular blockade with d-tubocurarine. Anesthesiology 44:206
8. Stanski DR, Ham J, Miller RD, Sheiner LB (1980) Time-dependent increase in sensitivity to d-tubocurarine during enflurane anesthesia in man. Anesthesiology 50:483
9. Fogdall RP, Miller RD (1975) Neuromuscular effects of enflurane, alone and combined with d-tubocurarine, pancuronium and succinylcholine in man. Anesthesiology 42:173
10. Lambo R (1977) Action of enflurane (Ethrane^R) on the neuromuscular block induced by AH 8165D. Acta Anaesthesiol Belg 28:13
11. Miller RD, Eger EI II, Way WL, Stevens WC, Dolan WM (1971) Comparative neuromuscular effects of forane and halothane alone and in combination with d-tubocurarine in man. Anesthesiology 35:38
12. Vitez TS, Miller RD, Eger EI II, van Nijhuis LS, Way WL (1974) Comparison in vitro of isoflurane and halothane potentiation of d-tubocurarine and succinylcholine neuromuscular blockades. Anesthesiology 41:53
13. Waud BE (1979) Decrease in dose requirement of d-tubocurarine by volatile anesthetics. Anesthesiology 51:298
14. Stanski DR, Ham J, Miller RD, Sheiner LB (1979) Pharmacokinetics and pharmacodynamics of d-tubocurarine during nitrous-oxyde-narcotic and halothane anesthesia in man. Anesthesiology 51:235
15. Miller RD, Way WL, Donlon WH, Stevens WC, Eger EI II (1971) Comparative neuromuscular effects of pancuronium, gallamine and succinylcholine during forane and halothane anesthesia in man. Anesthesiology 35:509
16. Waud BE, Cheng MC, Waud DR (1973) Comparison of drugreceptor dissociation constants at the mammalian neuromuscular junction in the presence and absence of halothane. J Pharmacol Exp Ther 187:40
17. Forbes AR, Cohen NH, Eger EI II (1979) Pancuronium reduces halothane requirement in man. Anesth Analg (Cleve) 58:497
18. Matteo RS, Pua EK, Khambatta HJ, Spector RS (1977) Cerebrospinal fluid levels of d-tubocurarine in man. Anesthesiology 46:396
19. Munson ES, Wagman IH (1973) Elevation of lidocaine seizure threshold by gallamine. Arch Neurol 28:329
20. Miller RD, Agoston S, van der Pol F, Booij LHDJ, Crul JF (1979) Effect of different anesthetics on the pharmacokinetics and pharmacodynamics of pancuronium in the cat. Acta Anaesth Scand 23:285
21. Cabanas A, Souhrada JF, Aldrete JA (1980) Effects of ketamine and halothane on normal and asthmatic smooth muscle of the airway in guinea pigs. Can Anaesth Soc J 27:47
22. Jones JG, Graf PD, Lemen R (1978) The influence of bronchial smooth muscle tone on critical narrowing of dependent airways. Br J Anaesth 50:735
23. Clanachan AS, Muir TC (1978) Effects of end-tidal concentrations of cyclopropane, halothane and diethyl ether on peripheral autonomic neuroeffector systems in the rat. Br J Pharmacol 62:259

Inhalationsanaesthesie und endokrine Erkrankungen

St. Jeretin

Die Zahl der Patienten, die an endokrinen Erkrankungen leiden und sich einem chirurgischen Eingriff unterziehen müssen, wächst ständig an. Es gibt mehr und mehr Patienten, die an den endokrinen Drüsen selbst operiert werden, und eine noch größere Anzahl, die entweder an endokrinen Begleiterkrankungen leiden oder sich einer Hormontherapie unterziehen, die mit dem geplanten chirurgischen Eingriff nicht im Zusammenhang stehen [20].

Im allgemeinen beeinflußt die Anaesthesie das normale endokrine System und löst eine Reihe von Reaktionen aus, die normalerweise als Streßreaktionen beschrieben werden und als natürliche Reaktion der endokrinen Drüsen auf Anaesthesie, Trauma oder operative Eingriffe bekannt sind. Bei Patienten mit endokrinen Erkrankungen zeigt sich eine veränderte Reaktion; einmal durch Funktionsveränderungen der endokrinen Drüsen und zum andern durch den operativen Eingriff, d.h. Entfernung der Drüse mit nachfolgender totaler oder partieller Unterfunktion bzw. Funktionsverlust.

Anaesthesie bei Patienten mit Erkrankungen der Hypophyse und Hypophysektomie

Die Hypophyse steuert die Sekretion zahlreicher endokriner Drüsen. Ihre Tätigkeit wiederum wird vom Spiegel der von den Zielorganen ausgeschiedenen zirkulierenden Hormone sowie durch die Aktivität verschiedener Teile des zentralen Nervensystems kontrolliert. Zu den Hypophysenhormonen, deren Mangel oder Überschuß das Leben des Patienten bedrohen und die daher für die Anaesthesie außerordentlich wichtig sind, zählen: ACTH, HGH, TSH und ADH.

Pathophysiologie

Adrenokortikotropes Hormon (ACTH)

ACTH stimuliert die Sekretion von Cortisol und Androgenen durch die Nebennieren.

1. ACTH-Mangel bewirkt eine verminderte Ausscheidung von Cortisol. Bei diesen Patienten kann es zu einer Anämie kommen, verbunden mit endokrinen Störungen wie Hypothyreose und Epithelkörperchenunterfunktion sowie häufig Kandidose. In schweren, nicht behandelten Fällen findet man meist niedrige Natrium- und erhöhte Kaliumserumspiegel. Die Wirksamkeit von Vasopressoren ist bei diesen Patienten häufig vermindert.

2. ACTH-Hypèrsekretion führt zu einer erhöhten Ausschüttung von Cortisol. Typisch für diesen Zustand sind arterielle Hypertonie, hohe oder normale Natrium- und niedrige bis normale Kaliumserumspiegel.

Menschliches Wachstumshormon (HGH)

HGH mobilisiert freie Fettsäuren und erhöht den Blutzuckerspiegel. Außerdem wirkt es sich positiv auf die Stickstoffbilanz und auf das Wachstum von Knochen (Längenwachstum) und Weichteilen aus.

1. HGH-Mangel verursacht bei Erwachsenen keinerlei klinische Symptome. Bei Kindern führt HGH-Mangel zu Wachstumsstörungen.

2. HGH-Überproduktion vor der Pubertät führt zu Gigantismus, während es nach der Pubertät, wenn die Wachstumszentren geschlossen sind, zur Akromegalie kommt. Der Grundumsatz ist um bis zu 50% erhöht. In etwa 75% der Fälle führen Kyphose und eine Vergrößerung von Organen und Muskelmasse letztendlich zu Herzinsuffizienz. Diabetes mellitus tritt bei 40% der Patienten auf.

Thyreotropin (TSH)

TSH stimuliert die Sekretion von Thyroxin und Trijodtyronin durch die Schilddrüse.

1. TSH-Mangel führt zur Bildung von inadäquatem Thyroxin und damit zu Hypothyreose (Sekundärhypothyreose). Gaben von TSH steigern bei diesen Patienten die Aufnahme von ^{131}J im Gegensatz zu jenen mit Primärhypothyreose. Die Cholesterinserumkonzentration ist bei Patienten mit Sekundärhypothyreose häufig normal (bei Primärhypothyreose ist sie erhöht). Patienten, die an Hypothyreose leiden, sind sehr anfällig für Streß. Es besteht daher ein erhöhtes Risiko bei Anaesthesie und operativen Eingriffen.

2. TSH-Überschuß führt zu keinen bekannten klinischen Symptomen. Die Basedow-Krankheit wird durch extrahypophysäres Thyreotropin verursacht.

Antidiuretisches Hormon (ADH)

Antidiuretisches Hormon oder Vasopressin reguliert die Rückresorption von freiem Wasser in den Nieren. Freies Wasser wird entlang einem Konzentrationsgradienten rückresorbiert, und konzentrierter Urin kann ausgeschieden werden.

1. ADH-Mangel führt zur Entwicklung von Diabetes insipidus und damit zu beträchtlichem Wasserverlust (5–10 l Urin pro Tag). Die Patienten werden hypovolämisch und hypernatriämisch, und die Blutspiegel von Harnstoffstickstoff sind erhöht. Oligurie und Schock sind Spätsymptome.

2. ADH-Überschuß äußert sich in niedrigen Natriumserumkonzentrationen, niedrigen Harnstoffstickstoffwerten im Blut und Wasserretention. Überwässerung wird nur schwer toleriert und führt zu Krämpfen und Tod. Die Harnosmolarität ist hoch.

Panhypopituitarismus (Simmonds-Krankheit, Sheehan-Syndrom)

Die Ursache ist eine schwere Schädigung des Hypophysenvorderlappens als Folge einer Thrombose, Nekrose oder eines Tumors. Die klinischen Symptome hängen vom Grad der sekundären Funktionseinschränkung von Nebenniere, Schilddrüse und Gonaden ab.

Typische Symptome für eine akute Insuffizienz sind Hypotonie, Bradykardie, Hypoglykämie, Verminderung der Stoffwechselvorgänge sowie Hypothermie. Bei akuter Hypophyseninsuffizienz, verursacht durch eine Thrombose, bei der auch der Hypophysenvorderlappen in Mitleidenschaft gezogen ist — wie beispielsweise bei septischem Schock oder disseminierter intravaskulärer Gerinnung — ist die Wirksamkeit von Vasopressoren und Cortison vermindert.

Partielle Nekrose kann zu einer schleichenden Form des Panhypopituitarismus führen. Bei diesen Patienten kann die Hypophysenfunktion für eine relativ normale Lebensführung ausreichen. Zu Symptomen kommt es, wenn der Zustand vor Anaesthesie und Operation nicht erkannt wird.

Indikationen für einen chirurgischen Eingriff an der Hypophyse und operatives Vorgehen

Hypophysektomie wird bei der Behandlung von Tumoren der Hypophyse — wie beispielsweise Hypophysenadenom und Kraniopharyngeom — durchgeführt. Als palliative Maßnahme wendet man sie auch bei bestimmten Patienten mit Mamma- oder Prostatakarzinom an sowie bei hämorrhagischer diabetischer Retinopathie, bei der Behandlung unheilbarer Schmerzsyndrome, von Akromegalie und (hypophysär bedingtem) Morbus Cushing. Es gibt 2 operative Zugänge für Eingriffe an der Hypophyse: durch Kraniotomie oder transsphenoidal.

Präanaesthetische Beurteilung und Planung

Nach einer Anamnese speziell im Hinblick auf anaesthesiologische Probleme und dem Studium des endokrinologischen Befunds wird der Patient zunächst auf seinen Allgemeinzustand untersucht. Dazu zählen Allgemeinbefinden, Ernährungszustand, kardiorespiratorische Funktion, Sauerstoffversorgung des Blutes, Wasser- und Elektrolythaushalt und Kohlenhydratstoffwechsel, Nierenfunktion, Funktion des ZNS etc.

Zur Bestätigung der Diagnose und Abschätzung des Ausmaßes von Stoffwechsel- und Funktionsstörungen müssen — wenn nötig — spezielle diagnostische Tests durchgeführt und Labordaten ermittelt werden. Therapeutische Maßnahmen werden ebenfalls überprüft. Bei Patienten, die sich wegen eines Hypophysentumors einer Hypophysektomie unterziehen müssen, könnten intrakranielle Raumforderung und Druckschwankungen während und nach der Anaesthesie von Bedeutung sein. Durch eine Hypophysektomie wird die Hypophysenfunktion auf Dauer unterbunden. Bereits bestehende Veränderungen in der Herz-Kreislauf-Funktion und beim Elektrolytstoffwechsel können sich auf die Fähigkeit einer raschen hämodynamischen Anpassung auswirken. Jede rapide Blutdruckschwankung als Folge von Hämorrhagie, Applikation eines Anaesthetikums etc. kann deletäre Folgen haben. Dies gilt bei Patienten mit Simmonds-Krankheit und Sheehan-Syndrom für jede Art der Operation ohne angemessene präoperative Hormonbehandlung [17]. Bei Patienten mit Akromegalie kann es zu Intubationsproblemen kommen. Inhalations- und andere Anaesthetika können während der Einleitungsphase und im weiteren Verlauf der Anaesthesie häufig hämodynamische Veränderungen verursachen. Inhalationsanaesthetika wie Halothan, Enfluran und Methoxyfluran sind gut geeignet und erleichtern es dem Anaesthesisten, die Tiefe der Narkose den Bedürfnissen des Patienten anzupassen [18].

Vorbereitung des Patienten und Prämedikation

Die Funktion der lebenswichtigen Organe, Blutvolumen, Elektrolythaushalt etc. sollten auf
den bestmöglichen Stand gebracht werden. Die Zeit, die zur präoperativen Therapie zur Verfügung steht, hängt von der Diagnose ab. Die Behandlung von Begleiterkrankungen sollte
rechtzeitig durchgeführt werden, damit noch eine Besserung erzielt werden kann, und ist Teil
der pränaesthetischen Vorsorge. Eine zusätzliche Corticosteroidgabe ist erforderlich. Patienten ohne Cortisontherapie erhalten am Tage vor der Operation morgens 100 mg Cortison
i.m. und die gleiche Dosis am Abend. Am Operationstag wird eine Gabe von 100 mg Cortison i.v. 2 h vor der Anaesthesie verabreicht [19].

Insulinpräparate setzt man 1 Tag vor der Operation ab, die Kontrolle des Blutzuckers
erfolgt durch Alt-Insulin.

Am Abend vor der Operation erhält der Patient 2,0 mg Flunitrazepam. Die gleiche Dosis
wird am Morgen des Operationstages verabreicht, wobei man das Medikament zusammen mit
Atropin injizieren kann.

Überwachungsmaßnahmen und Spezialapparaturen

Die ständige Überwachung sollte EKG, Temperatur und endexspiratorischen CO_2-Gehalt einschließen. Intubation und künstliche Beatmung ist wesentlich; außerdem sollte eine entsprechende Einrichtung zur Hypothermie zur Verfügung stehen.

Anaesthesie

Man legt den Patienten auf die Thermodecke und bereitet ihn in üblicher Weise vor. Anschließend wird eine intravenöse Kanüle gelegt und mit der langsamen Infusion von Glucose
5% begonnen. Des weiteren bringt man die Elektroden für das EKG an.

Die Narkoseeinleitung wird entweder mit Barbituraten, Flunitrazepam etc. oder durch
Inhalation durchgeführt. Größere Blutdruckschwankungen während Einleitung und Intuba-
tion lassen sich durch angemessene Dosierung und zeitliche Steuerung vermeiden. Fluothan,
Enfluran und Methoxyfluran werden dank nichtirritierender Dämpfe komplikationslos auf-
genommen und auch in höheren Konzentrationen während der Einleitung gut vertragen. Die
Gabe von Muskelrelaxanzien erleichtert die Intubation. Im allgemeinen empfiehlt sich für die
Intubation Pancuronium; manche Anaesthesisten bevorzugen allerdings Succinylcholinchlorid. Bei Anaesthesie in neurochirurgischen Fällen ist — wie üblich — darauf zu achten, daß
flexible Tuben eingesetzt werden und der Patient mit großer Sorgfalt beatmet wird. Durch
Überwachung des endexspiratorischen CO_2 läßt sich konstant eine leichte Hyperventilation
aufrechterhalten. Sobald der Patient in Narkose ist, legt man einen zweiten intravenösen Zu-
gang (entweder einen ZVD-Katheter oder eine i.v. Kanüle Größe 14). Außerdem wird ein
Blasenkatheter gelegt, die Blase entleert und der Katheter an ein Urinsammelsystem ange-
schlossen.

Der Patient wird nun in Operationslage gebracht. Bei Positionsveränderungen muß der
Blutdruck exakt beobachtet und rasche Lagewechsel sollten vermieden werden. Wenn nötig,
wird nun Harnstoff oder Mannit zugeführt. Blutverlust ist die wahrscheinlichste Ursache für
intraoperative Hypotonie und muß rasch und ausreichend ausgeglichen werden. Eine Gabe
von normalerweise 200 mg Cortisol als intravenöse Infusion ist erforderlich.

Tabelle 1. Postoperative Corticoiddosierung bei Patienten mit Hypophysenunterfunktion [19]

Tag nach der Operation	Medikament	Dosis			
1. Tag	Cortisol	50	mg × 4 i.m.		
2.–4. Tag	Cortisol	50	mg × 4 i.m.		
5.–6. Tag	Cortisol	50	mg × 3 i.m.		
7. Tag	Cortisol	50	mg × 2 i.m.		
8.–10. Tag	Dexamethason	0,5	mg × 4 oral		
11.–13. Tag	Dexamethason	0,5	mg × 3 oral		
ab dem 14. Tag	Dexamethason	0,5	mg × 2 oral		

Postanaesthetische Behandlung

Der hypophysektomierte Patient bzw. jeder an Hypophysenunterfunktion leidende Patient, der sich einer Operation unterziehen mußte (mit Ausnahme von Hypophysenoperationen), sollte in die Intensivstation verlegt werden. Die hämodynamischen Parameter sind mindestens 24 h lang zu überwachen. Der Patient sollte so lange intubiert und beatmet werden, bis Atemfunktion und Wachheitsgrad stabil sind. Flüssigkeits- und Elektrolytbilanz sind im 6-h-Rhythmus sorgfältig zu korrigieren.

Normalerweise erhält der Patient unmittelbar nach dem chirurgischen Eingriff 100 mg Cortisol i.m. oder i.v. Später sollte das Medikament nach Schema der Tabelle 1 verabreicht werden.

Nach Eröffnung von Frontal- oder Sphenoidalsinus sollte man über mehrere Tage hinweg Antibiotika verabreichen. Noch besser ist die regelmäßige prophylaktische Gabe einer 1%igen Silbersulfadiazinlösung, wobei 2mal täglich 50 ml dieser 1%igen Lösung durch den Blasenkatheter instilliert werden. Die Einstichstellen von i.v. Kathetern und i.v. Kanülen werden mit 1%iger Creme behandelt. Auch intraoperative lokale Applikation von 1%igem Silbersulfadiazin im Frontal- bzw. Sphenoidalsinus könnte sich als sinnvoll erweisen [13]. Während der unmittelbaren postoperativen Phase erhalten die Patienten Alt-Insulin, wobei Diabetiker höhere Dosen benötigen.

Anaesthesie und Erkrankungen der Nebennierenrinde

Die Nebennierenrinde produziert Hormone mit einem gemeinsamen Kern: der Cyclopentanperhydrophenantren-Struktur. Diese Hormone lassen sich funktionell in 5 Gruppen unterteilen, von denen nur 3 für die Anaesthesie von Bedeutung sind:
1. Glukokortikoide: Cortisol und Corticosteron;
2. Mineralokortikoide: Aldosteron und Desoxycorticosteron;
3. Androgene.

Die Gesamttätigkeit der Nebennierenrinde steht unter der Kontrolle des Hypophysenhormons ACTH. Dieses Hormon wird unter dem Einfluß eines spezifischen, Kortikotropin freisetzenden Faktors (CRF) ausgeschüttet, der im Hypothalamus gebildet wird. Die CRF-Freisetzung wird durch Plasmakortikosteroide gehemmt. ACTH steigert die Sekretion aller adrenalen Kortikoide, aber die Aldosteronsekretion ist weit weniger abhängig als die anderen Steroide und wird in der Hauptsache durch das Angiotensin-Renin-System reguliert.

Pathophysiologie

Glukokortikoide

Glukokortikoide stellen etwa 85% der gesamten Steroidproduktion der Nebenniere dar.
Ihre Hauptaufgabe ist die Stimulierung der Glukoneogenese durch erhöhten Proteinkatabolismus, durch Hemmung der Proteinsynthese und des Kohlenhydratumsatzes im Gewebe sowie durch Beeinflussung der Glucosetoleranz etc. Beide Nebennieren zusammen scheiden pro
Tag etwa 30 mg Cortisol aus. Unter Streßbedingungen kann sich diese Ausschüttung auf 300
mg pro Tag erhöhen.

Cortisolhypersekretion. Zu lang anhaltende und übermäßige Produktion von Glukokortikoiden führt zu dem bekannten klinischen Bild des Cushing-Syndroms. Dabei spielt es keine
Rolle, ob das überschüssige Cortisol endogen oder exogen ist, oder ob es Cortison oder eine
ähnliche synthetische Verbindung ist.

Die typischen Merkmale für diese Krankheit sind volles Gesicht, dünne Haut, rosa Striae
auf dem Bauch, Drucküberempfindlichkeit, arterielle Hypertonie, Beeinträchtigung der Glucosetoleranz, Osteoporose, supraklavikuläre Fettpolster, „Stiernacken", Muskelschwäche,
Stammfettsucht und — bei Kindern — Wachstumsstörungen.

Ursachen für das Cushing-Syndrom sind:

1. Bilaterale Nebennierenrindenhyperplasie — vermehrte hypophysäre ACTH-Sekretion;
2. unilaterales primäres NNR-Adenom (Karzinom);
3. extrahypophysäre ACTH-Produktion (Tumoren der Lunge, der Thymusdrüse, der
Bauchspeicheldrüse und der Bronchien);
4. zu reichlich bemessene Applikation von Glukokortikoiden oder ACTH (iatrogen).

Cortisolmangel kann durch die Zerstörung der Nebennieren verursacht werden, durch
hypophysären ACTH-Mangel sowie durch exogene Corticosteroide (iatrogen) und führt zum
klinischen Erscheinungsbild der Addison-Krankheit. Die klinischen Merkmale einer Insuffizienz der Nebennierenrinde sind Schwäche und Ermüdbarkeit, Gewichtsverlust, Überpigmen-
tierung, Störungen des Gastrointestinaltrakts, Hypotonie, Ohnmachtsanfälle, ZNS-Sympto-
me (wie Apathie etc.) sowie Hypoglykämie etc.

Aldosteron

Aldosteron ist das von der Nebennierenrinde in erster Linie ausgeschüttete Mineralokorti-
koid. Aldosteron erhöht die Natriumrückresorption in den distalen Nierentubulus im Aus-
tausch gegen Wasserstoff und Kalium. Die Sekretion von Aldosteron wird in erster Linie
durch das Angiotensin-Renin-System reguliert, wobei Natriumplasmaspiegel, Kaliumserum-
konzentrationen sowie ACTH von zweitrangiger Bedeutung sind.

Aldosteronhypersekretion entsteht entweder durch ein Adenom, das Aldosteron produziert, oder in seltenen Fällen durch eine bilaterale, noduläre Hyperplasie (primärer Aldosteronismus). Sekundärer Aldosteronismus wird durch Nierenarterienstenose oder durch maligne Nephrosklerose verursacht. Das klinische Bild von Aldosteronismus (chronische Hypersekretion von Aldosteron) wurde erstmals von Conn beschrieben. Die Hauptsymptome sind
Hypertonie, ödemunabhängiges ausgedehntes extrazelluläres Flüssigkeitsvolumen, Hypokaliämie, Alkalose sowie niedrige Magnesium- und hohe Natriumserumkonzentrationen.

Aldosteronmangel ist eine Begleiterscheinung bei chronischer Insuffizienz der Nebennierenrinde.

Androgene

Adrenale Androgene können klinische Symptome verursachen, die als adrenogenitales Syndrom beschrieben werden. Beim angeborenen adrenogenitalen Syndrom führt das teilweise oder vollständige Fehlen von Enzymen, die zur Produktion von Cortisol notwendig sind, zu einem Cortisolmangel. Bedingt durch die unzulängliche Produktion von Cortisol wird die ACTH-Sekretion nicht gehemmt und damit eine Hypertrophie der Nebennierenrinde verursacht.

Typisch ist eine Akkumulierung von Androgenen und Cortisol, die hoch genug ist, das Leben zu erhalten. Beim adrenogenitalen Syndrom, das mit Tumoren der Nebenniere in Verbindung steht, die übermäßig viel Androgen erzeugen, gleicht das klinische Erscheinungsbild (Vermännlichung, Hirsutismus) dem der angeborenen Form; es besteht aber kein Cortisoldefizit. Die Wirkung von Tumoren besteht häufig in einer Kombination aus Maskulinisierung und Cushing-Syndrom.

Indikationen für adrenale Eingriffe und operatives Vorgehen

Ein- oder beidseitige Tumoren der Nebennierenrinde müssen entfernt werden. Adrenalektomie dürfte dabei die zuverlässigste Methode sein. Die ACTH-Sekretion wird bei ACTH-stimulierter Nebennierenrindenhyperplasie durch Adrenalektomie nicht gestoppt. Bei Patienten mit einer leichten Form des Cushing-Syndroms ist die Bestrahlung der Hypophyse einer Adrenalektomie vorzuziehen. Normalerweise wird eine bilaterale Adrenalektomie 6—12 Monate nach Bestrahlung der Hypophyse durchgeführt. Bei Karzinom der Nebennierenrinde mit Metastasenbildung, bei Risikopatienten und solchen mit ektopischen, ACTH-produzierenden Tumoren ist die ärztliche Behandlung mit Wirkstoffen, die die Cortisolsynthese hemmen, angezeigt.

Der chirurgische Eingriff wird entweder von vorn, abdominal oder von hinten durch einen subkostalen Schnitt durchgeführt.

Präanaesthetische Beurteilung und Planung

Zunächst befaßt man sich mit der speziell auf die Anaesthesie bezogenen Anamnese und überprüft den chirurgischen und endokrinologischen Befund. Anschließend wird der Patient auf seinen Allgemeinzustand untersucht. Dazu zählt die Bewertung der kardiozirkulatorischen und respiratorischen Funktion, die Bestimmung von Sauerstoffversorgung und Blutvolumen (falls nötig), die Untersuchung von Elektrolyt- und Säure-Basen-Haushalt sowie der Nierenfunktion. Falls notwendig, werden spezielle diagnostische Untersuchungen und Laborbestimmungen durchgeführt. Insbesondere bei Patienten, bei denen endokrine Erkrankungen den chirurgischen Eingriff begleiten, ist es wichtig, die charakteristischen Merkmale der metabolischen und funktionellen Störungen zu erkennen. Sämtliche Behandlungsvorschriften werden überprüft.

Bei Patienten mit Hypersekretion von Corticosteroiden, die sich einer Operation unterziehen, bei der die endokrinen Drüsen nicht betroffen sind, muß daran gedacht werden, daß die möglicherweise auftretenden Probleme im Zusammenhang mit Diabetes, Hypokaliämie, arterieller Hypertonie und Osteoporose stehen können.

Beim Cushing-Syndrom stellen Hypertonie (die zum Tode führt, wenn sie nicht behandelt wird) und niedrige Kaliumspeicher die schwerwiegendsten Probleme dar. Kaliumdefizit

– verbunden mit erhöhtem Proteinkatabolismus – kann in Muskelschwäche resultieren. Kaliumbilanzierung und Überprüfung der Glucosetoleranz sind unbedingt notwendig. Erhöhte Atemarbeit aufgrund der Fettverteilung im Gewebe, Muskelschwäche und Kyphose können zu ernsthaften Schwierigkeiten führen. Die Patienten sind ausgesprochen anfällig für Infektionen. Bei iatrogenem Cushing-Syndrom ist die Hypothalamus-Hypophysen-Nebennieren-Achse aufgehoben, und die Patienten entwickeln einen Morbus Addison, wenn die Versorgung mit Hydrocortison unterbrochen wird.

Bei Aldosteronismus kann Hypokaliämie zu Muskelschwäche und damit zu respiratorischen Störungen und zu Vorhof- sowie Kammerarrhythmien führen. Nach einseitiger Adrenalektomie ist die Glukokortikoidsekretion normalerweise ausreichend. Beim adrenogenitalen Syndrom ist nur die angeborene adrenale Hyperplasie für die Anaesthesie von Bedeutung, weil diese Patienten keine ausreichenden Mengen von Cortisol produzieren können. In allen Fällen von beidseitiger Adrenalektomie tritt eine vollständige Unterbrechung der Cortisolproduktion ein. Diese Patienten sollten daher unmittelbar nach Entfernung der beiden Nebennieren wie Addison-Kranke behandelt werden. Bei einseitigen Tumoren (Hypersekretionsadenom) wird die gegenüberliegende Nebenniere ausgeschaltet und kann nicht auf ACTH reagieren.

Patienten mit Addison-Krankheit können – vor allem wenn die Erkrankung nicht behandelt wurde – in einem sehr schlechten präoperativen Zustand sein. Wenn es nicht gelingt, Hyponatriämie, Hyperkaliämie, niedriges Blutvolumen sowie Dehydratation und arterielle Hypotonie vor der Operation in den Griff zu bekommen, erhöhen künstliche Beatmung, Blutverlust und die Wirkung des Anaesthetikums auf das Herz-Kreislauf-System das Operationsrisiko ganz erheblich.

Pharmakologische Eigenschaften der Anaesthetika, die sich auf die Herz-Kreislauf-Dynamik auswirken, sind von Bedeutung. Interessanterweise erhöhen einige Inhalationsanaesthetika wie Halothan, Enfluran und insbesondere Methoxyfluran den Plasmacortisolspiegel [16]. Dieser Effekt könnte sich für die Anaesthesie bei Operationen nützlich erweisen, bei denen die Nebennieren nicht betroffen sind, während er bei adrenalektomierten Patienten verlorengeht.

Vorbereitung des Patienten und Prämedikation

Die präoperative Behandlung sollte beim Cushing-Syndrom eine Senkung des Blutdrucks, die Korrektur des Kaliumentzugs durch natriumarme Kost (falls genügend Zeit dafür bleibt) und die orale oder intravenöse Gabe von Kalium einschließen. Auch Diuretika und Digitalis sollten zur Behandlung einer Herzinsuffizienz verabreicht werden. Diabeteskontrolle ist notwendig. Potentielle Herde für Nebeninfektionen, wie beispielsweise Infektionen der Mundhöhle, der Zähne, des Harn- und Geschlechtstrakts, müssen vor der Operation beseitigt werden. Lokale Applikation von Silbersulfadiazinzubereitungen ist sehr nützlich, während sich eine präoperative Cortisolapplikation erübrigt. Corticosteroide werden am Operationstag und postoperativ verabreicht (s. Tabelle 2).

Die bei Aldosteronismus auftretende Hypertonie ist gewöhnlich harmlos, sollte aber ebenso wie eine Herzinsuffizienz behandelt werden. Wenn nötig, sollten bis zu 200 mval Kaliumchlorid intravenös appliziert werden. Corticosteroide sind für die Operationsvorbereitung nicht erforderlich. Nur bei beidseitiger Adrenalektomie werden Corticosteroide entsprechend Tabelle 2 verabreicht. Bei Patienten mit Addison-Krankheit muß vor dem operativen Eingriff das Blutvolumen korrigiert werden. Nur bei chronischer fortgeschrittener Unter-

205

Tabelle 2. Behandlungsplan für Corticosteroidtherapie bei Patienten mit Cushing-Syndrom und Adrenalektomie. Nach [19]

Präoperativ	Keine Medikation
Operationstag	Cortisol 100 mg i.v. während der Operation
	Cortisol 50 mg × 2 i.m. nach der Operation
Postoperativ	
2.–4. Tag	Cortisol 50 mg × 4 i.m.
5.–6. Tag	Cortisol 50 mg × 3 i.m.
7. Tag	Cortisol 50 mg × 2 i.m.
8.–10. Tag	Dexamethason 0,5 mg × 4 oral
11.–13. Tag	Dexamethason 0,5 mg × 3 oral
ab dem 14. Tag	Dexamethason 0,5 mg × 2 oral

funktion der Nebennierenrinde appliziert man Natrium, Wasser und Glucose in ausreichenden Mengen intravenös. ACTH als Teil der präoperativen Vorbereitung bleibt bei Patienten mit iatrogenem Addisonismus unwirksam. Sämtliche Patienten, die an Addison-Krankheit leiden, sowie solche, die im Lauf der letzten 6 Monate mehr als 4 Tage lang Corticosteroide erhalten haben, sollten Cortisol verabreicht bekommen. Der übliche Plan für Steroidtherapie, wie sie von M. Fox durchgeführt wurde [16], ist in Tabelle 3 wiedergegeben.

Es empfiehlt sich, durch Prämedikation am Vorabend der Operation einen guten Schlaf sicherzustellen. Mit 2–5 mg Diazepam oder 1–2 mg Flunitrazepam, oral verabreicht, oder mit Barbituraten lassen sich gute Ergebnisse erzielen. Für Patienten mit Addison-Krankheit sind niedrigere Dosen anzuraten. Am Morgen des Operationstages erfolgt eine weitere Prämedikation. Hier wurden Morphium, kurzwirkende Barbiturate, Demerol sowie Diazepam und Flunitrazepam zusammen mit Atropin eingesetzt.

Überwachungsmaßnahmen und spezielle Apparaturen

Ständige EKG- und Temperaturüberwachung ist notwendig. Außerdem sollten Geräte zur Kontrolle von Blutdruck und zentralem Venendruck (ZVD) zur Verfügung stehen. Künstliche Beatmung ist obligatorisch; des weiteren sollte eine elektrische Transfusions-Pumpen-Blutwärme-Filtrier-Einheit (Jeretin) verfügbar sein.

Anaesthesie

Bei Ankunft des Patienten im Operationssaal erhält er eine intravenöse Infusion einer 5%igen Glucoselösung. Außerdem wird mit der Überwachung des EKGs begonnen.

Normalerweise wird die Anaesthesie mit Thiopental eingeleitet; man kann aber auch ohne Risiko Inhalationsanaesthetika verwenden. Halothan, Enfluran und Methoxyfluran werden seit vielen Jahren mit ausgezeichnetem Erfolg eingesetzt. Die Effekte von Inhalationsanaesthetika auf die Nebennierenrindenfunktion sind nicht einheitlich [19]. Man hat zahlreiche Studien durchgeführt, um die stimulierende oder dämpfende Wirkung von Anaesthetika auf die kortikopituitäre Achse zu bestimmen. Es herrscht allerdings noch keine Übereinstimmung darüber, was besser ist: die Verwendung eines Anaesthetikums, das die Nebennierenrindenfunktion dämpft oder der Einsatz einer anaesthetischen Methode, die die

Tabelle 3. Postoperative Steroidtherapie bei Hypo-Aldosteronismus

Vorabend der Operation	Cortisonacetat 100 mg i.m. um 21.00 h
Anaesthesie	Cortisol 100 mg i.v. Bolusinjektion vor Narkoseeinleitung
	Cortisol 100 mg i.v. während der Operation
Postoperativ:	
Operationstag	Cortisol 50 mg i.v. oder i.m. alle 6 h
1. Tag	Cortisol 50 mg i.m. alle 6 h
2. Tag	Cortisol 50 mg i.m. alle 8 h
3. Tag	Cortisol 30 mg i.m. alle 8 h
4. Tag	Cortisol i.m. oder oral 40 mg + 20 mg
5. Tag	Cortisol i.m. oder oral 30 mg + 10 mg
6. Tag	Cortisol i.m. oder oral 20 mg + 10 mg

adrenale Funktion stimuliert. Für Patienten mit Erkrankungen der Nebennierenrinde, bei denen aber der operative Eingriff nicht mit den endokrinen Drüsen in Zusammenhang steht, kann der Einsatz von Anaesthetika mit stimulierender Wirkung auf die Nebennieren von Vorteil sein. Allerdings zeigt sich der Maximalanstieg der Cortisolsekretion normalerweise nach der Operation; er wird vom operativen Eingriff verursacht und verläuft proportional zum Ausmaß des chirurgischen Traumas und der Wunde [1]. Bei Patienten, die sich einer beidseitigen Adrenalektomie unterziehen müssen, ist der stimulierende oder dämpfende Effekt — zumindest vom Moment der Entfernung der Nebennieren an — irrelevant.

Weit bedeutsamer sind die pharmakologischen Effekte von Anaesthetika in Fällen, bei denen durch endokrine Erkrankungen besondere Vorbedingungen herrschen (niedriges Blutvolumen, mangelhafte Kontrolle des Gefäßtonus, Hyper- bzw. Hypokaliämie etc.). Insbesondere bei Addison-Krankheit ist es wichtig, einem bedenklichen Abfall des Blutdrucks durch rasche Transfusion von Vollblut und ausreichender Applikation von Cortisol (100–200 mg i.v.) zu begegnen. Aus diesem Grund wird vor der Operation eine große Kanüle (Gauge 14) in die Armvene eingeführt.

Um die Intubation der Trachea zu erleichtern und eine zufriedenstellende Muskelentspannung während der Operation zu erreichen, sollten Muskelrelaxanzien verwendet werden. Bei manchen Patienten ist es besser, anstelle von d-Tubocurarin Succinylcholin zu applizieren (Aldosteronismus). Die Wirkung von d-Tubocurarin könnte bei diesen Patienten zu lange anhalten (Zimmermann). Bei Gabe von nichtpolarisierenden Muskelrelaxanzien empfehlen sich kleinere Dosen und eine sorgfältige Titration.

Postanaesthetisches Vorgehen

Alle adrenalektomierten Patienten und alle Patienten mit Erkrankungen der Nebennieren müssen sorgfältig überwacht werden. Die künstliche Beatmung sollte in allen Fällen, wo es zu Muskelschwäche oder zu respiratorischen Problemen kommt, so lange fortgesetzt werden, bis sich die Atemfunktion wieder normalisiert hat.

Wasser- und Elektrolytbilanz müssen auf einer 4- bis 6-h-Basis reguliert werden. Bei Patienten mit Addison-Krankheit ist die intensive Überwachung der kardiozirkulatorischen Funktion wesentlich, um die Ursachen einer Hypotonie aufzudecken und eine entsprechende Behandlung einzuleiten. In Fällen, in denen die Ursache einer Hypotonie unklar ist, sollte Cortisol in Bolusinjektionen von 100 mg i.v. appliziert werden. Sämtliche Patienten, bei denen ein chirurgischer Eingriff an den Nebennieren vorgenommen wurde oder bei denen die Nebennierenrindenfunktion für längere Zeit unterbunden war, sollten postoperativ mit Cortisol behandelt werden (s. Tabellen 1—3).

Anaesthesie und Phäochromozytom

Phäochromozytome sind aktive Tumoren des chromaffinen Gewebes. Sie sind gewöhnlich gutartig, verursachen aber durch ihre Produktion von Adrenalin und Noradrenalin Hypertonie. Die meisten Tumoren treten im Nebennierenmark auf, können sich aber auch aus aberrierendem Gewebe entlang der Aortenbifurkation oder entlang dem Sympathikusgrenzstrang entwickeln.

Pathophysiologie

Die mit Phäochromozytomen verbundenen Anzeichen und Symptome resultieren aus dem von dem Tumor freigesetzten Adrenalin und Noradrenalin. Diese beiden adrenergen Amine verursachen eine rasche Erhöhung des arteriellen Blutdrucks (systolisch und diastolisch), steigern den Sauerstoffverbrauch, die Mobilisierung freier Fettsäuren aus dem Fettgewebe und die Erhöhung des Blutzuckerspiegels. Diese Effekte können entweder anhalten oder — bei Tumoren mit intermittierender Sekretion — episodisch sein. Die Hauptsymptome sind Kopfschmerzen, Hypertonie, Herzklopfen, übermäßige Schweißabsonderung sowie verschwommenes visuelles Wahrnehmungsvermögen und Hitzeunverträglichkeit. Phäochromozytome schütten im allgemeinen 15% Adrenalin und 85% Noradrenalin aus, was gleichbedeutend mit einer Umkehrung der normalen Sekretionsrate des Nebennierenmarks ist.

Präanaesthetische Beurteilung und Planung

Patienten, bei denen ein Phäochromozytom diagnostiziert wurde, sollten vor der Anaesthesie in der üblichen Weise untersucht werden. Basis der Operationsplanung sind die Anamnese unter besonderer Berücksichtigung der Anaesthesie, Allgemeinzustand, Laborbefunde sowie die Funktionen der lebenswichtigen Organsysteme. Falls keine weiteren Begleiterkrankungen vorliegen, bestehen die Hauptprobleme beim Phäochromozytom in der Hypertonie mit ihren Auswirkungen auf das Blutvolumen, in ventrikulären Arrhythmien und nach Entfernung des Tumors in einer Hypotonie. Der wichtigste Faktor beim Phäochromozytom und der damit verbundenen Hypertonie ist das verminderte Blutvolumen. Durch den Einfluß des Anaesthetikums auf das Herzzeitvolumen oder den Gefäßtonus kann es während der Anaesthesie zu einem Blutdruckabfall kommen, und die Verminderung des Blutvolumens wird offenbar. Darüber hinaus kann die sehr kurze Halbwertszeit von Adrenalin und Noradrenalin zu einem unmittelbaren Absinken der postoperativen Katecholaminspiegel im Blut führen. Bei einem signifikant verminderten Blutvolumen kann dadurch eine sehr kritische Situation entstehen.

Zu den gewöhnlich beobachteten ventrikulären Arrhythmien zählen Bigeminus, polytope ventrikuläre Extrasystolen sowie ventrikuläre Tachykardie. Einige Inhalationsanaesthetika wie beispielsweise Halothan potenzieren diese Arrhythmien zwar, andererseits aber wird während einer Halothananaesthesie das sympathikoadrenale System nicht aktiviert [4, 25].

So lange sich der diastolische Druck innerhalb physiologischer Grenzen hält, scheint die direkte myokardiale Depression nützlich zu sein [25].

Methoxyfluran scheint beim Menschen das Myokard nicht zu sensibilisieren. Enfluran hat einen minimalen Effekt auf das Herzzeitvolumen, kann aber mit zunehmender Tiefe der Anaesthesie eine merkliche Hypotonie hervorrufen. Halothan [2, 15, 22], Methoxyfluran [23] und Enfluran [12] sind bei der Entfernung von Phäochromozytomen erfolgreich für die Anaesthesie eingesetzt worden [6]. Wichtiger als das Anaesthetikum selbst ist die präoperative Vorbereitung der Patienten mit Alpha- und Betablockern sowie die Aufstockung des Blutvolumens. Ein noch höheres Risiko besteht für Patienten, bei denen während einer Operation oder im Verlauf einer Entbindung ein Phäochromozytom diagnostiziert wird.

Muskelrelaxanzien, die Histamin freisetzen, sollten wahrscheinlich wegen der Möglichkeit einer histaminähnlichen Auswirkung nicht eingesetzt werdne. Klinische Erfahrungen haben aber gezeigt, daß d-Tubocurarin unbeschadet appliziert werden kann [4, 7]. In jüngster Zeit wird hauptsächlich Pancuronium verabreicht [6].

Vorbereitung des Patienten und Prämedikation

Die Auswirkungen zirkulierender Katecholamine müssen vor der Anaesthesie neutralisiert werden. Hier haben sich Propranolol und Dibenzylin als die wirkungsvollsten Medikamente erwiesen. Die Behandlung beginnt normalerweise 1 Woche vor der Operation; dabei werden täglich 2—3 orale Dosen von jeweils 10—20 mg Dibenzylin verabreicht. Propranolol gibt man nur bei häufigen episodischen Arrhythmien. Propranolol (Dociton) wird in Dosen von 10—40 mg 3mal täglich oral appliziert. Bei Anzeichen einer durch Propranolol induzierten Herzinsuffizienz sollte eine Behandlung mit Digitalis in Betracht gezogen werden.

Am Vorabend von Anaesthesie und Operation sorgen oral verabreichte Dosen von 2—5 mg Diazepam oder 100 mg Nembutal für erholsamen Schlaf. Am Morgen erhält der Patient entweder Barbiturate wie Nembutal (100 mg), Diazepam (2—5 mg) oder Flunitrazepam (1—2 mg) oral oder i.m. — entweder in Verbindung mit oder ohne Narkotika. Atropin ist kontraindiziert [11].

Überwachung und Spezialapparaturen

Eine ständige Überwachung von EKG und arteriellem Blutdruck ist erforderlich. Zusätzlich Kontrolle von Temperatur, endexspiratorischem CO_2-Gehalt und ZVD ist optimal, künstliche Beatmung obligatorisch. Eine elektrische Bluttransfusions-Blutwärmungs-Filtrier-Einheit sollte verfügbar sein.

Anaesthesie

Falls der Patient bei Ankunft im Operationssaal noch nicht intravenös versorgt ist, erhält er nun eine intravenöse Glucoseinfusion (5%). Dazu verwendet man vorzugsweise einen zentralen Venenkatheter. Eine großkalibrige intravenöse Kanüle (Gauge 12 oder 14) wird in eine periphere Vene (V. cephalica oder V. basilica) eingeführt und mit der Bluttransfusionspumpe verbunden. Gleichzeitig beginnt die Überwachung.

Im Anschluß an die Narkoseeinleitung mit 250—300 mg Thiopenton oder 2 mg Flunitrazepam i.v. folgt die Applikation von Succinylcholinchlorid, um die orotracheale Intubation zu erleichtern. Die akkurate zeitliche Steuerung ist dabei wichtig, um eine komplikationsfreie, von katecholaminbedingten Reaktionen unbelastete Einleitung zu gewährleisten.

Die Inhalationsanaesthesie beginnt mit einem Anaesthetikum, dessen Konzentration ausreicht, um Schmerzreaktionen zu verhindern. Man darf allerdings nicht vergessen, daß der Patient mit Propranolol vorbehandelt war.

Zur Muskelentspannung werden üblicherweise 2–4 mg Pancuronium appliziert. Die künstliche Beatmung wird so reguliert, daß ein endexspiratorischer CO_2-Gehalt von 4–5% aufrechterhalten wird. Sobald die Operation begonnen hat, kann man zur Steuerung hypertensiver Episoden dem Patienten beispielsweise eine 0,01%ige Phentolaminlösung oder eine 0,02%ige Natriumnitroprussidlösung in einer langsamen intravenösen Infusion zuführen. Im Falle von Arrhythmien appliziert man entweder 1 mg Propranolol i.v. – falls nötig wiederholt – oder 50–100 mg Xylocain als Bolusinjektion i.v. Zur Behandlung von Hypotonie wurden Vasopressoren eingesetzt; als sehr wirkungsvoll erwies sich auch die rasche Übertragung von Blutmengen, die höher lagen als der gemessene Blutverlust. Bei dieser Technik muß der ZVD kontrolliert werden.

Postanaesthetisches Vorgehen

Der Blutdruck sollte 36 h lang ständig und sorgfältig überwacht werden. Während der postoperativen Phase ist Hypotonie die häufigste Todesursache. Vasopressoren sollten ständig zur Verfügung stehen. Nach Adrenalektomie kann sich die Gabe von 100 mg Cortisol alle 6 h als nützlich erweisen. Selbst wenn keine Adrenalektomie vorgenommen wurde, ist die Applikation von Cortisol gerechtfertigt, um den Blutdruck nicht mit übermäßigen Reaktionen auf Volumensubstitution und Vasopressoren zu belasten.

Anaesthesie und Erkrankungen der Schilddrüse

Aufgabe der Schilddrüse ist es, Jod zu speichern und zu metabolisieren, um die Schilddrüsenhormone Thyroxin (T4) und Trijodthyronin (T3) zu produzieren. Die Regulierung der Sekretion erfolgt über einen negativen Rückkopplungsmechanismus. Der Hypothalamus registriert Überschuß oder Defizit an zirkulierenden Schilddrüsenhormonen und steuert dementsprechend Abnahme oder Steigerung der TSH-Sekretion [8].

Pathophysiologie

Thyroxin und Trijodthyronin sind die beiden physiologisch aktiven Schilddrüsenhormone. Die wichtigsten Funktionen dieser beiden Hormone sind ihr Einfluß auf die Stoffwechselrate und ihre kalorigene Wirkung. T4 und T3 werden in den Kreislauf ausgeschüttet. Ihr Transport erfolgt durch Bindung an Plasmaproteine. Sobald sie die Zellen erreichen, übernehmen sie die Regulierung der Energieübertragung [5].

Hyperthyreose ist durch eine übermäßige Sekretion von Schilddrüsenhormon, Hyperplasie des Schilddrüsenparenchyms, eine erhöhte Stoffwechselrate sowie manchmal durch Exophtalmus charakterisiert. Die klinischen, für diesen Zustand typischen Anzeichen sind Gewichtsverlust, Tachykardie, Diarrhö, feuchtwarme Haut, Muskelschwäche sowie Nervosität und Hitzeunverträglichkeit. Ursache für eine Überproduktion von Schilddrüsenhormonen kann ein toxischer Adenomknoten oder eine diffuse toxische Struma sein.

Hypothyreose entsteht durch mangelnde Sekretion von Schilddrüsenhormonen. Die klinischen Symptome äußern sich in einer allgemeinen Abnahme sämtlicher Körperfunktio-

nen einschließlich der Gehirntätigkeit; dazu kommen Verstopfung, trockene Haut, Bradykardie sowie Kälteunverträglichkeit.

Indikationen für einen chirurgischen Eingriff und operatives Vorgehen

Hyperthyreose kann erfolgreich behandelt werden durch Thyreostatika, wie beispielsweise
PTU (Propylthiouracil), durch radioaktives Jod (^{131}J) sowie durch Operation.

Im Vergleich zur Radiojodtherapie erlaubt eine subtotale Thyreoidektomie eine schnelle
Kontrolle der Krankheit und eine geringere Häufigkeitsquote von Hypothyreose. Eine Operation empfiehlt sich bei Vorhandensein einer größeren Struma oder eines Schilddrüsenknotens,
der u.U. auch maligne sein kann; außerdem ist bei schwangeren Frauen und bei Patienten,
die sich einer längeren Nachbehandlung nicht unterziehen können, ein chirurgischer Eingriff
angebracht. In der Regel werden 3–10 g der Schilddrüse entfernt, wobei die Nebenschilddrü-
sen ausgespart bleiben.

Präanaesthetische Beurteilung und Planung

Nach Feststellung der Anamnese unter besonderer Berücksichtigung der Anaesthesie und
einer gründlichen ärztlichen Untersuchung werden die chirurgischen und endokrinologischen
Berichte überprüft. Anschließend erfolgt eine Kontrolle aller lebenswichtigen Organsysteme
sowie eine Überprüfung der therapeutischen Maßnahmen im Hinblick auf ihre Wirksamkeit.

Bei Patienten mit Hyper- oder Hypothyreose liegt das Anaesthesierisiko weitaus höher
als bei Patienten mit gesunder Schilddrüse. Deshalb sollten sie sich – wenn möglich – einer
präanaesthetischen Behandlung unterziehen.

Im Falle einer Notoperation ist eine präoperative Behandlung des Patienten allerdings
unmöglich. Bei Patienten mit Schilddrüsenüberfunktion muß der gesteigerte Metabolismus
bei der Dosierung von sedierenden Medikamenten berücksichtigt werden. Falls durchführbar,
ist bei Notoperationen die Lokalanaesthesie eine annehmbare Alternative. Nachdem bei Patienten mit Schilddrüsenüberfunktion auch die Herzarbeit gesteigert ist, können Arrhythmien während der Anaesthesie zu Herzversagen führen. Tachykardie und Arrhythmien lassen
sich durch Xylocain und Propranolol wirksam unter Kontrolle bringen. Der Sauerstoffverbrauch ist erhöht; kurze Unterbrechungen der Beatmung (während der Intubation oder bei
Lageveränderungen des Patienten) können deshalb zu einem rapiden Abfall des arteriellen
Sauerstoffdrucks führen. Durch ausreichende Beatmung während der Anaesthesie sollte ein
geringer Grad von Hyperventilation sichergestellt werden. Das Verhältnis von N_2O (l/min)
zu O_2 (l/min) sollte – wenn möglich – 1:1 und niemals unter 2:1 betragen. Die Wärme-
entwicklung dieser Patienten ist erhöht. Schwitzen ist zwar ein physiologischer Vorgang zur
Regulierung der Körpertemperatur, doch während der Anaesthesie sollte für ausreichend e
intravenöse Flüssigkeits- und Elektrolytzufuhr gesorgt werden. Atropin ist zu vermeiden.

Patienten mit nichtdiagnostizierter Schilddrüsenunterfunktion sind Risikopatienten. Sie
benötigen nur geringe Dosen von Sedativa und Hypnotika. Während der Anaesthesie kann
es zu einem kardiovaskulären Kollaps kommen. Herzzeitvolumen und Gewebeperfusion
sind verlangsamt; deshalb sind auch Induktion und Elimination von Anaesthetika entsprechend verzögert.

Vorbereitung auf die Anaesthesie und Prämedikation

Bei allen Patienten mit Schilddrüsenüber- oder -unterfunktion ist eine präoperative Vorbereitung (Therapie) notwendig.

Patienten, die an Überfunktion leiden, erhalten zunächst 6–7 Wochen lang 4mal täglich 100 mg Propylthiouracil (PTU). Sobald die Funktion normal ist, verabreicht man zusätzlich Jod sowie zur Reduzierung der Vaskularität der Drüse 10 Tage lang 3mal täglich oral 10 Tropfen Lugolsche Lösung.

Auch bei Patienten mit Schilddrüsenunterfunktion sollte man versuchen, die Funktion zu normalisieren. Hierzu empfiehlt sich die Medikation mit Thyroxin oder Trijodthyronin über einen Zeitraum von 4 Wochen.

Am Vorabend der Operation erfolgt die Prämedikation, die bei Patienten mit Schilddrüsenüberfunktion massiver sein muß, um ein Ansteigen der Stoffwechselrate aufgrund von Angstzuständen zu verhindern. Kurzwirkende Barbiturate sind hier die Medikamente der Wahl. Am Morgen wird die Medikation mit Barbituraten wiederholt; dabei können Narkotika zugesetzt werden. Der Einsatz von Atropin ist jedoch zu vermeiden. Vorsicht ist bei Applikation von Phenothiazinen geboten, weil sie dazu neigen, die Herzfrequenz zu erhöhen.

Überwachungsmaßnahmen und besondere Apparaturen

Für Patienten mit normaler Schilddrüsenfunktion sind keine besonderen Maßnahmen erforderlich. Bei Notoperationen müssen während der Anaesthesie EKG und Körpertemperatur überwacht werden. Eine Thermodecke, Medikamente zur Behandlung von Arrhythmien sowie Cortison sollten bereitstehen.

Anaesthesie

Bei Patienten mit normaler Schilddrüsenfunktion, die sich einer subtotalen Thyreoidektomie unterziehen müssen, können die meisten der gebräuchlichen Narkosetechniken und Anaesthetika eingesetzt werden. Eine Lokalanalgesie oder Allgemeinanaesthesie ist bei Patienten mit Überfunktion ohne Risiko möglich. Inhalationsanaesthetika wie beispielsweise Halothan, Methoxyfluran [19] und Enfluran [9] werden mit Erfolg eingesetzt. Nach der Induktion mit Thiopenton oder Succinylcholinchlorid muß — besonders im Falle von retrosternaler Struma — ein flexibler verstärkter Tubus verwendet werden. Den Schlauch muß man weit genug in die Luftröhre einführen, wobei darauf zu achten ist, daß er nicht in den Bronchus eindringt. Sobald der Patient in Operationslage — d.h. also in überstreckte Kopflage — gebracht ist, ist unbedingt dafür zu sorgen, daß sein Kopf nur sehr vorsichtig bewegt wird, um Reflexbewegungen zu vermeiden. In Fällen mit retrosternaler Struma kann es infolge von heftiger und zu plötzlicher Hyperextension des Nackens zu Herzstillstand kommen (Jeretin, 1965, persönliche Beobachtung).

Herzarrhythmien, die bei Patienten mit Schilddrüsenüberfunktion während der Anaesthesie auftreten, werden mit 1 mg langsam i.v. appliziertem Propranolol oder Xylocain behandelt.

Der Patient mit Schilddrüsenunterfunktion neigt mehr dazu, während der Anaesthesie einen kardiovaskulären Kollaps zu entwickeln. Das für diese Patienten typische niedrige Herzzeitvolumen verlangsamt sowohl die Einleitungsphase als auch die Elimination der Anaesthetika.

Postanaesthetische Behandlung

Die am häufigsten auftretende Komplikation in der unmittelbaren postoperativen Phase ist die Behinderung der Atmung. Die Patienten müssen daher genauestens überwacht werden. Instrumente zur Kontrolle und Öffnung der Wunde sowie für die Intubation der Trachea sollten neben dem Bett bereitstehen.

Eine sehr ernsthafte Komplikation stellt die thyreotoxische Krise dar. Typische Merkmale dafür sind hohes Fieber bis über 40 °C, Agitiertheit, Delirium, Tachykardie, Vorhofflimmern sowie Erbrechen, Diarrhö, Dehydratation und Gefäßkollaps.

Die Therapie besteht in einer Sedierung mit Barbituraten sowie Applikation von großen Dosen von Propylthiouracil; dazu kommen 2—3 g Natriumjodid i.v. alle 6 h, intravenöse Hydrocortisongaben sowie Infusion von Glucose in Wasser und Elektrolyten. Zur Kontrolle der sympathischen Überfunktion kann man Propranolol und Guanethidin verabreichen.

Anaesthesie und Diabetes mellitus

Diabetes ist eine chronische, durch Insulinmangel verursachte Krankheit. Die schwere Form dieser Erkrankung führt — wenn sie nicht behandelt wird — zu einer voll entwickelten Ketoacidose. Eine schwerwiegende Komplikation bzw. Folge von Diabetes ist die Degenerierung der kleinen Blutgefäße. Ursache des jugendlichen Diabetes ist in erster Linie Insulinmangel. Beim Diabetes des Erwachsenen besteht zwar eine beträchtliche Insulinsekretion, was aus den häufig zu beobachtenden hohen Insulinspiegeln im Plasma zu ersehen ist, aber es gibt andere Faktoren, die diese Insulinwirkung wieder aufheben.

Pathophysiologie

Es gibt keine universell anerkannte Erklärung für die Ursache von Diabetes. Mit Sicherheit ist Insulinmangel der wichtigste Faktor beim jugendlichen Diabetes. Beim Diabetes des Erwachsenen müssen aber noch andere Mechanismen beteiligt sein. Es scheint, daß die Sekretion von Somatostatin [26] und Glukagon [21] eine bestimmende Rolle in Formen des Diabetes spielen, bei denen der Insulingehalt im Blut nicht niedrig ist. Somatostatin wirkt sich durch die Reduzierung der Kohlenhydratresorption aus dem Gastrointestinaltrakt günstig auf den Diabetes aus; außerdem hemmt es die Sekretion von HGH, Insulin und Glukagon.

Insulinmangel verursacht verschiedene metabolische Veränderungen, die nicht nur den Kohlenhydrathaushalt, sondern auch den Fett- und Proteinhaushalt betreffen. Durch Insulinverlust kommt es zu einem Anstieg des Blutzuckerspiegels, zu einer Einschränkung der Glucoseverwertung im peripheren Gewebe und zu einer Erhöhung der Freisetzung von hepatischer Glucose — der Glykoneogenese. Die Proteinaufspaltung steigt an und die erhöhte Fetthydrolyse verursacht einen Anstieg von freien Fettsäuren im Serum. Fettsäuren, die zur Energieversorgung oxidiert werden und damit teilweise Glucose ersetzen, werden in Ketonkörper aufgespalten. Die Verwertung von Ketonkörpern in der Peripherie wird durch das Fehlen von Insulin beeinträchtigt — ein Faktor, der zur Entwicklung einer Ketoacidose beiträgt. Ein relativer Mangel von Karnitin beeinflußt den Transfer von Fettsäuren durch die Mitochondrienmembran; dadurch kommt es zu einer Verlangsamung der Aufnahmerate oder Resynthese von Ketonkörpern in Fettsäuren und der Oxygenierung von Ketonkörpern und Fettsäuren [10, 14].

Zusätzliche Glucosestoffwechselbahnen im diabetischen, hyperglykämischen Patienten — der Polyol-Pathway und der Glukoronsäurezyklus — sind an der Entwicklung von Komplikationen beteiligt: Katarakt, Hirnödem, Beeinträchtigung der peripheren Nerven und eine Verdickung der kapillären Basalmembran [3].

Klinisch gesehen, läßt sich Diabetes in 7 Gruppen bzw. Stadien aufteilen:

1. Prädiabetisch belastete Patienten mit familiärer Vorbelastung, Fettleibigkeit etc.

2. Streßdiabetes, Infektion, Verletzung. Cortisonbehandlung kann hier einen prädisponierenden Faktor darstellen.

3. Asymptomatischer Diabetes mit normalem Blutzucker bei Nüchternheit und erhöhten Werten nach der Mahlzeit; keine Ketose, anomaler Glucosetoleranztest.

4. Manifester Diabetes, erhöhter Blutzuckerspiegel sowohl bei Nüchternheit als auch nach den Mahlzeiten; typische klinische Erscheinungsbilder: Polyurie, Polydipsie und Polyphagie.

Die Stadien 5—7 basieren auf dem Vorhandensein und dem Grad einer Ketoacidose. Ketonurie, die nicht mit einer signifikanten Akkumulierung von Ketonkörpern im Plasma verbunden ist, ist typisch für Stadium 5. Diabetische Ketoacidose mit einem Ketonkörperanteil im Plasma, der hoch genug ist, die Bikarbonatkonzentration im Serum um ungefähr 2—10 mval/l zu verringern, wird normalerweise als Stadium 6 angesehen, wogegen Stadium 7 durch eine schwere diabetische Ketoacidose und Koma charakterisiert ist.

Präanaesthetische Beurteilung und Planung

Basis für eine richtige Bewertung und Planung sind eine besonders auf die Anaesthesie ausgerichtete Anamnese, Untersuchung des Allgemeinzustands, Überprüfung der chirurgischen und endokrinologischen Befunde zusammen mit der spezifischen Funktionsprüfung der lebenswichtigen Organe und einer Überprüfung der bisherigen Therapie im Hinblick auf ihre Wirksamkeit. Spätestens bei diesem Stand der Vorbereitungen ist es auch wichtig, das Ausmaß der zu erwartenden operativen Belastung zu kennen. Dieser operative Streß initiiert zusammen mit der Anaesthesie den sog. Postaggressionsstoffwechsel [24]. Typisch für diese posttraumatischen Veränderungen des Intermediärstoffwechsels sind gesteigerte Lipolyse, erhöhte Serumkonzentrationen von freien Fettsäuren und verminderte Resynthese von Fettsäuren; dazu kommt eine Beeinträchtigung der Glucoseverwertung in der Peripherie. Die Glykoneogenese ist erhöht. Diese in gewisser Weise normale Reaktion auf Aggression führt in Verbindung mit diabetesbedingten Stoffwechselstörungen selbst beim Fehlen anderer Komplikationen (Infektion, kardiorespiratorischer Schock) zu einer bedenklichen Situation — insbesondere in Fällen von manifestem Diabetes. Es versteht sich von selbst, daß Operationen bei Patienten mit Ketoacidose kontraindiziert sind.

Inhalationsanaesthetika wirken sich auf den Blutzuckerspiegel aus und verursachen einen Anstieg der Sekretion von ACTH, ADH etc. Der wichtigste Faktor ist hier aber offenkundig der durch die Operation induzierte Streß und nicht etwa die spezifische Wirkung eines Anaesthetikums. Die Auswahl des Anaesthetikums hängt deshalb weit mehr von der Funktion der lebenswichtigen Organe ab als von der Möglichkeit einer Blutzuckererhöhung durch das gewählte Anaesthetikum.

Vorbereitung des Patienten und Prämedikation

Patienten, die auf orale Medikamente eingestellt sind, sollten diese auch bis 24 h vor der Operation weiternehmen (im Falle des langwirkenden Chlorpropamid 48 h). Bei erwachsenen Patienten mit leichtem Diabetes (Blutzucker unter 150 mg%) kann die Gabe von Insulin möglicherweise ganz unterbleiben. Patienten, die sich nur kleineren operativen Eingriffen von kurzer Dauer und unter Lokalanalgesie unterziehen müssen, können mit 75% ihrer üblichen oralen Medikamente oder Insulin behandelt werden.

Bei Patienten, an denen ein elektiver Eingriff vorgenommen wird, empfiehlt sich folgende Vorbereitungsmethode: unmittelbar nach Beginn einer 5%igen Glucoseinfusion (G5W) verabreicht man dem Patienten die Hälfte seiner benötigten Insulintagesdosis subkutan als Alt-Insulin. Die Infusion wird während der ganzen Dauer der Anaesthesie fortgesetzt; insgesamt erhält der Patient 2000 ml G5W.

Wird die Operation auf einen späteren Zeitpunkt angesetzt, appliziert man am Morgen 1/3 des Insulins subkutan, die G5W-Infusion wird fortgesetzt, und der Patient erhält 1000 ml vor der Anaesthesie.

Harnzuckerspiegel und Ketongehalt werden überwacht; dabei hängt die Häufigkeit der Kontrollen von der Schwere des Diabetes und der Störungen ab. Wenn nötig, wird auch der Blutzuckerspiegel kontrolliert. Bei Notoperationen an nicht behandelten Diabetikern ist eine schwere Ketoacidose als Kontraindikation für den Eingriff anzusehen. Die Patienten müssen Insulin erhalten. 10—20 Einheiten Alt-Insulin, i.m. oder i.v. in häufigen Abständen appliziert, sind meistens sehr wirksam. Wasser- und Elektrolytdefizit sollten korrigiert werden. Glucoselösungen, hypotone Lösungen, Dextrane und Lactat sind in der Anfangsphase zu vermeiden. Nach einigen Stunden kann sich bei guter Nierenfunktion eine Hypokaliämie entwickeln. Von diesem Zeitpunkt an wird jeder Glucoseinfusion KC1 (bis zu 40 mval) zugesetzt, und zwar so lange, bis das Defizit ausgeglichen ist. Das Blutvolumen sollte durch Blutplasma oder Blutersatz korrigiert werden.

Bestimmungen von Blutzucker, Ketonen, Säure-Basen-Status sowie von Blutgasen, Elektrolyten und Harnstoffstickstoffspiegeln etc. werden zu Beginn der Behandlung durchgeführt und danach alle 2—4 h wiederholt. Der Harnzucker muß häufig kontrolliert werden. Wenn möglich, sollte der präoperative Blutzuckerspiegel bei etwa 200 mg% liegen.

Prämedikation. Diabetiker reagieren auf Medikamente äußerst empfindlich. Narkotika führen bei ihnen häufig zu Übelkeit und Erbrechen und damit zur Komplizierung der Situation. Atropin wird routinemäßig verabreicht, Barbiturate in 50—75% ihrer üblichen Dosierung.

Besondere Vorkehrungen und Überwachung

Am besten ist die übliche Überwachung von EKG und endexspiratorischem CO_2. Bei langdauernden Operationen (2—8 h) ist ein Blasendauerkatheter unumgänglich. Harnzucker und Ketone sowie Blutzucker sollten in angemessenen Abständen bestimmt werden. Bei einer Acidose ist künstliche Beatmung notwendig.

Anaesthesie

Die intravenöse Infusion von G5W wird fortgesetzt. Die Einleitung beginnt mit Barbituraten und Succinylcholinchlorid. Nach der Intubation der Trachea wird die Anaesthesie mit dem ausgewählten Anaesthetikum fortgeführt. Spezielle Indikationen für irgendwelche Anaesthetika sind nicht bekannt. Alle neueren Inhalationsanaesthetika wie Halothan, Methoxyfluran und Enfluran haben gute Resultate gezeigt. Während der Anaesthesie sollte kein Insulin verabreicht werden – es sei denn, der Blutzuckerspiegel wird kontrolliert. Die Patienten sollten so schnell wie möglich wieder geweckt werden, um eine möglicherweise vorliegende Hypoglykämie feststellen zu können.

Anaesthetische Nachsorge

Postoperativ müssen die Patienten im Hinblick auf ihren Gesamtzustand und die Funktion ihrer lebenswichtigen Organe so überwacht und beobachtet werden wie bereits vor Beginn des operativen Eingriffs. Blutzucker, Harnzucker etc. bedürfen der Kontrolle. In schweren Diabetesfällen stellt man alle 2–4 h Untersuchungen über die Flüssigkeits- und Elektrolytbilanz an. Die Insulinbehandlung wird so lange fortgesetzt, bis der Patient wieder selbst ißt und sich der Stoffwechsel normalisiert hat. Durch intravenöse Ernährung sollten dem Patienten Glucose, Aminosäuren und Elektrolyte in ausreichender Menge bei gleichbleibender Konzentration, Zusammensetzung und Infusionsrate zugeführt werden, um den Insulinbedarf zu reduzieren (s. Jeretin, 1981, Parenterale Ernährung von Beatmungspatienten, unveröffentlicht).

Literatur

1. Brown PS, Clark CG, Crooks J, Elston RC, Parbrook ED, Torburn AR (1964) Thyroid and adrenocortical responses to surgical operation. Clin Sci 27:447–452
2. Cecat P, Proye C, Sonnenfeld H et al. (1979) Haemodynamic aspects of pheochromocytomas during operative period in patients under alpha adrenergic block. Lille Chir 34:8–12
3. Clements RS (1972) The role of hyperglycaemia in the development of diabetic complications. Pfizer Laboratories Division Publications
4. Cooperman LH, Engelman K, Mann PEG (1967) Anaesthetic management of pheochromocytoma employing halothane and adrenergic blockade. Anaesthesiology 28:575–581
5. De Groot LJ (1965) Current views on formation of thyroid hormones. N Engl J Med 272:243–248
6. Desmonds JM, Le Hoveleur J, Remond P, Duvaldestin P (1977) Anaesthetic management of patients with pheochromocytoma, a review of 102 cases. Br J Anaesth 49:991–998
7. Engelbrecht ER, Hugill JT, Graves HB (1966) Anaesthetic management of pheochromocytoma. Can Anaesth Soc J 13:598–603
8. Goldman L, Greenspan FS (1965) Applied physiology of the thyroid and parathyroid glands. Surg Clin N Am 45:313–318
9. Goichoechea JM (1975) Anaesthesia and reanimation in thyroid and parathyroid surgery. In: Aris A et al. Excerpta medica. American Elsevier, Amsterdam Oxford New York, pp 339–343
10. Gravina E, Gravina Sanvitale G (1969) Effect of carnitine on blood acetoacetate in fasting children. Clin Chim Acta 23:376–377
11. Humble RM (1967) Pheochromocytoma, neurofibromatosis and pregnancy. Anaesthesia 22:296–299
12. Janeczko GF, Ivankovich AD, Glisson SN et al. (1977) Enflurane anaesthesia for surgical removal of pheochromocytoma. Curr Res Anaesth Analg 51/1:62–77
13. Jeretin S (1979) Erfahrungen mit Silbersulfadiazine in der Vorbeugung und Therapie von Infektionen in der Intensivtherapie. Hyg Med 4:24–25
14. Jeretin S, Music B (1980) The role of carnitine in total parenteral nutrition. Abstr 7th World Congr Anaesthesiologists, Hamburg 1980, Abstr No. 458, 238
15. Katano K, Morisawa N, Obi M et al. (1978) The anaesthesia for pheochromocytoma. J Saitama Med School 4/3:443–446
16. Katz J, Kadis LB (1973) Anaesthesia and uncommon disease. Saunders, Philadelphia London Toronto

17. Lavine MH, Stopjack JC, Jerrold TL (1968) An adrenal crisis secondary to extraction of a tooth in a patient with panhypopituitarism. J Am Dent Assoc 76:354–356
18. Oyama T (1971) Plasma levels of antidiuretic hormone in man during halothane anaesthesia and surgery. The year book of anaesthesia 1971. Year Book Medical Publishers, Chicago, pp 50–52
19. Oyama T (1973) Anaesthetic management of endocrine disease. Springer, Berlin Heidelberg New York
20. Pender JW, Fox M, Basso LV (1973) Diseases of the endocrine system. In: Katz RL, Kadis LB (eds) Anaesthesia in incommon disease. Saunders, Philadelphia London Toronto, pp 121–127
21. Raskin P, Unger R (1978) Hypoglycaemia and its suppression. N Engl J Med 299:433–436
22. Rollason WN (1964) Halothane and pheochromocytoma. Br J Anaesth 36:251–255
23. Stringel G, Ein SH, Creighton R et al. (1980) Pheochromocytoma in children – an update. J Pediatr Surg 15/4:496–500
24. Schultis K (1976) Postagressionsstoffwechsel als Adaptation und Krankheit. In: Heberer G, Schultis K, Hoffmann K (eds) Postaggressionsstoffwechsel, vol 3. Schattauer, Stuttgart New York
25. Shimasoto S (1978) Altered cardiac performance to general volatile anaesthetics in health and disease. In: Haemodynamic changes in anaesthesia, tome 2,5th European congress of anaesthesiology, Paris 1978. Excerpta medica, Amsterdam Oxford, pp 1019–1036
26. Wahren J, Felig P (1976) Influence of somatostatin on carbohydrate disposal and absorption in diabetes mellitus. Lancet 1213–1216

Vorgehen bei Patienten mit Hypertonie und koronarer Herzkrankheit – Klinische und experimentelle Aspekte

K. van Ackern, U. Mittmann, U.B. Brückner, H.O. Vetter, Ch. Madler und H. Victor

Bei Patienten mit Koronararterienerkrankung hängt die Herzfunktion vom Verhältnis zwischen myokardialem Sauerstoffverbrauch und Sauerstoffangebot ab. Es ist daher für solche Patienten eine Art der Anaesthesie zu wählen, die nicht zu einem Anstieg des myokardialen Sauerstoffverbrauchs führt. Intra- und postoperative Hypertension, die bei Patienten mit koronarer Herzerkrankung häufig zu beobachten ist [2], sollte strikt vermieden werden.

In der ersten, hier vorgelegten Studie wurden 12 Patienten, die sich einer koronaren Bypassoperation unterziehen mußten und hypertensive Reaktionen zeigten, untersucht [7]. Die Patienten erhielten eine modifizierte Neuroleptanalgesie. Sobald der systolische Druck während des Eingriffs 150 mmHg überschritt, wurden zur Sicherstellung einer ausreichenden Analgesie zunächst 0,5 mg Fentanyl zusätzlich appliziert. Erfolgte daraufhin keine Verminderung des Blutdrucks, wurde Enfluran in einer Konzentration von 1,2–1,8 Vol% dem eingeatmeten Gas zugesetzt. Die Applikation von Enfluran wurde so lange fortgesetzt, bis der systolische Blutdruck auf etwa 120 mmHg fiel. Dabei wurde der pulmonal-kapilläre Verschlußdruck (PCWP) in Abständen von ca. 1 min gemessen. Alle Messungen wurden vor Beginn des aortokoronaren Bypasses vorgenommen.

Das Verhalten von systolischem arteriellen Druck (SAP), mittlerem arteriellen Druck (MAP) und Herzfrequenz (HR) ist in Abb. 1 dargestellt. Enfluran reduzierte den systolischen arteriellen Druck von 172 ($\pm$ 11) auf 115 ($\pm$ 9) mmHg (p < 0,005); der mittlere arterielle Druck verringerte sich um 25 mmHg auf einen Endwert von 87 ($\pm$ 5) mmHg (p < 0,05). Die Herzfrequenz sank von 108 ($\pm$ 12) auf 92 ($\pm$ 7) Schläge/min. Unter dem Einfluß von Enfluran blieb der Herzindex (CI) nahezu unverändert (2,7 $\pm$ 0,3 auf 2,8 $\pm$ 0,3 l/min·m^2; Abb. 2). Wie zu erwarten war, sank der periphere Gefäßwiderstand (SVR) unter der Einwirkung von Enfluran. Diese Verminderung betrug 21% (p < 0,05). Der PCWP fiel geringfügig von 15 ($\pm$ 3) auf 13 ($\pm$ 3) mmHg ab. Anzeichen einer eingeschränkten globalen Myokardfunktion waren unter Enfluran nicht festzustellen. Das Schlagvolumen hatte sogar zugenommen.

Rechtsherzfunktion und pulmonaler Kreislauf wurden durch Enfluran nur geringfügig beeinflußt. Die Veränderungen sind in Abb. 3 zusammengefaßt. Der Druck im rechten Vorhof (RAP) blieb unverändert (9 $\pm$ 2 bis 8,5 $\pm$ 2 mmHg). Der mittlere Pulmonalarteriendruck (PAP) sank von 24 $\pm$ 4 auf 22 $\pm$ 3 mmHg. Die Abnahme des pulmonalen Widerstands (PVR) war entsprechend geringfügig (170 $\pm$ 30 auf 160 $\pm$ 21 dyn·s·cm^{-5}).

Unter dem Einfluß von Enfluran war die arteriovenöse Sauerstoffdifferenz ($CaO_2 - CvO_2$) unverändert (Abb. 4). Bei 5 Patienten wurde Blut aus dem Sinus coronarius entzogen und der Sauerstoffgehalt bestimmt. Dabei wurde eine Abnahme der Sauerstoffdifferenz zwischen arteriellem und koronarvenösem Blut ($CaO_2 - Cv_{sin}O_2$) von etwa 1 Vol% bei jedem einzelnen Patienten gemessen. Die errechneten und gemessenen Determinanten des myokar-

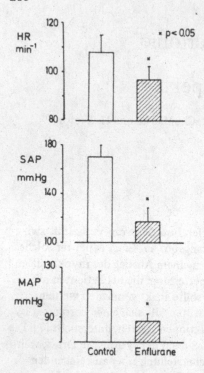

Abb. 1. Mittelwerte und Herzfrequenz (HR) systolischem Druck (SAP) und mittlerem arteriellen Druck (MAP) vor (Control) und nach Enfluran-Applikation (Ethrane)

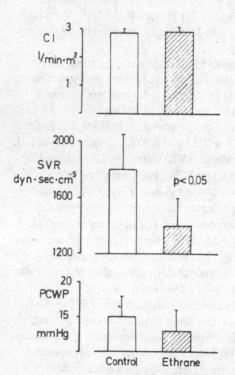

Abb. 2. Veränderungen von Cardiac Index (CI), totalem peripheren Widerstand (SVR) und pulmonal-kapillärem Verschlußdruck (PCWP) nach Enfluran

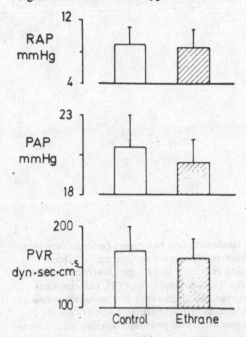

Abb. 3. Wirkungen von Enflurane auf den Druck im rechten Vorhof (RAP), den mittleren pulmonalen Druck (PAP) und den pulmonalen Gefäßwiderstand (PVR)

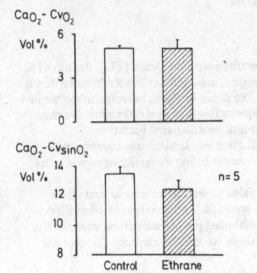

Abb. 4. Arterio-venöse Sauerstoffdifferenz ($CaO_2 - CvO_2$) bei 12 Patienten und Sauerstoffdifferenz zwischen arteriellem und koronarvenösem Blut ($CaO_2 - Cv_{sin}O_2$) bei 5 Patienten während Hypertension (Control) und nach Verminderung des Blutdrucks durch Enfluran (Ethrane)

dialen Sauerstoffverbrauchs sind in Prozent der Ausgangswerte in Abb. 5 angegeben. Die linksventrikuläre Arbeit – indirekt durch Multiplikation von Herzzeitvolumen und systolischem Druck errechnet – nahm um 25% (p < 0,05) ab. Wie bereits gezeigt, verringerte sich die Herzfrequenz um 16,5%. Die Abnahme von Arbeit und Herzfrequenz läßt eindeutig erwarten, daß der myokardiale Sauerstoffverbrauch vermindert sein muß. Dies wurde auch bestä-

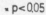

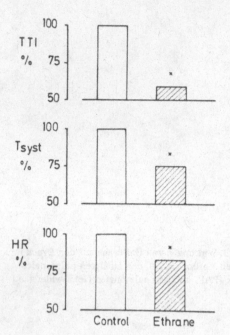

Abb. 5. Gemessene und berechnete Größen des myocardialen Sauerstoffverbrauch vor und nach Enfluranapplikation in Prozent des Ausgangswertes: Verminderung des Tension-Time-Index (TTI, berechnet aus Herzfrequenz, multipliziert mit dem systolischen Druck), der berechneten linksventrikulären Arbeit (T syst., indirekt berechnet durch Multiplikation des Herzzeitvolumens mit dem systolischen Druck) und der Herzfrequenz (HR)

tigt durch eine Verringerung des Produkts aus Herzfrequenz und Druck (TTI), das um 41% sank (p < 0,005). Die Ergebnisse dieser Studie zeigten, daß hypertensive Reaktionen durch Enfluran erfolgreich behandelt werden konnten. Die durch Enfluran hervorgerufene Verminderung des erhöhten Blutdrucks und der Herzfrequenz führte zu einer Abnahme des myokardialen Sauerstoffbedarfs ohne Gefährdung der linksventrikulären Funktion.

Es erhebt sich nun die Frage, ob durch Applikation von Inhalationsanaesthetika beim ischämischen Myokard ein ähnlicher sauerstoffsparender Effekt zu erreichen ist wie unter normalen hämodynamischen Bedingungen.

Die wichtigsten Determinanten des myokardialen Sauerstoffverbrauchs sind: Herzfrequenz, Wandspannung und Kontraktilität. Die wesentlichen hämodynamischen Effekte von Halothan und Enfluran bestehen in einer dosisabhängigen Verminderung von: Herzfrequenz, Wandspannung und Kontraktilität. In Analogie ist dies das klinische Konzept der Betablockertherapie bei koronarer Herzkrankheit.

Der Einfluß von Halothan auf eine myokardiale Ischämie des nichtinsuffizienten Hundeherzens wurde nach der von Maroko et al. [3] entwickelten Methode von Bland u. Lowenstein [1] untersucht. Die Methode ist schematisch in Abb. 6 dargestellt. Bei Hunden wurde durch Verschluß eines Astes der linken Koronararterie (LAD) mit einem Tourniquet eine myokardiale Ischämie erzeugt. Epikardiale Elektrokardiogramme wurden an 15 präselektierten Stellen abgeleitet. Als Ausmaß der Ischämie wurde die Summe der ST-Segmenthebungen dieser epikardialen Elektrokardiogramme angenommen.

Abb. 7 zeigt die Summe der ST-Segmenthebungen (Σ ST) vor, während und nach Applikation von 0,75% Halothan bei 6 Hunden. Die durch Okklusion desselben Astes der LAD hervorgerufene myokardiale Ischämie schien bei Halothananaesthesie beträchtlich weniger

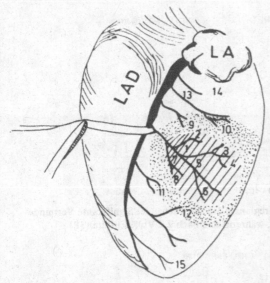

Abb. 6. Schematische Darstellung des experimentellen Modells: Die regionale Myocardischämie wird hervorgerufen durch vorübergehenden Verschluß eines Nebenastes des Ramus descendens der linken Koronararterie (LAD) mit einem Tourniquet. Das epicardiale EKG wird an 15 Stellen abgeleitet: 8 direkt in dem Gebiet, das von dem unterbundenen Gefäßast versorgt wird [1−8], 4 in dem unmittelbar angrenzenden Gebiet [9−12] und 3 in dem nicht betroffenen Gebiet [13−15]. Die Summe der ST-Segmenthebung wird jeweils aus den einzeln bestimmten Werten berechnet

gravierend zu sein.

In einer weiteren Studie [8] mit demselben Tierversuchsmodell ergaben sich ähnliche Resultate mit Enfluran. Applikation von 1 MAC Enfluran − das sind 2,2 Vol% bei Hunden − bewirkte eine signifikante Verringerung der Summe von ST-Segmenthebungen im ischämischen Gebiet (Abb. 8). Zusätzlich zu den von Bland u. Lowenstein [1] gemessenen Parametern wurden in diesen Experimenten noch Herzzeitvolumen und dp/dt_{max} gemessen.

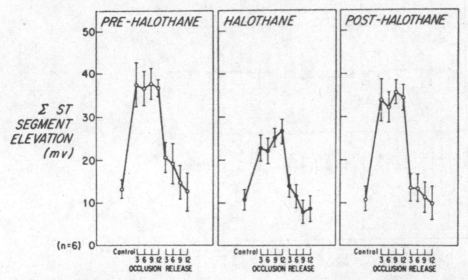

Abb. 7. Die Summe der ST-Segmenthebung (Σ ST) vor, während und nach Applikation von 0,75 Vol% Halothan bei sechs Hunden [1]: Die Schwere der regionalen Ischämie, hervorgerufen durch Verschluß des gleichen Nebenastes der linken Koronararterie ist während Halothanapplikation signifikant geringer

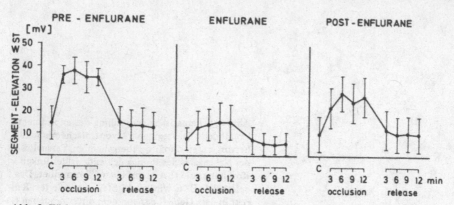

Abb. 8. Wirkungen von Enfluranapplikation auf die regionale Myocardischämie: Signifikante Verminderung der Summe der ST-Segmenthebung (Σ ST) vor, während und nach 2,2 Vol% Enfluran [8]

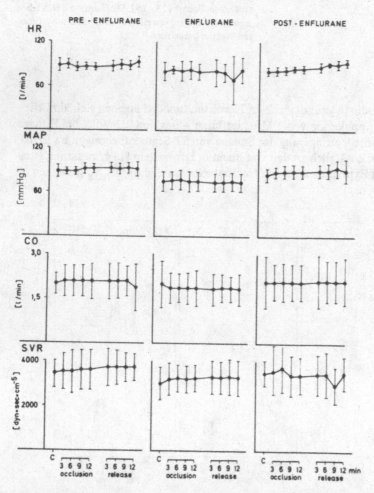

Abb. 9. Mittelwerte von Herzfrequenz (HR), mittlerem arteriellen Druck (MAP), Herzzeitvolumen (CO) und totalem peripheren Widerstand (SVR) vor, während und nach 2,2 Vol% Enfluran. Enfluran bewirkt eine signifikante Verminderung von MAP und SVR

Enfluran führte zu einer signifikanten Verminderung des mittleren arteriellen Drucks (p < 0,005) und des peripheren Gefäßwiderstands (p < 0,005, Abb. 9). Das Herzzeitvolumen blieb annähernd unverändert. Die Herzfrequenz wurde nur geringfügig beeinflußt. Der Druck im linken Vorhof (LAP) blieb unverändert, der linksventrikuläre Druck (LVP) und dp/dt$_{max}$ nahmen ab (p < 0,005 bzw. p < 0,005, Abb. 10). Der linksventrikuläre Schlagarbeitsindex (LVSW) wurde nicht signifikant beeinflußt.

Der Abfall von Blutdruck und dp/dt$_{max}$ führten zu einem verminderten Sauerstoffverbrauch, errechnet aus dem Produkt von Herzfrequenz und Druck (HR·SAP) (p < 0,005, Abb. 11), und einer verminderten regionalen myokardialen Ischämie (Σ ST).

Obwohl es einige Meinungsverschiedenheiten über den Wert dieses elektrokardiographischen Indikators für eine Myokardschädigung gibt [5], scheinen diese Resultate doch aufzuzeigen, daß die myokardiale Sauerstoffbilanz in einem ischämischen Gebiet des nichtinsuffizienten Herzens durch Applikation von Halothan und Enfluran verbessert werden kann. Um den Einfluß von Enfluran auf die regionale Myokardfunktion und die Sauerstoffaufnahme

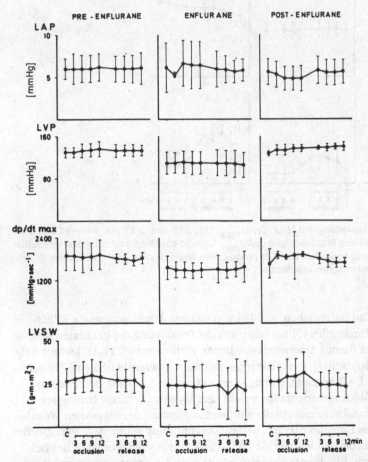

Abb. 10. Veränderungen von Druck im linken Vorhof (LAP), linksventrikulärem Druck (LVP), dp/dt$_{max}$ und linksventrikulärer Schlagarbeit (LVSW) vor, während und nach Enfluran. LVP und dp/dt$_{max}$ sind signifikant vermindert

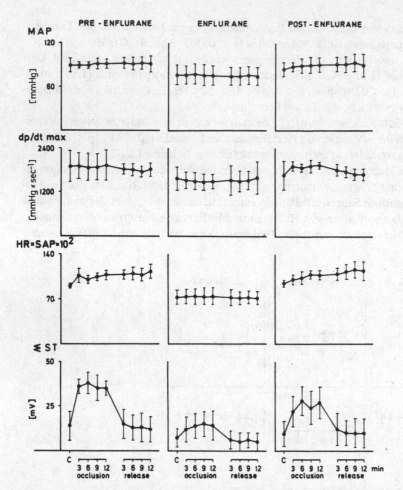

MAP

PRE - ENFLURANE   ENFLURANE   POST - ENFLURANE

dp/dt max

HR=SAP=10^2

$\leqq$ ST

C 3 6 9 12 3 6 9 12   C 3 6 9 12 3 6 9 12   C 3 6 9 12 3 6 9 12 min
   occlusion release   occlusion release   occlusion release

Abb. 11. Zusammenfassende Darstellung von MAP, dp/dt$_{max}$, HR, SAP und Σ ST vor, während und nach Enfluranapplikation. Der Abfall von Blutdruck und dp/dt$_{max}$ bewirkt eine Verminderung des myocardialen Sauerstoffverbrauchs, indirekt berechnet aus dem Produkt von Herzfrequenz und systolischem Druck und eine Reduktion der regionalen Myocardischämie

bei myokardialer Ischämie zu untersuchen, wurden von unserer Arbeitsgruppe die folgenden Versuche an Hunden durchgeführt. Eine schematische Darstellung der benutzten Methode gibt Abb. 12 wieder. Der Ramus descendens der linken Koronararterie (LAD) wurde nahe seiner Abgangsstelle sorgfältig isoliert. Eine elektromagnetische Flußsonde und eine Mikrometerschraube wurden an die LAD angelegt. Durch Konstriktion der LAD auf 20% des Ausgangsflusses mit Hilfe der Mikrometerschraube wurde eine Myokardischämie hervorgerufen. Zwei gegenüberliegende Ultraschallkristalle wurden zur Messung der regionalen Wandbewegung in das Endokard des Gebietes plaziert, dessen Durchblutung vermindert war. Zur Bestimmung der ST-Segmenthebungen wurde eine EKG-Elektrode in die Oberfläche des ischämischen Gebietes gestochen. Ein dünner Katheter wurde über den Sinus coronarius bis in die V. magna cordis vorgeschoben, um Blut hauptsächlich aus dem ischämischen Gebiet abzuziehen. Ein Tipmanometer wurde zur Messung des linksventrikulären Drucks und der von

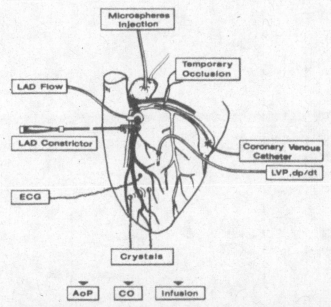

Abb. 12. Schematische Darstellung des experimentellen Modells und des Versuchsablaufes. Ein elektromagnetischer Flußknopf und eine Mikrometerschraube liegen an dem Ramus descendens der linken Koronararterie (LAD) nahe ihres Abgangs aus der linken Koronararterie. Die regionale Myocardischämie wird durch Verengung der LAD auf einen Durchfluß von 20% des Ausgangswertes hervorgerufen. Zwei gegenüberliegende Ultraschallkristalle werden zur Messung der regionalen Wandbewegung in das Endocard plaziert. Eine EKG-Elektrode wird auf die Oberfläche des ischämischen Gebietes fixiert. Ein schmaler Katheter wird durch den Koronarsinus in die Vena cordis magna zum Entzug von Blut, hauptsächlich aus dem ischämischen Gebiet, vorgeschoben. Ein Tip-Manometer wird zur Messung des linksventrikulären Drucks und seiner abgeleiteten Größen dp/dt_{max} und V_{pm} in den Ventrikel eingeführt

ihm abgeleiteten Parameter in den linken Ventrikel eingeführt. Über einen dünnen Katheter wurden radioaktive Microspheres in den linken Vorhof injiziert.

Abb. 13 zeigt das Verhalten von mittlerem arteriellen Druck, Herzzeitvolumen, Gesamtwiderstand und Herzfrequenz. Auf der Abszisse sind die Maßnahmen dargestellt. Nach einer Kontrollphase von 10 min wurde der LAD-Durchfluß 60 min lang auf 20% des Kontrollwertes vermindert. Nach einer 20minütigen Konstriktion der LAD wurde 1 MAC Enfluran für 20 min dem eingeatmeten Gas beigemischt. Danach wurde Enfluran abgesetzt und nach Ablauf von weiteren 20 min die Einengung der LAD aufgehoben. LAD-Konstriktion beeinflußte nicht den mittleren arteriellen Druck. Das Herzzeitvolumen dagegen war vermindert. Peripherer Gefäßwiderstand ($p < 0{,}05$) und ebenso die Herzfrequenz ($p < 0{,}05$) stiegen signifikant an. Applikation von Enfluran rief die in der Literatur beschriebenen [4] bekannten Veränderungen hervor: Verminderung des mittleren arteriellen Drucks, des Herzindex, des peripheren Gefäßwiderstands und der Herzfrequenz. Bei einigen Versuchen wurden auch die Enflurankonzentrationen im Blut bestimmt; 10 min nach Absetzen von Enfluran waren die Blutkonzentrationen noch erhöht. Sie bewegten sich in einem ähnlichen Bereich wie diejenigen, die 10 min nach Applikation von Enfluran gemessen wurden. Der enddiastolische Druck (EDP) blieb unverändert, während dp/dt_{max} und V_{PM} nach der Konstriktion und während der Enfluranzugabe — wie aus Abb. 14 ersichtlich ist — abnahmen.

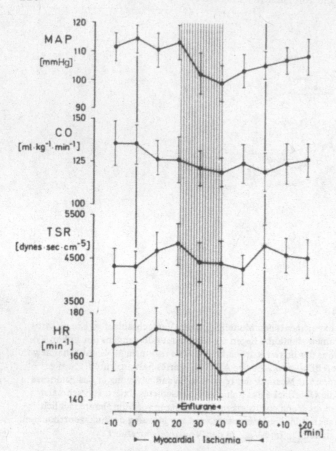

Abb. 13. Der experimentelle Ablauf ist hier und in den folgenden Abbildungen auf der Abszisse dargestellt. Nach einer Kontrollperiode von 10 min (−10 min.), Verminderung des Durchflusses in der LAD auf 20% des Ausgangswertes für insgesamt 60 Minuten (0−60 min.), Wiedereröffnung der Konstriktion und Beobachtung für 20 min (+ 10, + 20 min.). Dargestellt ist der Verlauf von mittlerem arteriellen Druck (MAP), Herzzeitvolumen (CO), totalem peripheren Widerstand (TSR) und Herzfrequenz (HR), vor, während und nach Verengung der LAD, sowie die Wirkungen von Enflurane auf die regionale Myocardischämie. Die Effekte von Enflurane sind hier und bei den folgenden Größen nach Entzug von Enflurane reversibel

In Abb. 15 sind enddiastolische Muskelfaserlänge (EDL) und regionale Kontraktion (△ 1) − gemessen mit den Ultraschallkristallen − dargestellt. Akute Abnahme des LAD-Durchflusses auf 20% des Ausgangswerts führte zu einer Verminderung der regionalen myokardialen Kontraktion bei vermehrter Faserlänge. Zusätzliche Applikation von Enfluran verursachte eine weitere leichte Herabsetzung der lokalen Kontraktion bei verminderter diastolischer Faserlänge. Hierfür könnten die Abnahme der Nachlast und der negativ inotrope Effekt von Enfluran verantwortlich sein. Diese Effekte von Enfluran waren reversibel.

Der elektromagnetisch gemessene Fluß in der LAD (CF_{LAD}) und der subendokardiale Fluß (MBF_{ENDO}) im ischämischen Gebiet bestimmt, durch radioaktive Microspheres, sind in Abb. 16 wiedergegeben. Enfluran verringerte − in der Abbildung nicht dargestellt − den subendokardialen Fluß im nicht betroffenen Teil des Ventrikels.

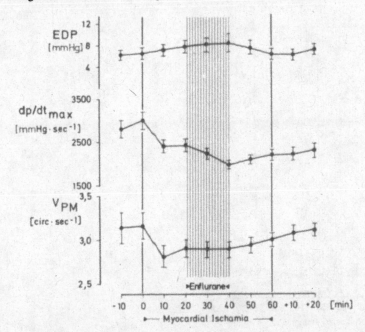

Abb. 14. Veränderungen von enddiastolischem Druck (EDP), dp/dt$_{max}$, und V$_{pm}$ des linken Ventrikels

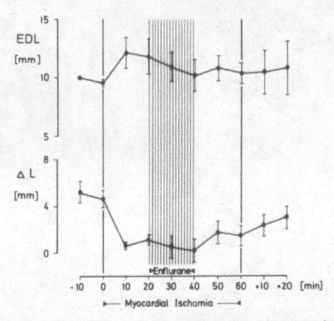

Abb. 15. Verlauf von enddiastolischer Muskel-Faser-Länge (EDL) und regionaler Myocard-Kontraktion (Δ 1), gemessen mit zwei Ultraschallkristallen in dem ischämischen Gebiet des Myocards

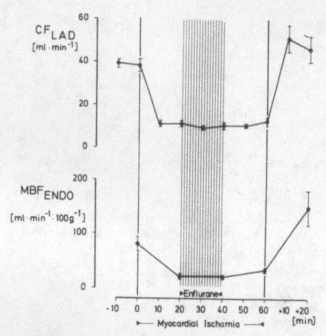

Abb. 16. Mittelwerte des elektromagnetisch gemessenen Flusses in der LAD (CF_{LAD}) und des subendokardialen Flusses in dem ischämischen Gebiet, bestimmt mit radioaktiv markierten Mikrospheres (MBF_{ENDO})

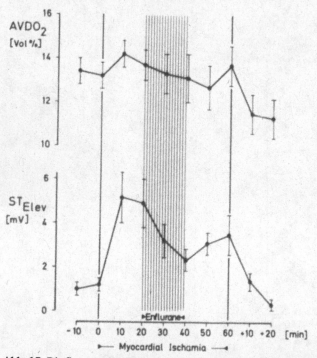

Abb. 17. Die Sauerstoffdifferenz zwischen arteriellem Blut und venösem Blut, hauptsächlich entzogen aus der ischämischen Region ($AVDO_2$) und die ST-Segmenthebung in diesem Gebiet (ST_{ELEV})

Dagegen wurde jedoch die Durchblutung im ischämischen Gebiet durch Enfluran nicht verschlechtert.

Die akute LAD-Konstriktion führte zu einem Anstieg der Sauerstoffdifferenz zwischen arteriellem Blut und dem Blut aus dem ischämischen Myokardgebiet ($AVDO_2$) sowie zu einer deutlichen Hebung des ST-Segments (Abb. 17). Durch zusätzliche Enfluranapplikation verringerte sich die ST-Segmenthebung signifikant und die $AVDO_2$ wies eine Tendenz zur Abnahme auf. Diese Effekte waren nach Absetzen von Enfluran reversibel.

In Abb. 18 ist die Wirkung von Enfluran unter den Bedingungen einer Koronararterienstenose zusammenfassend dargestellt: Es kam zu keiner zusätzlichen Verminderung der regionalen subendokardialen Durchblutung. Die Zunahme der enddiastolischen Faserlänge im ischämischen Gebiet war unter Enfluran vermindert. Die ST-Segmenthebung

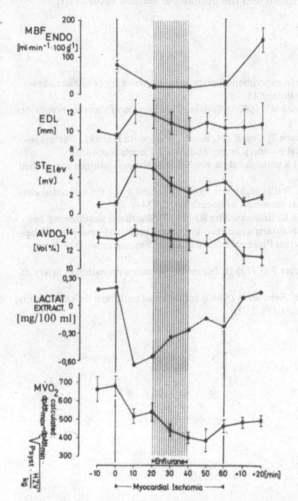

Abb. 18. Zusammenfassende Darstellung einiger wichtiger Veränderungen nach Verminderung des Koronarflusses in der LAD auf 20% des Ausgangswertes und nach Enfluranapplikation: Subendocardialer Fluß (MBF_{ENDO}), enddiastolischer Muskel-Faser-Länge (EDL), ST-Segmenthebung (ST_{ELEV}), Sauerstoffdifferenz zwischen arteriellem Blut und Blut aus dem ischämischen Gebiet ($AVDO_2$), die Lactatextraktion in dem ischämischen Gebiet, sowie der berechnete myocardiale Sauerstoffverbrauch (MVO_2)

war verringert. Die Sauerstoffdifferenz zwischen arteriellem Blut und Blut aus dem ischämischen Myokard zeigte eine Tendenz zur Abnahme. Die Lactatextraktion — bestimmt aus dem arteriellen Blut und dem Blut vorwiegend aus dem ischämischen Myokardgebiet — war nach Konstriktion der LAD vermindert. Nach Enfluranapplikation zeigte auch diese reduzierte Lactatextraktion eine Tendenz zur Verbesserung. Die linksventrikuläre Sauerstoffgesamtaufnahme, berechnet nach der in von Strauer et al. angegebenen Formel [6], war unter dem Einfluß von Enfluran reduziert.

Zusammenfassend lassen unsere Ergebnisse darauf schließen, daß neben einer Entlastung des linken Ventrikels Enflurananaesthesie offensichtlich einen vorteilhaften sauerstoffsparenden Einfluß auf das ischämische Myokard besitzt. Die beschriebenen Effekte sind wohl nicht myokardspezifisch für das benutzte Anaesthetikum, sondern werden wahrscheinlich durch Wirkung von Enfluran auf das Myokard und die peripheren Gefäße verursacht.

Literatur

1. Bland JHL, Lowenstein E (1976) Decrease in experimental myocardial ischemia by halothane anesthesia in the non-failing dog heart. Anesthesiology 45:287
2. Estefanous FG, Tarazi RC, Viljoin JF, Eltawil MY (1973) Systemic hypertension following myocardial revascularisation. Am Heart J 85:732
3. Maroko PR, Kjekshus JE, Sobel BE, Watanabe T, Covell JW, Ross J, Braunwald E (1971) Factors influencing infarct size following experimental coronary artery occlusions. Circulation 43:67
4. Peter K, Van Ackern K, Altstaedt F (1973) Kreislaufanalyse von Ethrane-Untersuchungen am wachen Tier. Z Prakt Anaesth 8:227
5. Sniderman A, Mickleborough L, Huttner I, Poirier N, Symes J (1979) Fallibility of the epicardial electrocardiogram in quantitation of myocardial necrosis. Cardiovasc Res 5:274
6. Strauer BE, Tauchert BM, Cott L, Kochsiek K, Bretschneider HJ (1970) Simultane Bestimmung des Sauerstoffverbrauchs und der Coronardurchblutung des linken Ventrikels bei Mitral- und Aortenklappenfehler mit einem neuen haemodynamischen Parameter und der Argon Fremdgasmethode. Verh Dtsch Ges Inn Med 76:217
7. Van Ackern K, Franke N, Peter K, Schmucker P (1979) Enflurane in patients with coronary artery disease. Acta Anaesth Scand [Suppl] 71:71
8. Van Ackern K, Jesch F, Forst H, Kreuzer E, Reichart B (1980) Influence of enflurane on experimental myocardial ischemia in dogs. Excerpta Medica 533:152

Inhalationsanaesthetika als hypotensive Wirkstoffe – Kontroverse Auffassungen

O. Hilfiker, D. Kettler, R. Larsen, J. Teichmann und H. Sonntag

Seit ihrer Einführung im Jahre 1946 durch Gardner [1] wird die geplante Hypotension kontrovers diskutiert. Eine durch sie bewirkte Senkung des Blutverlusts wurde von verschiedenen Autoren berichtet, u.a. 1978 von Thompson et al. [2]. Ein besseres Verständnis der Herz- und Kreislaufphysiologie und die Entwicklung von Kontrollsystemen zur ständigen invasiven Überwachung im Lauf der vergangenen 2 Jahrzehnte haben zu einer kritischeren und sichereren Anwendung der kontrollierten Hypotension beigetragen.

Die kontrollierte Hypotension kann als ein gut etabliertes Verfahren gelten, das die Anaesthesiologen auf folgenden Gebieten anwenden (nach Tinker):

1. Neurochirurgie,
2. Karzinomresektion,
3. Aortenisthmusstenose,
4. Größere maxillofaziale Operationen (Gesichtsoperationen),
5. orthopädische Eingriffe,
6. Verweigerung von Bluttransfusionen aus religiösen Gründen.

Erwiesene und vermutete Gefährdung der Blutversorgung eines lebenswichtigen Organs und eine eingeschränkte Herz-Kreislauf-Funktion stellen Kontraindikationen für eine kontrollierte Hypotension dar.

Andere Indikationen für eine Reduzierung des Blutdrucks als die Verminderung des Blutverlusts oder die Erleichterung der Operation, wie beispielsweise die intraoperative Verminderung der Nachlast zur Behandlung einer kardialen Dysfunktion, sind in dieser Arbeit nicht berücksichtigt.

Eine Hypotonie läßt sich entweder durch Reduzierung des peripheren Gefäßwiderstands mit Hilfe von Vasodilatatoren oder durch Senkung des Herzzeitvolumens mittels negativinotrop wirkender Inhalationsanaesthetika wie Halothan oder Ethrane in steigenden Konzentrationen erreichen.

Hypotension durch Inhalationsanaesthetika

Allgemeine Hämodynamik

In einer Studie am Menschen, die vor kurzem von Sonntag et al. durchgeführt wurde, bewirkten von 0 auf 0,9 und dann auf 1,8% steigende Konzentrationen von Halothan eine fast lineare Abnahme des mittleren arteriellen Drucks, des Herzindex und der Kontraktilität, wie aus dp/dt_{max} zu ersehen war, wohingegen der linksventrikuläre enddiastolische Druck anstieg

[3]. Die Herzfrequenz zeigte eine geringfügige Tendenz zu Bradykardie. Der periphere Gefäßwiderstand blieb unverändert.

In Tieren und teilweise auch am Menschen haben wir die Auswirkungen einer von Inhalationsanaesthetika und Vasodilatatoren verursachten Hypotonie bei einem mittleren arteriellen Blutdruck von 50 mmHg auf Perfusion und Sauerstoffaufnahme des Herzens und des
Gehirns untersucht; diese beiden Organe sind für ein vermindertes Sauerstoffangebot am an-
fälligsten.

Das Ergebnis dieser Untersuchungen wird unter Berücksichtigung der neuesten Literatur
hier dargelegt und diskutiert.

Die Resultate einer Halothanhypotension in Studien an Hunden zeigt Abb. 1. Eine Inspirationskonzentration von 2,5% Halothan führte zu einem Abfall des mittleren arteriellen
Drucks auf etwa 50 mmHg. Ursache für die Hypotonie war ein vermindertes Herzzeitvolumen, während der periphere Gefäßwiderstand unverändert blieb.

Ähnliche Ergebnisse mit einer durch Enfluran hervorgerufenen Hypotension bei Hunden
zeigt Abb. 2. Die Hypotonie resultierte aus einem verminderten Herzzeitvolumen und teilweise auch einem reduzierten peripheren Gefäßwiderstand. Halothan und Enfluran scheinen
sich bezüglich ihrer Wirkung auf den peripheren Gefäßwiderstand in geringem Ausmaß zu unterscheiden.

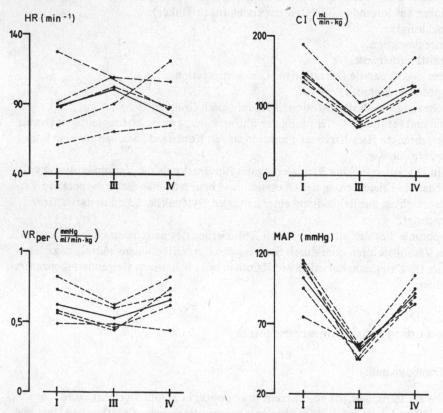

Abb. 1. Halothanhypotension beim Hund (n=5). Einzelergebnisse für jedes Tier. *HR* Herzfrequenz; *CI*
Herzindex; *VR_{per}* peripherer Gefäßwiderstand; *MAP* mittlerer Aortendruck

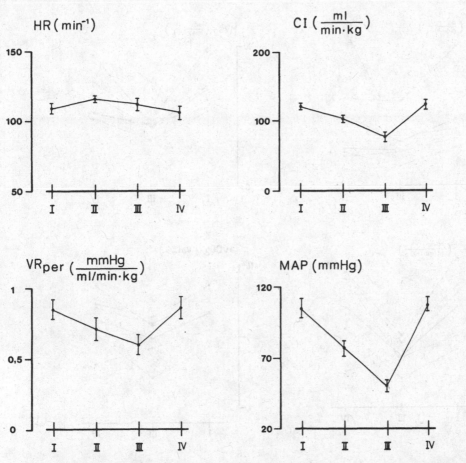

Abb. 2. Enfluranhypotonie beim Hund (n=8), Mittelwerte ± Standardabweichung. *I* Kontrollwert, Enflurankonzentration 1,8 ± 0,3%, *II* mittlerer Aortendruck 25% des Kontrollwerts, Enflurankonzentration 2,4 ± 0,3%; *III* mittlerer Aortendruck 50% des Kontrollwerts, Enflurankonzentration 3,2 ± 0,1%; *IV* Kontrollwert. *HR* Herzfrequenz; *CI* Herzindex; *VR$_{per}$* peripherer Gefäßwiderstand; *MAP* mittlerer Aortendruck

Myokarddurchblutung (MBF) und myokardiale Sauerstoffaufnahme (M$\dot{V}O_2$)

Unter Halothan (Abb. 3) und Enfluran (Abb. 4) erfolgte hauptsächlich wegen des negativinotropen Effekts auf das Herz ein deutlicher Abfall der myokardialen Durchblutung (MBF) und der myokardialen Sauerstoffaufnahme (M$\dot{V}O_2$).

In einer Untersuchung zur Hypotension unter Halothananaesthesie fanden wir bei 4 Patienten bei einem durchschnittlichen mittleren arteriellen Druck von 50 mmHg eine Reduzierung des M$\dot{V}O_2$ von 10 auf 5,3 ml O_2/min und 100 g Herzgewicht. Der MBF fiel von 87 auf 56 ml/min und 100 g ab (Abb. 5). Weder im Tierversuch noch bei der Studie am Menschen konnte eine Lactatfreisetzung aus dem Myokard gezeigt werden.

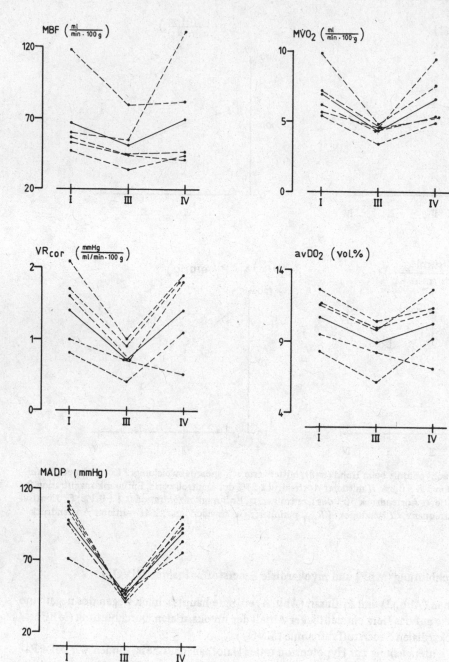

Abb. 3. Myokardiale Durchblutung und myokardiale Sauerstoffaufnahme unter Halothanhypotension beim Hund (n=5). Einzelergebnisse für jedes Tier. *I* Kontrollwert; *II* Hypotonie bei einem mittleren Aortendruck von 50 mmHg; *III* Kontrollwert. *MBF* myokardiale Durchblutung; *MV̇O₂* myokardiale Sauerstoffaufnahme; *VR_cor* Koronargefäßwiderstand; *avDO₂* Differenz zwischen arteriellem und koronarvenösem Sauerstoffgehalt; *MADP* mittlerer diastolischer Aortendruck

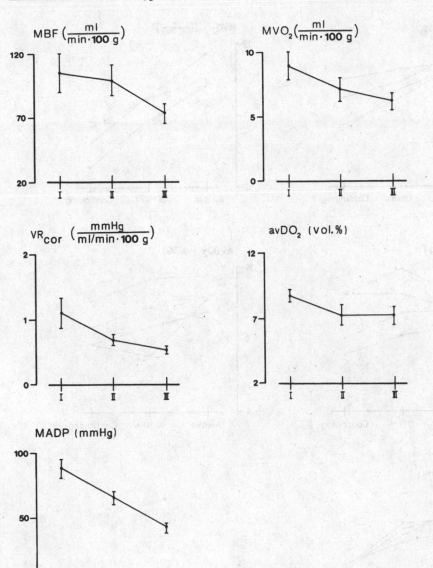

Abb. 4. Myokardiale Durchblutung und myokardiale Sauerstoffaufnahme unter Enfluranhypotension beim Hund (n=7). Mittelwerte ± Standardabweichung. *I* Kontrollwerte, Enflurankonzentration 1,8 ± 0,3%; *II* mittlerer Aortendruck 50% des Kontrollwerts, Enflurankonzentration 3,2 ± 0,1%; *III* Kontrollwert. *MBF* myokardiale Durchblutung; $M\dot{V}O_2$ myokardiale Sauerstoffaufnahme; VR_{cor} Koronargefäßwiderstand; *avDO₂* Differenz zwischen arteriellem und koronarvenösem Sauerstoffgehalt; *MADP* mittlerer diastolischer Aortendruck

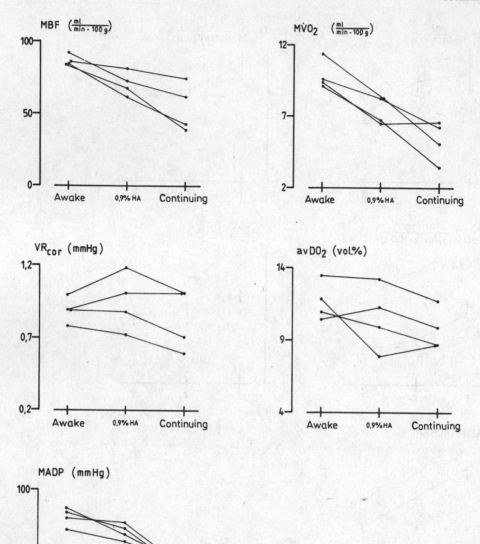

Abb. 5. Myokardiale Durchblutung beim wachen Menschen unter Halothanhypotension (0,9% und 1,8%); Einzelergebnisse bei 4 Patienten. *MBF* myokardiale Durchblutung; *MVO₂* myokardiale Sauerstoffaufnahme; *VR_cor* Koronargefäßwiderstand; *avDO₂* Differenz zwischen arteriellem und koronarvenösem Sauerstoffgehalt; *MADP* mittlerer diastolischer Aortendruck

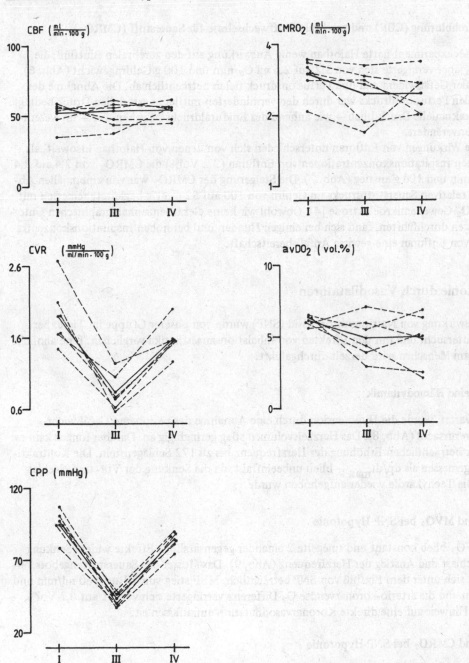

Abb. 6. Effekte von Halothanhypotension auf die zerebrale Durchblutung und die zerebrale Stoffwechselrate für Sauerstoff vor (*I*), während (*III*) und nach (*IV*) Halothanapplikation. Einzelergebnisse bei 6 Hunden. *CBF* zerebrale Durchblutung; *CMRO₂* zerebrale Stoffwechselrate für Sauerstoff; *CVR* zerebraler Gefäßwiderstand; *avDO₂* Differenz zwischen arteriellem und koronarvenösem Sauerstoffgehalt; *CPP* zerebraler Perfusionsdruck

Hirndurchblutung (CBF) und zerebrale Stoffwechselrate für Sauerstoff (CMRO$_2$)

Im Hundeexperiment hatte Halothan wenig Auswirkung auf den zerebralen Blutfluß; die CMRO$_2$ aber verringerte sich von 3,2 auf 2,6 ml O$_2$/min und 100 g Gehirngewicht (Abb. 6). Zerebraler Gefäßwiderstand und Perfusionsdruck fielen beträchtlich ab. Die Abnahme des zerebralen Perfusionsdrucks war durch den verminderten mittleren arteriellen Druck bedingt. Der intrakranielle Druck blieb — wie anhand des Epiduraldrucks zu sehen war — im wesentlichen unverändert.

Die Wirkungen von Enfluran unterschieden sich von denen von Halothan insoweit, als bei hohen Inspirationskonzentrationen von Enfluran (3,2 Vol%) die CMRO$_2$ von 2,4 auf 3,4 ml O$_2$/min und 100 g anstieg (Abb. 7). Die Steigerung der CMRO$_2$ war von einem jähen Abfall des relativen Sauerstoffdrucks im Gehirn von 100 auf 52 mmHg begleitet, gemessen mit einer pO$_2$-Gewebemikroelektrode [4]. Obwohl wir keine elektroenzephalographischen Untersuchungen durchführten, fand sich bei einigen Hunden und bei hohen Inspirationskonzentrationen von Enfluran eine gewisse Anfallsbereitschaft.

Hypotonie durch Vasodilatatoren

Die Auswirkung von Natriumnitroprussid (SNP) wurde von unserer Gruppe im Tierexperiment untersucht und mit den Effekten von Inhalationsanaesthetika verglichen. Eine ähnliche Studie am Menschen wird derzeit durchgeführt.

Allgemeine Hämodynamik

Wie erwartet, wurde die Hypotension durch eine Abnahme des peripheren Gefäßwiderstands verursacht (Abb. 8). Das Herzzeitvolumen stieg geringfügig an. Darüber hinaus kam es zu einer beträchtlichen Erhöhung der Herzfrequenz bis zu 172 Schlägen/min. Die Kontraktilität — gemessen als dp/dt$_{max}$ — blieb unbeeinflußt, da die Senkung der Vor- und Nachlast durch die Tachykardie wieder aufgehoben wurde.

MBF und MVO$_2$ bei SNP-Hypotonie

Der MVO$_2$ blieb konstant und spiegelte 2 einander gegensätzliche Effekte wider: Senkung der Nachlast und Anstieg der Herzfrequenz (Abb. 9). Das Muster des Sauerstoffangebots veränderte sich unter dem Einfluß von SNP beträchtlich. MBF stieg von 70 auf 160 ml/min und 100 g an und die arterio-koronarvenöse O$_2$-Differenz verringerte sich von 11 auf 6,2 Vol%, was als Hinweis auf eine direkte Koronarvasodilatation aufzufassen ist.

CBF und CMRO$_2$ bei SNP-Hypotonie

Beim Hund beobachteten wir — trotz eines Abfalls des Perfusionsdrucks — einen Anstieg des CBF von 57 auf 75 ml/min·100 g, begleitet von einer etwa 50%igen Verminderung der arteriovenösen Sauerstoffdifferenz (Abb. 10). Die CMRO$_2$ fiel von 3,6 auf 2,6 ml O$_2$/min. Selbst als 30 min nach Beendigung der SNP-Infusion der arterielle Druck zu normalen Werten zurückgekehrt war, fand sich immer noch ein erhöhter CBF. Es scheint, daß SNP die zerebralen Gefäße direkt dilatiert und die zerebrale Autoregulation aufhebt. Eine Propranololgabe vor Einsetzen der SNP-Hypotonie veränderte dieses Verhalten nur teilweise.

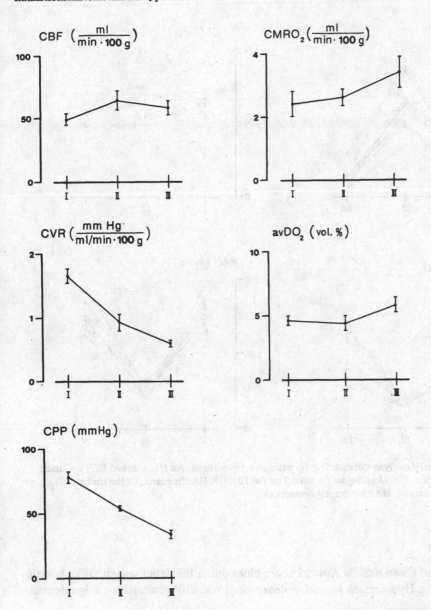

Abb. 7. Effekte von Enfluranhypotension auf die zerebrale Durchblutung und die zerebrale Stoffwechsel-rate für Sauerstoff beim Hund (n=6). Mittelwerte ± Standardabweichung. *I* Kontrollwert, Enflurankonzentration 1,8 ± 0,3%; *II* mittlerer Aortendruck 25% des Kontrollwerts, Enflurankonzentration 2,4 ± 0,3%; *III* mittlerer Aortendruck 50% des Kontrollwerts, Enflurankonzentration 3,2 ± 0,1%; *CBF* zerebrale Durchblutung; *CMRO$_2$* zerebrale Stoffwechselrate für Sauerstoff; *CVR* zerebraler Gefäßwiderstand; *avDO$_2$* Differenz im aortovenösen Sauerstoffgehalt; *CPP* zerebraler Perfusionsdruck

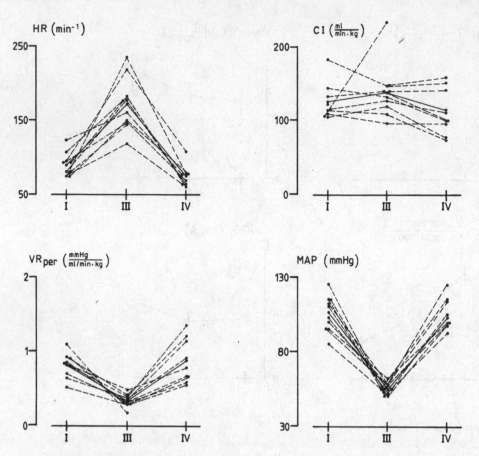

Abb. 8. Allgemeine Hämodynamik und SNP-Hypotension beim Hund, vor (*I*), während (*III*) und nach (*IV*) SNP-Applikation. Einzelergebnisse für jedes Tier (n=10). *HR* Herzfrequenz; *CI* Herzindex; *VR~per~* peripherer Gefäßwiderstand; *MAP* mittlerer Aortendruck

Diskussion

Zusammenfassend lassen sich die Auswirkungen einer durch Inhalationsanaesthetika ausgelösten kontrollierten Hypotension gegenüber denen einer von SNP verursachten folgendermaßen beschreiben:

1. Eine durch Inhalationsanaesthetika ausgelöste Hypotonie beruht auf einer Senkung des Herzzeitvolumens, hervorgerufen durch die negativ inotrope Wirkung dieser Stoffe und das venöse Pooling. Trotz der Verminderung des Herzzeitvolumens während einer kurzzeitigen Hypotonie bei ansonsten gesunden Patienten resultiert keine Gefährdung der Sauerstoffversorgung der lebenswichtigen Organe, des Herzens und des Gehirns. Diese Befunde stehen im Einklang mit dem vor kurzem veröffentlichten Bericht von Thompson et al. [2].

Enfluran kann in hoher Konzentration einen stimulierenden Effekt auf den Gehirnmetabolismus ausüben, wahrscheinlich durch Induzierung einer Anfallsbereitschaft, oder weil es zu einer inhomogenen Perfusion des Gehirns mit mangelhaft durchströmten Gebieten kommt [4].

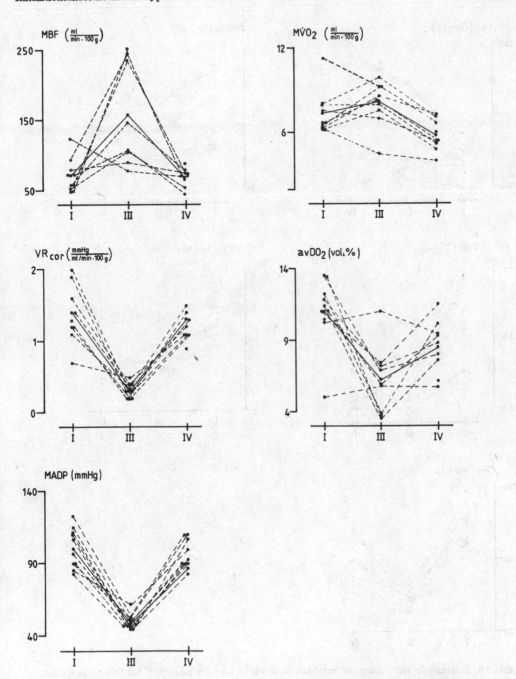

Abb. 9. Myokardiale Durchblutung und myokardiale Sauerstoffaufnahme bei SNP-Hypotension beim Hund (n = 10). Einzelergebnisse für jedes Tier vor (*I*), während (*II*) und nach (*IV*) SNP-Applikation. *MBF* myokardiale Durchblutung; *MV̇O₂* myokardiale Sauerstoffaufnahme; *VR$_{cor}$* Koronargefäßwiderstand; *avDO₂* Differenz zwischen Aorten- und koronarvenösem Sauerstoffgehalt; *MADP* mittlerer diastolischer Aortendruck

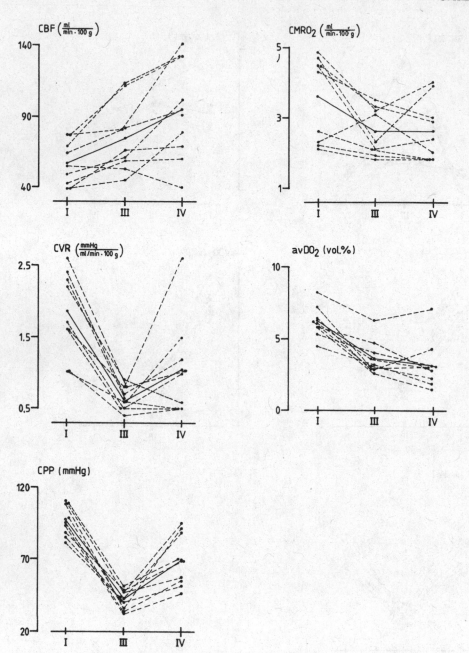

Abb. 10. Zerebrale Durchblutung und zerebrale Stoffwechselrate für Sauerstoff bei SNP-Hypotension beim Hund (n=9) vor (*I*), während (*III*) und nach (*IV*) SNP-Applikation. *CBF* zerebrale Durchblutung; *CMRO*$_2$ zerebrale Stoffwechselrate für Sauerstoff; *CVR* zerebraler Gefäßwiderstand; *avDO*$_2$ arteriovenöse Sauerstoffdifferenz; *CPP* zerebraler Perfusionsdruck

2. Im Gegensatz dazu entsteht eine SNP-Hypotonie durch Verminderung des peripheren Gefäßwiderstands, wobei Kontraktilität und Herzzeitvolumen fast unbeeinflußt bleiben. Tachykardie wird häufig beobachtet und gestattet keine druckabhängige Senkung der $M\dot{V}O_2$. Trotz des Abfalls des Perfusionsdrucks steigen MBF und CBF auf Werte an, die gut über der von $M\dot{V}O_2$ und $CMRO_2$ vorgegebenen Bedarfsperfusion liegen.

Die hier vorgelegten Daten stammen in der Hauptsache aus Tierexperimenten. Sonntag und andere Autoren [3, 5, 6] haben die im Tierversuch festgestellten hämodynamischen Effekte von Halothan und Enfluran auch durch Untersuchungen am Menschen bestätigt.

Die in unseren Experimenten festgestellten Auswirkungen der Inhalationsanaesthetika Halothan und Enfluran auf CBF und $CMRO_2$ gleichen denen, die andere Autoren in Tierversuchen und Studien am Menschen beobachtet haben [7]. Es gibt Berichte, denen zufolge hohe Enflurankonzentrationen (höher als 3 Vol%) auch beim Menschen die Anfallsbereitschaft erhöhen [7].

Über den Effekt von SNP auf die Perfusion der lebenswichtigen Organe und auf die Sauerstoffaufnahme in Hunden haben Fan et al. [8] berichtet. Diese Ergebnisse sind praktisch identisch mit unseren Befunden. Griffiths et al. [9] stellten während einer SNP-induzierten Hypotonie am Menschen keine Veränderungen von CBF und $CMRO_2$ fest. Bei unseren Patienten (unveröffentlichte Ergebnisse) fanden wir reaktiv starke Schwankungen von CBF und $CMRO_2$, die in Abhängigkeit zur benötigten SNP-Dosis standen. Bei kleinen Gaben von SNP zeigten sich keine Veränderungen von CBF und $CMRO_2$, während hohe Dosen zu einem Anstieg von CBF und $CMRO_2$ führen können. Reflextachykardie und die Notwendigkeit hoher SNP-Dosen können ebenfalls ein Problem beim Patienten darstellen [10, 11]. Einige Autoren befürworten den Einsatz von Betablockern [11], während andere zur Senkung des SNP-Bedarfs eine Kombination mit Inhalationsanaesthetika empfehlen [10, 11]. Die Verwendung von SNP ohne Unterstützung durch eine den Blutdruck dämpfende Inhalationsanaesthesie kann bei Absetzen von SNP zu erneuter Hypertension führen [13]. Im Lichte unserer Befunde und der Arbeiten anderer [2, 10, 12] und trotz der raschen Entwicklung neuer und altbekannter hypotensiver Wirkstoffe sollten wir die günstigen Eigenschaften der Inhalationsanaesthetika nicht vergessen, wenn es um die Erreichung einer kurzzeitigen und geringfügigen Hypotonie geht.

Zusammenfassung

Inhalationsanaesthesie kann gefahrlos zur Erreichung einer kurzzeitigen, mäßigen Hypotonie bei Patienten eingesetzt werden, bei denen die Blutversorgung der lebenswichtigen Organe nicht gefährdet ist. Hohe Inspirationskonzentrationen von Enfluran sollten vermieden werden. Falls das gewünschte Ausmaß der Hypotonie durch Inhalationsanaesthesie nicht erreicht werden kann, sollten zusätzlich Vasodilatatoren eingesetzt werden. Durch die Gabe von Betablockern läßt sich die Reflextachykardie einschränken und die Dosis vasodilatierender Wirkstoffe verringern. Bei neurochirurgischen Eingriffen, bei denen jede Ausdehnung des Gehirnvolumens vermieden werden muß, dürften andere Anaesthetika (beispielsweise Barbiturate) vorzuziehen sein.

Literatur

1. Gardner WJ (1946) The control of bleeding during operation by induced hypotension. JAMA 132: 572–574
2. Thompson GE, Miller RD, Stevens WC et al. (1978) Hypotensive anaesthesia for total hip arthroplasty: a study of blood loss and organ function (brain, heart, liver, and kidney). Anesthesiology 48:91–96
3. Sonntag H, Donath U, Hillebrand W et al. (1978) Left ventricular function in conscious man and during halothane anesthesia. Anesthesiology 48:320–324
4. Longnecker DE, Radke J, Schenk H-D et al. (1980) Cerebral oxygenation during deliberate hypotension (Abstr). Anesthesiology 53:3S–S91
5. Sonntag H, Merin RG, Donath U et al. (1979) Myocardial metabolism and oxygenation in man awake and during halothane anesthesia. Anesthesiology 51:204–210
6. Calverley RK, Smith NT, Prys-Roberts C et al. (1978) Cardiovascular effects of enflurane anesthesia during controlled ventilation in man. Anaesth Analg (Cleve) 57:619
7. Steen PA, Michenfelder JD (1979) Neurotoxicity of anesthetics. Anesthesiology 50:437–453
8. Fan FG, Kim S, Sunchon S et al. (1980) Effects of sodium nitroprusside on systemic and regional hemodynamics and oxygen utilisation in dog. Anesthesiology 53:113–120
9. Griffiths DPG, Cummins BH, Greenbaum R et al. (1974) Cerebral blood flow and metabolism during hypotension induced with sodium nitroprusside. Br J Anaesth 46:671–679
10. Csondgrady A, Mayr E, Kamp HD et al. (1979) Dosisprobleme mit Natriumnitroprussid bei kontrollierter Hypotension in der Hals-Nasen-Ohrenchirurgie. Anaesthesist 28:564–571
11. Lüben V, Patschke G, Hempelmann G (1978) Hämodynamische Untersuchung der kontrollierten Hypotension mit Natriumnitroprussid unter Betareceptorenblockade (Abstr). Zentral-Europäischer Anaesthesie-Kongreß Innsbruck K79
12. Bedford RF (1978) Increasing halothane concentration reduces nitroprusside dose requirement. Anesth Analg (Cleve) 57:457–462
13. Khambatta HJ, Stone JG, Khan E (1979) Hypertension during anesthesia on discontinuation of sodium nitroprusside induced hypotension. Anesthesiology 51:127–130

Inhalationsanaesthesie in der Pädiatrie

J.C. Rouge und G. Gemperle

Für die Anaesthesie in der pädiatrischen Chirurgie sind potente Inhalationsanaesthetika oft die Mittel der Wahl. Nachdem Methoxyfluran aus der Praxis unserer Klinik verschwunden und Isofluran auf dem Markt nicht erhältlich ist, scheint ein Überblick über Wirkungen und klinische Verwendung von Halothan und Enfluran in der Pädiatrie angebracht.

Vor einer Diskussion über die Vorteile und die relativen Indikationen und Kontraindikationen dieser Anaesthetika ist es wichtig, daran zu erinnern, daß Kinder und insbesondere Kleinkinder sich sehr stark von Erwachsenen unterscheiden. Neben dem auffallendsten Unterschied, der Körpergröße, muß man sich immer dessen bewußt sein, daß Kleinkinder, Kinder und Erwachsene auch unterschiedlich auf eine Anaesthesie und auf Medikamente reagieren.

Volatile Anaesthetika werden von Kleinkindern und Kindern wesentlich schneller aufgenommen als von Erwachsenen. Dieser Unterschied ist ganz offenkundig bei N_2O, Halothan und Enfluran. Man ist der Ansicht, daß dies mit dem Unterschied in der Zusammensetzung der Körpermasse in Zusammenhang steht und mit Unterschieden in der Atem- und Kreislauffunktion [12]. Kinder haben im Vergleich zu ihrem Körpergewicht ein größeres Atemvolumen, ein höheres Herzzeitvolumen und einen höheren Prozentsatz von stark perfundiertem Gewebe als Erwachsene. Eine stärkere Atemtätigkeit beschleunigt die Äquilibrierung des inhalierten Anaesthetikums, und das größere Herzzeitvolumen erhöht die Gesamtaufnahme im Körper. Da den gut perfundierten Geweben ein Großteil des Herzzeitvolumens zugeführt wird, kommt es bei Kindern schneller zur Äquilibrierung des Anaesthetikums als bei Erwachsenen. Dies erklärt ausreichend die klinische Beobachtung, daß Narkoseeinleitung und Aufwachphase nach der Inhalationsanaesthesie bei Kindern rascher vor sich gehen als bei Erwachsenen. Es erklärt weiter, daß es bei beiden Anaesthetika zu raschen Schwankungen der Anaesthesietiefe kommen kann. Zur Erreichung der für die Operation nötigen Anaesthesietiefe benötigen Kleinkinder und Kinder eine höhere Konzentration des Anaesthetikums. Die minimale Alveolarkonzentration, d.h. MAC, für Inhalationsanaesthetika liegt bei Kleinkindern höher und nimmt im Laufe des Lebens ständig ab [3, 5]. Da Blut und Gewebe schneller gesättigt werden und eine höhere Konzentration der Anaesthetika zur Erreichung der erforderlichen Anaesthesietiefe nötig sind, kann es sehr rasch zu toxischen Konzentrationen kommen. Damit wird der Sicherheitsspielraum zwischen der zur Operation nötigen Anaesthesietiefe und einem Stadium, das zu Atemstillstand oder schwerer Hypotonie führen kann, eingeengt. Bei einem raschen Wechsel von spontaner Atmung zu kontrollierter Beatmung ohne Reduzierung der inhalierten Konzentration gelangen sehr viel mehr Moleküle des anaesthetischen Gases in die Lungen und in den Kreislauf. Unter diesen Umständen kann es innerhalb von Minuten zu einem Herz-Kreislauf-Kollaps kommen. Eine frühzeitige Erkennung derartiger Veränderungen ist durch Einsatz eines präkordial angelegten Stethoskops und durch Kontrolle des arteriellen Blutdrucks ohne Schwierigkeiten möglich.

Unter klinischen Bedingungen scheint die Herabsetzung der myokardialen Leistung durch Enfluran geringer zu sein als durch Halothan, doch bei kontrollierten Untersuchungen unter Steady-state-Bedingungen trifft dies nicht zu. Sowohl Halothan als auch Enfluran setzen die kardiovaskuläre Aktivität herab, und der mittlere Blutdruck sinkt proportional zur Anaesthesietiefe. Die dynamische Reaktion auf rasche Veränderungen der eingeatmeten Konzentration dieser beiden Anaesthetika unterscheidet sich jedoch beträchtlich. Smith et al. [13] haben diese Reaktion bei Hunden untersucht. Sie haben gezeigt, daß ein Bolus Enfluran den arteriellen Druck doppelt so stark senkt wie ein Bolus Halothan; diese Differenz ist aber vermutlich der schnelleren Wirkung von Enfluran zuzuschreiben, die ihrerseits wieder durch den geringeren Blut-Gas-Verteilungskoeffizienten bedingt ist. Unter Anwendung einer nichtinvasiven echokardiographischen Methode zur Untersuchung der Herzfunktion bei Kindern zeigten Barrasch et al. [1, 2], daß sowohl Halothan als auch Enfluran die Ventrikelleistung signifikant dosisabhängig vermindern. Bei äquipotenten Konzentrationen war kein signifikanter Unterschied zwischen diesen beiden Anaesthetika zu beobachten. Die Autoren unterstreichen die Bedeutung einer Applikation von Atropin bei Einsatz dieser Anaesthetika, um eine Vagusaktivität zu verhindern. Eine durch intravenöse Verabreichung von Atropin verursachte akute Erhöhung der Herzfrequenz führt zu einer signifikanten Verbesserung des Herzindex.

Unter Halothananaesthesie sind Herzarrhythmien häufig zu beobachten, insbesondere während Gesichtsoperationen. Der Einsatz von Adrenalin mag hier zwar nicht vollkommen kontraindiziert sein, sollte aber begrenzt werden. Im Vergleich dazu kommt es bei Enfluran – mit oder ohne exogen appliziertem Adrenalin – weit seltener zu Herzarrhythmien [6].

Enfluran und Halothan beeinträchtigen die Atmung gleichermaßen. Mit zunehmender Anaesthesietiefe verringern sie das Atemzugvolumen und erhöhen den arteriellen CO_2-Partialdruck. Zwischen den MAC-Einheiten und dem arteriellen CO_2-Druck besteht eine direkte Beziehung. Außerdem existiert eine umgekehrt lineare Beziehung zwischen der MAC-Konzentration und dem verminderten Anstieg der CO_2-Antwortkurve. Bei Verwendung eines der beiden Anaesthetika sollten Narkosen nur mit assistierter oder kontrollierter Beatmung durchgeführt werden, insbesondere in der Pädiatrie.

Tonisch-klonische Muskelzuckungen im Gesicht und an den Gliedern wurden während einer tiefen Enflurananaesthesie beobachtet und konnten durch Hyperventilation induziert sein [10]. Derartige Erscheinungen lassen sich durch Reduzierung der Anaesthesietiefe und durch Herabsetzung des Atemminutenvolumens vermeiden. Diese Symptome konnten während der Einleitung und beim Versuch der endotrachealen Intubation besonders gut beobachtet werden, wenn keine Muskelrelaxanzien verwendet worden waren. Mit Rosen und Soderberg stimmen wir überein, daß nur Enflurankonzentrationen von mehr als 3 Vol% bei Kindern Anzeichen einer Erregung des zentralen Nervensystems auslösen [11];

Eine Hyperventilation, zu der es bei Kindern mit sehr dehnbarem Brustkasten und Lungen leicht kommt, sollte bei Einsatz von Enfluran vermieden werden.

Anaesthesie beim Neugeborenen

Neugeborene, bei denen eine sofortige Operation notwendig ist, haben sich gewöhnlich kaum oder noch gar nicht von der Geburt erholt. Viele von ihnen weisen zusätzlich zu ihrer gegenwärtigen Erkrankung ein oder mehrere angeborene Schäden auf.

In dieser Situation sind potente Inhalationsanaesthetika nicht ohne Risiko. Untersuchungen bei vorzeitig geborenen Kindern und neugeborenen Tieren [7–9] ergaben schwere Beeinträchtigungen der Herz- und Kreislauftätigkeit beim Einsatz von Enfluran oder Halothan (1 MAC). In der klinischen Praxis können diese beiden Anaesthetika – wenn auch mit größter Vorsicht – eingesetzt werden.

Als erster Schritt wird häufig eine Intubation im Wachzustand durchgeführt. Die Konzentration des eingeatmeten Anaesthetikums sollte sehr allmählich erhöht werden, wobei der Herzfrequenz und dem Blutdruck besondere Aufmerksamkeit zu schenken sind. Klinische Zeichen der Anaesthesietiefe sind bei Neugeborenen schwer abzuschätzen, und ein systolischer Blutdruck von weniger als 60 mmHg stellt eine zwingende Indikation zur Reduzierung der Konzentration in der Inspirationsluft dar. Zur Vermeidung einer hohen Konzentration des Anaesthetikums, die die Herzfunktion beeinträchtigen kann, bevorzugen wir niedrige Inspirationskonzentrationen von Enfluran bei zusätzlicher Gabe eines Muskelrelaxans und/oder von Analgetika. Halothan und Enfluran beeinflussen auch die normale Körpertemperatur. Normothermie läßt sich aber leicht erreichen, wenn die Temperatur im Operationssaal so hoch gehalten wird, daß sie das Operationsteam noch tolerieren kann und wenn man außerdem das Kind auf eine mit zirkulierendem Wasser gefüllte Matratze legt und die Inspirationsluft erwärmt.

Anaesthesie bei Kleinkindern und Kindern

Die Auswahl einer bestimmten Anaesthesiemethode bei Kleinkindern und Kindern hängt von verschiedenen Faktoren ab, wie beispielsweise. Alter des Patienten, körperliche und emotionale Verfassung, Art des operativen Eingriffs sowie besondere Erfordernisse für den Operateur.

Die Einleitung einer Anaesthesie ist ein kritisches Ereignis in der körperlichen und emotionalen Entwicklung des Kindes. Sie sollte deshalb sehr behutsam und mit großer Rücksichtnahme durchgeführt und nicht zum psychischen Trauma werden.

Die Einleitung mit einem Inhalationsanaesthetikum ist gegenwärtig sehr weit verbreitet, nachdem eine Venenpunktion bei Kleinkindern oft schwierig und von ihnen gefürchtet ist. Manche Kinder lassen sich auf fast hypnotische Weise buchstäblich in den Schlaf reden; andere wieder benötigen eine Prämedikation – üblicherweise in Form einer rektalen Applikation von Methohexital. Es gibt Kinder, die mit einer intravenösen Injektion durchaus zufrieden sind, vorausgesetzt, eine Vene kann gefunden werden. Ist dies nicht der Fall, sollte das Kind unter keinen Umständen mehreren Venenpunktionen unterzogen werden, ehe es das Bewußtsein verliert. In diesem Fall ist eine Inhalationseinleitung vorzuziehen.

Durch eine hohe Konzentration von N_2O und die relativ frühzeitige Zugabe eines potenteren Anaesthetikums läßt sich eine rasche Einleitung erreichen. Halothan oder Enfluran werden bei jedem 2. oder 3. Atemzug allmählich erhöht und beide Anaesthetika normalerweise vom Kind gut angenommen. Reizungen, wie sie sich durch Anhalten des Atems oder durch Husten bei der Einleitung manifestieren, sind bei Enfluran etwas ausgeprägter als bei Halothan. Um diese Komplikation zu vermeiden, sollte man während des gesamten Respirationszyklus eine gut sitzende luftdichte Maske verwenden und einen mäßigen positiven Druck aufrechterhalten. Diese Methode verkürzt die Einleitungsphase und verhindert eine Verlegung der Atemwege.

Die endotracheale Intubation kann unter Allgemeinanaesthesie allein durchgeführt werden, aber es ist manchmal schwierig, die richtige Anaesthesietiefe zu erreichen. Yakaitis et al. haben gezeigt, daß die endexspiratorische Konzentration von Halothan und Enfluran, die notwendig ist zur Durchführung einer endotrachealen Intubation, bei Kindern um 30% über dem MAC-Wert liegt [14, 15]. Bei beiden Anaesthetika kann ein zu frühzeitiger Versuch eine schwere anoxische Obstruktion mit Laryngospasmus induzieren. Auch durch einen zu späten Versuch kann es zu Komplikationen kommen: bei Halothan besteht die Gefahr einer Überdosierung mit nachfolgender Bradykardie und Hypotonie. Im Fall von Enfluran ist eine Bradykardie nicht zu beobachten, aber man kommt nahe an eine Anaesthesietiefe heran, bei der sich bekanntermaßen Zeichen einer zentralnervösen Erregung zeigen. Die endotracheale Intubation sollte bei Verwendung dieser beiden Anaesthetika mit Unterstützung eines muskelrelaxierenden Medikamentes durchgeführt werden.

Kleinere chirurgische Eingriffe werden bei etwa 50% aller Kinder durchgeführt. Die meisten dieser Eingriffe könnten ambulant durchgeführt werden. Am Genfer Kinderhospital machen solche Eingriffe etwa 25–30% der Tagesarbeit aus. Sie bringen einige Vorteile für das Kind, sollten aber das Risiko des Eingriffs nicht vergrößern. Wenn diese Art des chirurgischen Eingriffs unter Allgemeinanaesthesie durchgeführt wird, sollte sie einen vorhersagbaren postoperativen Verlauf nehmen; die Inhalationsmethode erfreut sich steigender Beliebtheit. Einfache anaesthesiologische Methoden werden bevorzugt bei zunehmender Verwendung von Inhalationsanaesthetika. Bei Enfluran ist es manchmal schwierig, Reflexbewegungen als Reaktion auf den operativen Eingriff zu verhindern. Eine Ergänzung mit einem kurzwirkenden Analgetikum wie beispielsweise Fentanyl — intramuskulär während der Einleitung oder intravenös appliziert — kann diese Art von Reaktion verhindern.

Für umfangreiche operative Eingriffe neigt man im Augenblick eher dazu, mehrere Pharmaka anstelle eines einzigen zur Durchführung der Anaesthesie einzusetzen. Midazolam, ein neues wasserlösliches Benzodiazepin, wird derzeit bei uns klinisch untersucht. Dieses Pharmakon scheint die Wirkungen von Inhalationsanaesthetika und Analgetika zu potenzieren. Wie Melvin et al. zeigten, verringert Midazolam dosisabhängig geringfügig den MAC-Wert für Halothan [4]. In der Pädiatrie werden unter Midazolam in Verbindung mit einem Analgetikum niedrigere Enflurankonzentrationen benötigt. Diese Methode wird bei chirurgischen Eingriffen von 1–3 h Dauer angewandt. Bei Anwendung dieser Methode für plastische Gesichtsoperationen, insbesondere bei Behebungen von Spaltlippe oder Gaumenspalten, setzt die Erholung von der Anaesthesie gewöhnlich 15 min nach Beendigung der Enfluranapplikation ein. Der Aufwachvorgang ist sanft, mit minimaler Beeinträchtigung der Atmung und ohne Verlegung der Luftwege. Für längere Eingriffe wird anstelle von Midazolam Flunitrazepam eingesetzt, das dieselben Eigenschaften in bezug auf den MAC-Wert von Inhalationsanaesthetika zu haben scheint.

Kinder, die sich einem neurochirurgischen Eingriff unterziehen müssen, sind oft weniger als 1 Jahr alt. Einige von ihnen haben präoperativ einen erhöhten intrakraniellen Druck. Umfangreiche neurophysiologische und neuropharmakologische Studien an Tieren und bei Erwachsenen führten zu einigen Richtlinien, die auch auf Kinder angewandt werden können. Bei Patienten mit präoperativ normalem intrakraniellem Druck ist der Einsatz eines Inhalationsanaesthetikums vertretbar. Bei Kleinkindern, deren Venen schwer zu finden sind, kann die Einleitung mit N_2O und Inhalationsanaesthetika akzeptiert werden. Patienten, bei denen bereits vor Narkoseeinleitung eine Erhöhung des intrakraniellen Drucks vorliegt, müssen mit besonderer Sorgfalt behandelt werden, um jede Belastung zu vermeiden. Besonders vorteilhaft erweist sich hier die rektale Applikation von Thiopental oder Methohexital. Anschließend wird die Einleitung durch N_2O, Halothan oder Enfluran über eine Maske fortgesetzt. Hyperventilation vor dem Einsatz von Inhalationsanaesthetika konnte die intrakranielle

Compliance verbessern und den durch Halothan und Enfluran verursachten Anstieg des intrakraniellen Drucks abschwächen. Bei Kindern ist die korrekte Steuerung einer Hyperventilation vor Applikation dieser Anaesthetika jedoch äußerst schwierig. Im Falle eines signifikant erhöhten intrakraniellen Drucks geben wir deshalb dann einer Methode den Vorzug, die aus einer kombinierten Verabreichung von N_2O, Relaxans und Analgetika besteht.

Die Wahl der Anaesthetika für herzchirurgische Eingriffe in der Pädiatrie wird in der Hauptsache von der Pathophysiologie des Herzfehlers beeinflußt.

Bei Patienten mit einem Links-rechts-Shunt wird die Anaesthesie per Inhalation oder intravenös eingeleitet. Bei Kranken, die einen Rechts-links-Shunt aufweisen, führen hingegen die Inhalationsanaesthetika zu einer langsamen Einleitung; kurze Exzitationsphasen können anoxische Zustände auslösen. Jede Beeinträchtigung der linksventrikulären Funktion oder Abnahme des peripheren Gefäßwiderstands verstärkt den Rechts-links-Shunt und verschlimmert dadurch die Hypoxämie. Eine Einleitung durch Inhalation sollte hier vermieden werden.

Die Anaesthesie wird durch N_2O, Sauerstoff und Enfluran in niedriger Konzentration aufrechterhalten. Mindestens 50% N_2O sind zur Erreichung einer Analgesie notwendig, und für Patienten mit Hypoxämie besteht eine relative Kontraindikation für den Einsatz von N_2O. Für extrakardiale Palliativoperationen bei zyanotischen Patienten verwenden wir für die Anaesthesie häufig Sauerstoff und eine niedrige Enflurankonzentration. Diese Methode wird durch Fentanyl und Pancuronium ergänzt. Man kann mit einem schnellen Erwachen rechnen, und gewöhnlich erfolgt die Extubation noch im Operationssaal.

Bei Kleinkindern, die in tiefer Hypothermie mit Kreislaufstillstand operiert werden sollen, wird in der Phase, die der Bypass-Operation vorausgeht, eine Abkühlung der Körperoberfläche auf 30 °C vorgenommen. Durch die Verwendung von Enfluran während der Abkühlung konnte die Zeit, innerhalb der die gewünschte Temperatur erreicht wird, beträchtlich verkürzt werden, ohne die Herzfunktion deutlich zu beeinträchtigen. Selbst bei hochdosiert digitalisierten Kindern wurden niemals Herzarrhythmien beobachtet.

Zusammenfassung

Für kleinere chirurgische Eingriffe an Kleinkindern und Kindern ist auch heute die Inhalationsanaesthesie die Methode der Wahl und wird es vermutlich in Zukunft auch bleiben.

Bei größeren Operationen neigt man derzeit jedoch zur Verwendung mehrerer Pharmaka anstelle eines einzigen. Manchmal werden kurz- oder langwirkende Benzodiazepine, ergänzt durch N_2O und kurzwirkende Analgetika, zusammen mit Inhalationsanaesthetika eingesetzt. Es ist denkbar, daß eine derartige Methode die Inhalationsanaesthetika eines Tages ersetzt.

Literatur

1. Barash PG, Glanz S, Katz JE et al. (1978) Ventricular function in children during halothane anesthesia; an echocardiographic evaluation. Anesthesiology 49:79
2. Barash PG, Katz JD, Firestone S et al. (1979) Cardiovascular performance in children during induction: an echocardiographic comparison of enflurane and halothane (Abstr). Anesthesiology 51:315
3. Gregory GA, Eger EI, Munson ES (1969) The relationship between age and halothane requirement in man. Anesthesiology 30:348
4. Melvin MA, Johnson BH, Quashe AL, Eger EI (1980) Induction of anesthesia with Midazolam decreases halothane MAC in man (Abstr). Anesthesiology 53:10

5. Nicodemus HF, Nassiri-Rahimi C, Bachman L, Smith TC (1969) Median effective doses (ED$_{50}$) of halothane in adults and children. Anesthesiology 31:344
6. Reisner LS, Lippman M (1975) Ventricular arrhythmias after epinephrine injection in enflurane and in halothane anesthesia. Curr Res Anesth Analg 54:468
7. Robinson S, Gregory GA (1980) Circulatory effects of anesthesia in the developing sheep. I halothane (Abstr). Anesthesiology 53:330
8. Robinson S, Gregory GA (1980) Circulatory effects of anesthesia in the developing sheep. II enflurane (Abstr). Anesthesiology 53:331
9. Robinson S, Gregory GA (1980) Fentanyl-air oxygen anesthesia for patient ductus arteriosus ligation in infants less than 1500 gr. Curr Res Anesth Analg 59:557
10. Rouge JC, Hemmer M, Gemperle G (1974) Enflurane (Ethrane) in pediatric anesthesia. Acta Anaesthesiol Belg 25:223
11. Rosen I, Soderber M (1975) Electroencephalographic activity in children under enflurane anesthesia. Acta Anaesth Scand 19:361
12. Salanitre E, Rackow H (1969) The pulmonary exchange of nitrous oxide and halothane in infants and children. Anesthesiology 30:388
13. Smith NT, Rampil IJ, Sasse FJ et al. (1980) The dynamic pressure response to enflurane and halothane (Abstr). Anesthesiology 53:37
14. Yakaitis RW, Blitt CD, Angiulo JP (1977) End tidal halothane concentration for endotracheal intubation. Anesthesiology 47:386
15. Yakaitis RW, Blitt CD, Angiulo JP (1979) End tidal enflurane concentration for endotracheal intubation. Anesthesiology 50:59

Inhalationsanaesthesie bei geriatrischen Patienten

G. Haldemann

Es ist ein weltweites Phänomen, daß der Anteil der jungen Menschen an der Bevölkerung zunehmend sinkt und die mittlere Altersgruppe der Berufstätigen scheinbar unverändert bleibt, während die Zahl der Menschen über 65 Jahre ständig zunimmt. Nach Erhebungen der Bundesbehörde für Sozialversicherung ist damit zu rechnen, daß es im Jahre 2000 in der Schweiz bei einer Gesamtbevölkerung von etwas über 5 Mill. mehr als 1 Mill. Menschen über 65 Jahre geben wird.

Im Jahre 1980 wurden bei einer Gesamtzahl von 11 000 Anaesthesien im Kantonshospital Aarau 30% der Patienten den Risikokategorien III–V zugeordnet. 70% dieser Patienten waren über 65 Jahre alt. Das Anaesthesierisiko wurde mit Hilfe der Checkliste von Lutz et al. [13] bestimmt, die eine exaktere Auswertung als die ASA-Methode zuläßt. Aufgrund des Punktesystems dieser Liste können auch Faktoren wie präoperative Vorbereitung, Operationsdauer und Art des Eingriffs sowie Allgemeinzustand des Patienten mit berücksichtigt werden.

Intraoperativ wird das Risiko einer Anaesthesie beim älteren Menschen durch die Herz-Kreislauf-Reserve bestimmt. Postoperativ werden Morbidität und Mortalität in erster Linie durch pulmonale und thromboembolische Komplikationen beeinflußt. Daraus folgt, daß während der Anaesthesie Herz und Kreislauf so gründlich wie möglich überwacht werden sollten, wenn auch diese Überwachung im Interesse einer breiten Anwendbarkeit so wenig invasiv wie nur möglich sein sollte. Es erhebt sich nun die Frage, in welchem Ausmaß die Überwachung des systolischen Zeitintervalls (STI) mit diesen Voraussetzungen übereinstimmt. Weiterhin sollte festgestellt werden, welche allgemeinen Schritte und Maßnahmen möglich sind, um bei diesen älteren Patienten vor der Narkose eine Verbesserung der Herz-Kreislauf-Leistung zu erreichen. Auf die Bedeutung einer sichergestellten Normovolämie wurde wiederholt hingewiesen, nachdem es bei älteren Menschen selbst nach kurzer Bettlägerigkeit zu einer deutlichen Immobilisationshypovolämie kommt, die zu extremer Empfindlichkeit gegenüber Anaesthetika führt.

Methoden

Die Einflüsse von Halothan, Enfluran und Neuroleptanalgesie auf das STI wurden mit Hilfe des Myokardcheck 970 von List [11] gemessen, und verschiedene neuere Induktionsanaesthetika testete man unter Einsatz derselben Methode. Die Messungen wurden an Patienten vorgenommen, die zwischen 65 und 95 Jahre alt waren und wegen kleinerer chirurgischer Eingriffe Anaesthesie und Intubation benötigten. Patienten mit deutlichen Anzeichen von

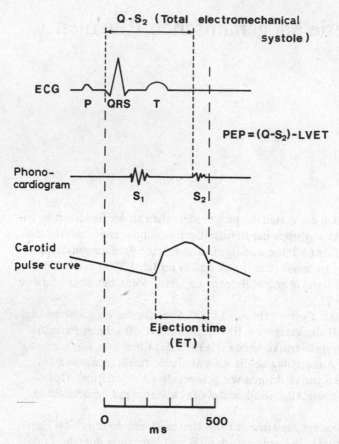

Abb. 1. Messung des systolischen Zeitintervalls mit Hilfe von EKG (*ECG*), Phonokardiogramm und Karotispulskurve. *Q–S₂* Gesamte elektromechanische Systole. *LVET* (linksventrikuläre Austreibungszeit): vom Beginn des steilen Anstiegs bis zur Inzisur in der Karotispulskurve. *PEP* (Austreibungsvorphase): $(Q-S_2) - LVET$

Herzinsuffizienz, Koronarsklerose, Hypertonie und Niereninsuffizienz sowie solche mit Anämie und Störungen des Elektrolythaushalts waren von der Studie ausgenommen. Zur Bestimmung des STI war eine Überwachung von EKG, Phonokardiogramm und der Carotispulswelle notwendig. Die Q-Welle auf dem EKG stellt den Beginn der elektromechanischen Systole dar, der 2. Herzton den Aortenklappenschluß und damit das Ende dieser Phase $(Q-S_2)$.

Die linksventrikuläre Austreibungszeit (LVET) ist das Intervall zwischen dem Beginn des steilen Anstiegs bis zur dikroten Inzisur in der Karotispulskurve. Die Zeitspanne vor der Austreibungsphase (PEP) erhält man, wenn man die Austreibungszeit von der gesamten elektromechanischen Systole subtrahiert: $PEP = (Q-S_2) - LVET$ (Abb. 1). Im dafür eingesetzten Computer (Abb. 2) selektiert ein Mikroprozessor die Impulse; Arrhythmien und Herzschläge, die stark vom Mittel abweichen, werden ausgesondert. Die durchschnittlichen systolischen Zeitintervalle sind die Mittelwerte aus 10 artefaktfreien Signalen nach Aussonderung der beiden Extremwerte aus 12 gespeicherten Herzzyklen [14]. Aus $(Q-S_2)$ und LVET berechnet

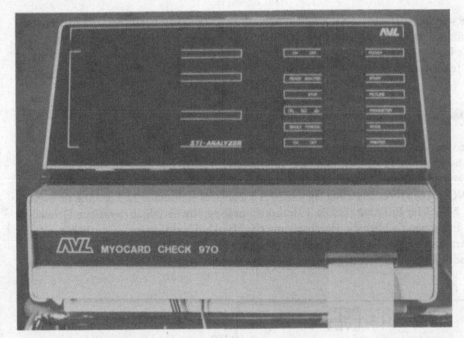

Abb. 2. Myokard Check 970 von List (II). Analytischer Computer für systolische Zeitintervalle von AVL und Co., Schaffhausen, Schweiz

der Computer PEP und $l/(PEP)^2$ oder die Pulswellengeschwindigkeit, die elektromechanische Diastole (S_2-Q) und den Weissler-Koeffizienten Q [20]. Dieser letztgenannte Koeffizient ist wahrscheinlich der am besten geeignete Einzelparameter für die unblutige Bestimmung der Myokardfunktion. Er ist geschlechtsunabhängig und auf den Frequenzbereich von 40–120/min anwendbar. Für die verschiedenen nichtinvasiv gemessenen Parameter des STI, insbesondere für den Q-Wert, wurden gute Korrelationen mit den myokardialen Funktionswerten gefunden, die unter Einsatz intravaskulärer Methoden gemessen wurden [1, 7, 15, 20].

Die Effekte von 3% Dextran in Ringerlactat und 6% HES auf Blutvolumen (BV) und Plasmavolumen (PV) wurden in derselben Patientengruppe mit Hilfe der Volemetronmethode (Ames Corporation, Elkhardt, USA) [18] unter Einsatz von menschlichem Radiojodserumalbumin (RISHA) bestimmt. Zu diesem Zweck wurden gebrauchsfertige 2-ml-Injektionslösungen verwendet, von denen jede 10 mg menschliches Serumalbumin mit einer spezifischen Aktivität von 0,5 μC/mg Albumin enthielt. Zur Sicherstellung einer korrekten Funktionsweise des Volemetrons führte man regelmäßige Kontrollen mit Testsets und In-vitro-Dilutionsuntersuchungen durch.

Zur Verhinderung von dextraninduzierter Trübung wurden die Serumproteinspiegel mit Hilfe des Biuretreaktionstests in der Modifizierung von Appel et al. [2] bestimmt. Die Proteinfraktionen identifizierte man mit Hilfe von Zelluloseacetatelektrophorese. Die Gesamtmenge des zirkulierenden Albumins (TPA) ist das Produkt aus PV und Albuminkonzentration. Die Ermittlung der Serumkonzentrationen von Dextran und HES erfolgte nach der Anthron-Methode von Roe [17]. Der Hämatokrit (Hct) wurde in Proben aus dem zentralvenösen Katheter vor und nach Beimengung gemessen und der kolloidale osmotische Druck mit Hilfe des Onkometers von Weil et al. [19] bestimmt. Für sämtliche gemessene und errechneten Werte wurden Mittelwert (X̄), Standardabweichung vom Mittelwert (SEM) und Varianz (V) bestimmt. Darüberhinaus bediente man sich noch des Z-Tests [16], um signifikante Unterschiede im Vergleich zu den Kontrollwerten und bei den Mittelwerten der verschiedenen Gruppen festzustellen.

Ergebnisse

Die relevanten Veränderungen des STI während Halothan- und Enflurananaesthesie sowie Neuroleptanalgesie zeigt Abb. 3, und zwar präoperativ, 15—30 min nach Intubation sowie intraoperativ (frühestens 10 min nach Operationsbeginn) bei normal beatmeten Patienten (1:1 N_2O/O_2). Die Q-Verlängerung lag mit 17,9 ± 2,9% für Halothan, 22,1 ± 3,0% für NLA und 23,8 ± 2,7% für Enfluran für alle 3 Methoden präoperativ innerhalb derselben Größenordnung. Intraoperativ blieb die Herabsetzung der Myokardfunktion im wesentlichen gleich. Nach Operationsbeginn verursachte andererseits eine Erhöhung des gesamten peripheren Widerstands (TPR) einen Anstieg des mittleren arteriellen Drucks (MAP) auf den Ausgangs-

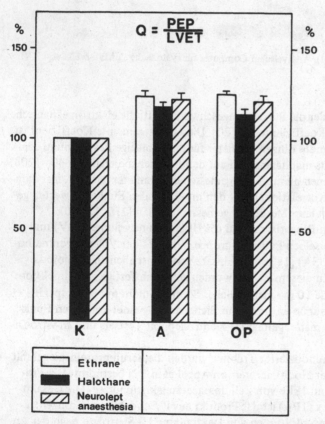

Abb. 3. Relative Veränderungen des Quotienten (*Q*) Austreibungsvorphase/linksventrikuläre Austreibungszeit (*PEP/LVET*) bei geriatrischen Patienten (n=8 in jeder Gruppe). *K* Kontrollwert am wachen Patienten; *A* Narkose vor der Operation; *OP* Narkose während der Operation. Mittelwerte ± Standardabweichung

wert. Somit konnten bei allen 3 Methoden keine Unterschiede in ihrer Auswirkung auf das STI festgestellt werden.

Ein typischer Befund bei älteren Patienten ist ein vermindertes Schlagvolumen (SV) und Herzzeitvolumen (CO) bei erhöhtem MAP und TPR mit gleichzeitiger Herabsetzung der Herzfrequenz (HR) und des rechtsventrikulären Füllungsdrucks [8, 10]. Verschiedenen Autoren gelang es, die durch Inhalationsanaesthetika bedingte Herabsetzung der Kreislauf-funktion durch ausreichenden Volumenersatz direkt vor der Narkose deutlich zu verringern. So konnten wir bei Einsatz von Enfluran bei geriatrischen Patienten nach Applikation einer 1,8%igen Dextran-70-Lösung in Ringerlactat (15 ml/kg KG) keinerlei signifikante Herabset-zung von Herzzeitvolumen und Schlagvolumen feststellen. Wenn keine Lösung zugeführt wurde, sank das Herzzeitvolumen um $37 \pm 5\%$ und das Schlagvolumen um $35 \pm 7\%$ [9]. Die rasche Verabreichung dieses Volumens führte zu einem Anstieg von $5,6 \pm 2,1\%$ beim MAP, von $10 \pm 3,6\%$ beim Herzzeitvolumen und von $14,8 \pm 4,9\%$ beim Schlagvolumen; die Herzfrequenz verringerte sich um $5,0 \pm 3,6\%$, der gesamte periphere Widerstand um $12,0 \pm 4,6\%$ und der Hämatokrit um $5,2 \pm 1,3\%$ — bei gleichzeitigem Anstieg von $6,5 \pm 1,4$ cm H_2O im rechtsventrikulären Füllungsdruck (CVP). Helms et al. [10] fanden nach einer ähnlichen Dextranzuführung und Infusionsrate bei demselben Patiententyp einen durchschnittlichen Anstieg des pulmonalen Kapillardrucks (PCP) um 10 mmHg auf $15,5 \pm 3$ mmHg. Seit kur-zem verwenden wir für die Volumengabe vor Narkose eine 3%ige Dextranlösung in Ringer-lactat oder — falls der Effekt von Dextran auf die Blutgerinnung nicht wünschenswert ist — eine 6%ige HES-Lösung. Wie aus Abb. 4 hervorgeht, lag der Volumeneffekt 10 min nach In-fusion von HES (15 ml/kg KG) mit einem Anstieg von $123,5 \pm 5,2\%$ über die Ausgangswerte signifikant höher als bei 3% Dextran ($+114,8 \pm 3,9\%$), insbesondere beim Plasmavolumen. Blutvolumen und Plasmavolumen blieben bis zu 6 h nach der Infusion der Plasmasubstitute deutlich über den Kontrollwerten. Nach Applikation von HES stieg der kolloidosmotische Druck (COP) leicht an, fiel aber nach Gabe von Dextran beständig ab. Obwohl der Hämato-krit nach den Infusionen von einem Durchschnittswert von 43% auf 37% sank, unterschrit-ten die Werte niemals die von Lundsgaard-Hansen [12] vertretene kritische Grenze für einen ausreichenden Sauerstofftransport. Der TPA-Wert lag 24 h nach Gabe der beiden Plasmaex-pander beträchtlich unter den Ausgangswerten, und dieser Unterschied vergrößerte sich noch nach 48 h.

Diskussion

Inhalationsanaesthetika können für geriatrische Patienten nicht als unwichtig angesehen wer-den. So wurden z.B. 1980 70% aller Allgemeinanaesthesien bei unseren Patienten über 65 Jahre mit Halothan und Enfluran durchgeführt und nur in 25% der Fälle eine intravenöse Kombinationsmethode angewandt. Neben besonderen Indikationen für Inhalationsanaesthe-tika, wie beispielsweise ambulante chirurgische Eingriffe, kurze Operationen usw., bieten die-se Anaesthetika den Vorteil, daß sie nur minimale respiratorische Nachwirkungen haben und damit eine ständige postoperative Überwachung in einem Wachraum nicht notwendigerweise erforderlich ist. Ebenfalls von Interesse ist die Entwicklung von Einleitungsanaesthetika mit nur geringfügigen Auswirkungen auf den Kreislauf; damit bietet sich nun für den geriatri-schen Risikopatienten eine größere Sicherheit während der Einleitungsphase. 1980 wurde bei mehr als 60% unserer älteren Patienten Etomidat zur Einleitung eingesetzt. Bei geriatrischen Patienten, die eine Inhalationsanaesthesie erhalten, sollte der sorgfältigen Korrektur der all-

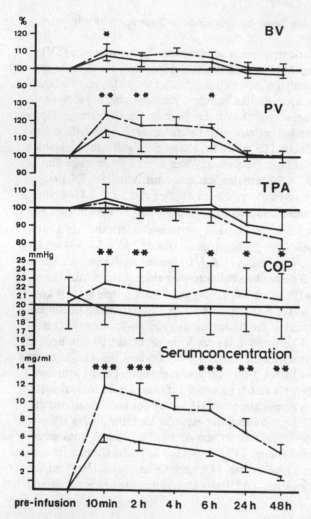

Abb. 4. Auswirkungen von 800 ml 3% Dextran-70 in Ringerlactat (——) und 800 ml 6% HES (– – – -) auf Blutvolumen (*BV*), Plasmavolumen (*PV*), Gesamtplasmaalbumin (*TPA*), kolloidosmotischen Druck (*COP*) und Serumkonzentration bei älteren Patienten. COP und Serumkonzentration sind in mmHg oder mg/ml angegeben; n = 8 für jede Gruppe; Mittelwert ± Standardabweichung (SD). * p < 0,05; ** p < 0,01; *** *** p < 0,001

gemeinen Immobilisationshypovolämie ganz besondere Aufmerksamkeit geschenkt werden. Durch die pathologisch-anatomischen Veränderungen im älteren Myokard mit seiner zunehmenden Steifheit und Verhärtung und der Abhängigkeit seines Schlagvolumens von der Füllung, sind höhere rechts- und linksventrikuläre Füllungsdrücke als bei jüngeren Erwachsenen erforderlich. Mit Helms et al. [10] stimmen wir darin überein, daß die Faktoren, die das Leistungsvermögen des Herz-Kreislauf-Systems bei älteren Menschen einschränken, häufig außerhalb des Arbeitsmyokards liegen. Daraus folgt, daß die Immobilisationshypovolämie zumindest korrigiert werden sollte, wenn keine Anzeichen für eine Herzinsuffizienz vorliegen. Möglicherweise wäre sogar eine kurzzeitig induzierte Hypervolämie indiziert. Aus Abb. 4

geht hervor, daß dies dank der modernen Plasmaexpander selbst bei kurzer Vorbereitungs-
zeit möglich ist. Wenn man in Betracht zieht, daß für Patienten mit Myokardinfarkt, bei denen die erhöhte ventrikuläre Steifheit für die Kreislaufstabilisierung ebenfalls in Rechnung
gestellt werden muß, CVP-Werte von 6—8 mmHg und PCP-Werte von 16—18 mmHg empfohlen werden, könnte man erwarten, daß die optimalen Werte für geriatrische Patienten in
einem ähnlichen Bereich liegen [3, 6]. Nachdem bei der Mehrheit dieser älteren Patienten
— im Gegensatz zu Intensivpatienten — die Proteinreserven nicht eingeschränkt sind, dürfte
bei ihnen ein ungenügender Volumeneffekt nicht zu erwarten sein [4, 5]. Der Abfall des Ge-
samtplasmaalbumins 24—48 h nach der Infusion liegt in derselben Größenordnung wie bei
jüngeren Patienten mit derselben Volumenzuführung und sollte als einer der Regulationsme-
chanismen für die Aufrechterhaltung der Normovolämie angesehen werden.

Die Überwachung des systolischen Zeitintervalls vervollständigt — unter Zubilligung gewisser Einschränkungen für die Wirksamkeit der Methode — die konventionellen Messungen
von Blutdruck und Pulsrate beim Risikopatienten. Das Problem für den Einsatz in der klinischen Praxis liegt nicht so sehr in der Datenverarbeitung, die rasch und zuverlässig vom Computer gemacht wird, sondern eher in der Registrierung der Impulse, insbesondere der richtigen Aufzeichnung der Karotispulskurve. Inzwischen wurden praktische Fortschritte gemacht,
und zwar durch Verstärkung der Pulskurve, wodurch die Lokalisierung des idealen Cut-off-
Punktes und die Regulierung der Eingangsspannung vereinfacht werden; es besteht die Möglichkeit, anstelle der Pulskurve den intraarteriellen Druck zu nehmen und ein Testprogramm
zu erstellen, was die schnelle Identifizierung von Ursachen für Artefakte erleichtert.

Die hämodynamischen Auswirkungen von Enfluran und Halothan unterscheiden sich bei
geriatrischen Patienten nur geringfügig von denen bei jüngeren Patienten, wenn der verminderte Bedarf an Narkosemittel dabei in Betracht gezogen wird und Normovolämie sichergestellt ist. Wie bei den anderen Altersgruppen, zeigen sich die Vorteile von Enfluran in seiner
geringen Biotransformationsrate und seiner ausgezeichneten Steuerbarkeit.

Die ausgeatmeten Überschüsse von Narkosegasen stellen für das chronisch exponierte
OP-Personal in der Tat ein Problem dar. Daß wir gegen eine derartige Verunreinigung der
Umgebung, in der wir arbeiten, nicht machtlos sind, wurde in einer Studie gezeigt, die von
der Abteilung Arbeitsmedizin des Bundesministeriums für Industrie, Handel und Arbeit im
Jahre 1978 an unserem Hospital durchgeführt wurde. Die Anaesthetikakonzentrationen in
den Operationssälen des alten Gebäudes unterschieden sich ganz wesentlich von den Konzentrationen in dem neu errichteten Operationstrakt mit 4- bis 6fachem Luftaustausch und wir-
kungsvoller Absaugung der Narkosegase. Die Durchschnittswerte für N_2O lagen zwischen
142 und 239 ppm im Vergleich zu 2—8 ppm und für Halothan bei 12—22 ppm gegenüber
1—3 ppm. Dies zeigt, daß es technisch möglich ist, den Patienten auch weiterhin die Vorteile
einer Inhalationsnarkose angedeihen zu lassen, ohne eine übermäßige Kontamination des Ar-
beitsplatzes hinnehmen zu müssen.

Zusammenfassung

Die Auswirkungen von Halothan, Enfluran und Neuroleptanalgesie auf den Quotienten Aus-
treibungsvorphase/Austreibungszeit (= Q) bei geriatrischen Patienten wurden zum Zweck
der Bewertung des systolischen Zeitintervalls als Ergänzung zu den konventionellen Über-
wachungsmethoden der Hämodynamik untersucht. Halothan übte den geringsten Einfluß
auf diesen nichtinvasiven Parameter der Myokardfunktion aus, aber der Unterschied war im
Vergleich zu den anderen Methoden nicht signifikant.

Bei geriatrischen Patienten können die negativen Auswirkungen von Anaesthetika durch Korrektur der häufig vorhandenen Immobilisationshypovolämie und durch Anpassung des rechts- und linksventrikulären Füllungsdrucks an die veränderte Dynamik des alternden Myokards ganz wesentlich eingeschränkt werden. Zu diesem Zweck eignen sich kolloidale Plasmaersatzlösungen wie beispielsweise verdünnte Dextran- und HES-Lösungen.

Es ist anzunehmen, daß die Inhalationsanaesthetika dank ihrer besonderen Vorteile ihre Stellung auch weiterhin halten werden: Steuerbarkeit, minimale postoperative Beeinflussung der Atmung usw. Wenn man die mit dem Alterungsprozeß im Zusammenhang stehenden pathophysiologischen Organveränderungen berücksichtigt, können die negativen Einflüsse auf das Herz-Kreislauf-System in Grenzen gehalten werden. Darüberhinaus ist durch die Entwicklung von hämodynamisch indifferenten Einleitungspharmaka die Einleitungsphase für Risikopatienten gefahrloser geworden.

Literatur

1. Ahmed SS, Levinson GE, Schwartz CJ, Ettinger PO (1972) Systolic time intervals as measures of the contractile state of the left ventricular myocardium in man. Circulation 46:559
2. Appel W, Wirmer V, Ebenezer S (1968) Beeinflussung klinisch-chemischer Untersuchungen durch Dextran. Anaesthesist 17:95
3. Crexells C, Chatterjee K, Forrester JS, Dikshit K, Swan HJC (1971) Optimal level of filling pressure in the left side of the heart in acute myocardial infarction. N Engl J Med 285:190
4. Draxler V, Wagner H, Zekert F, Sporn P, Watzek C, Steinbereithner K (1975) Studies on a modified dextran-Ringer's-lactate mixture in intensive care patients. Eur J Intens Care Med 1:43
5. Draxler V, Sporn P, Steinbereithner K, Wagner M, Walzer R (1979) Einfluss einer 3,6%igen Dextran-Ringer-Azetatlösung auf mässig hypovolämische Intensivpatienten. Infusionstherapie 6:162
6. Forrester JS, Diamond G, McHugh TJ, Swan HJC (1971) Filling pressures in the right and left sides of the heart in acute myocardial infarction. N Engl J Med 285:190
7. Garrard CL, Weissler AM, Dodge HT (1970) The relationship of alterations in systolic time intervals to ejection fraction in patients with cardiac disease. Circulation 42:455
8. Granath A, Jonsson B, Strandell T (1961) Studies on the central circulation at rest and during exercise in the supine and sitting body position in old men. Acta Med Scand 169:125
9. Haldemann G, Wüst HP, Hossli G, Schaer H (1976) Die Auswirkungen einer Volumenrestitution mit Dextran-Ringerlaktat auf den kreislaufdepressorischen Effekt von Ethrane bei geriatrischen Patienten. Anaesthesist 25:522
10. Helms U, Weihrauch H, Jacobitz K (1978) Auswirkungen der raschen Volumensubstitution auf hämodynamische Parameter bei geriatrischen Patienten. Anaesthesist 27:298
11. List WF (1978) Monitoring of myocardial function with systolic time intervals. Acta Anaesthesiol Belg 29:271
12. Lundsgaard-Hansen P (1979) Component therapy of surgical haemorrhage: red cell concentrates, colloids and crystalloids. Symposium über Chirurgische Haemotherapie, Bern, 28.–30. Aug 1979
13. Lutz H, Klose R, Peter K (1976) Die Problematik der praeoperativen Risikoeinstufung. Anaesth Info 7:342
14. Marsoner HJ, Savora G, Moser W, List WF (1980) An instrument for the on-line determination of systolic time intervals. In: List WF, Gravenstein JS, Spodick DH (eds) Systolic time intervals. Vol 110. Springer, Berlin Heidelberg New York
15. Reitan JA, Smith NT, Kadis LB (1969) The correlations between cardiac pre-ejection period and ascending blood flow acceleration (Abstr) ASA meeting, San Francisco, 1969, Abstract No. 13
16. Riedwyl H (1978) Angewandte mathematische Statistik in Wissenschaft, Administration und Technik. Haupt, Bern Stuttgart
17. Roe JH (1954) The determination of dextran in blood and urine with anthrone reagent. J Biol Chem 208:889

18. Siewert R (1968) Messmethoden und klinische Bedeutung des Blutvolumens. Méd Lab (Stuttg) 21:1
19. Weil MH, Henning RJ, Morisette M, Michaelis S (1978) Relationship between colloid osmotic pressure and pulmonary artery wedge pressure in patients with acute cardiorespiratory failure. Am J Med 64:643
20. Weissler AM, Harris WS, Schoenfeld CD (1969) Bedside technics for the evaluation of ventricular function in man. Am J Cardiol 23:577

„Balanced Anaesthesia" als Alternative

O. Norlander

Zwar sind heute die meisten Anaesthesieverfahren durch eine Art Balance der verschiedenen Wirkstoffe gekennzeichnet, dennoch möchte ich in diesem Beitrag einige persönliche Ansichten über die derzeitigen Anaesthesiemethoden äußern, wie die Verbindung von intravenösen Anaesthetika und N_2O oder andere Kombinationen, beispielsweise den Einsatz von Leitungsblockade und Inhalationsanaesthetika.

Der unwägbarste Teil in der Diskussion über die Vor- und Nachteile der verschiedenen Anaesthesiemethoden ist selbstverständlich die Tatsache, daß wir in Wirklichkeit nur wenig über die möglichen Schäden wissen, die beispielsweise durch Veränderungen der endokrinen Stoffwechselreaktionen oder durch bestimmte Veränderungen der sympathischen Stimulation hervorgerufen werden. Logischerweise geht man davon aus, daß abnorme, durch Anaesthesie und Chirurgie ausgelöste Veränderungen möglicherweise Risiken in sich bergen; aber in den meisten Situationen fehlt es an positiven Beweisen. Wie sieht nun die relative Bedeutung der Anaesthesie in bezug zum chirurgischen Eingriff aus? Es gibt bestimmte Risikopatienten, bei denen zu Recht mit ziemlich gefährlichen Nebenwirkungen — z.B. einer sympathischen Stimulation — während der Anaesthesie und des chirurgischen Eingriffs sowie durch Streßreaktionen gerechnet werden muß.

Definitionen

Der Begriff „balanced anaesthesia" wurde 1926 von Lundy eingeführt [8]. „Balanced anaesthesia" war eine Methode zur Erreichung von Schmerzunempfindlichkeit und zur Schaffung von angemessenen Bedingungen für den chirurgischen Eingriff. Sie war eine Kombination aus ausreichender Prämedikation und Lokalanaesthesie, Leitungsblockade und Wirkstoffen zur Erreichung einer zusätzlichen Analgesie und Sedierung. Ziel dieser Methode war es — und die spätere Erfahrung bestätigte dies —, eine größere Sicherheit für den Patienten während des Eingriffs und postoperativ zu erreichen. Dieses Vorgehen unterschied sich von anderen Methoden, bei denen nur ein Anaesthetikum wie beispielsweise Äther oder Chloroform zum Einsatz kam. Obwohl es Lundy war, durch den diese Methode vielen Anaesthesiologen bekannt und vertraut wurde, war sie bereits in den Jahren 1900—1911 von dem berühmten Chirurgen George Crile vertreten worden. Criles Definition dieser Anaesthesie war die sog. „anoci-association" [1]. Sie basierte auf einer Reihe von klinischen Beobachtungen bei Patienten, die keine — wie er es nannte — toxischen Konzentrationen der gebräuchlichen Inhalationsanaesthetika Äther oder Chloroform erhalten hatten. Crile stellte fest, daß unangenehme akustische, olfaktorische und optische Wahrnehmungen durch niedrige Konzentrationen von Inhalationsanaesthetika zwar ausgeschaltet werden konnten, nicht aber die durch den chirurgischen Eingriff verursachte Schmerzempfindung. Um diese Schmerzunempfindlichkeit zu erreichen, bediente er sich der Lokalanaesthesie und der Leitungsblockade. Crile empfahl deshalb zur Erreichung der „anoci-association" und zur Unterbindung aller efferenten Reflexe zum Gehirn den Einsatz einer Wirkstoffkombination. Die Arbeitsweisen und Techniken von Crile und Lundy wurden später allgemein akzeptiert. Mit der Entwicklung neuer Anaesthetika und Wirkstoffe konnte die Methode durch eine Reihe wirksamer Pharmaka wie Cyklopropan, Thiopental usw. weiterentwickelt werden.

Die Bezeichnung „balanced anaesthesia" ist heute allgemein unter dem Begriff Kombinationsanaesthesie bekannt [7]. Im Grunde genommen ist es aber dieselbe, von Crile und Lundy befürwortete Methode, bei der modernere Wirkstoffe und insbesondere Muskelrelaxanzien eingesetzt werden.

Neuroleptanalgesie und Neuroleptanaesthesie

Neuroleptanalgesie und Neuroleptanaesthesie wurden als neue Begriffe und Methoden im Jahre 1959 von de Castro und Mundeler eingeführt [2].

Die ursprüngliche Methode der Neuroleptanalgesie wurde durch die Technik der Neuroleptanaesthesie ersetzt, eine durch N_2O ergänzte Kombination aus Hypnotika, Analgetika und Relaxanzien ist. Häufig spricht man von der Neuroleptmethode als einer neuen Methode; genaugenommen ist sie aber eine Weiterentwicklung der von Laborit und Huguenard entwickelten Technik [6]. Der neuroleptische Effekt wird von einer Reihe potenter Wirkstoffe erzielt; am bekanntesten ist wohl Droperidol, dem eine entspannende und beruhigende Wirkung auf den Patienten zugeschrieben wird. Außerdem wirkt es in gewisser Weise blockierend auf Alpharezeptoren und gilt als starkes antiemetisches Pharmakon. Dennoch gibt es eine ganze Reihe von Patienten, die trotz eines äußerlich ruhigen Verhaltens dem beobachtenden Arzt gegenüber mehr oder minder stark an Unruhe, Furcht und unangenehmen Erregungszuständen leiden. Das Medikament ist deshalb nicht so harmlos wie normalerweise behauptet wird. In der klinischen Praxis gibt es zahlreiche Variationen der Neuroleptanaesthesie, und es ist nicht immer ganz eindeutig, was mit der Bezeichnung Neuroleptanaesthesie und -analgesie exakt gemeint ist. Ein Problem bei der Methode ist der ziemlich große Schwankungsbereich zwischen der Dosisreaktion des am weitesten verbreiteten Analgetikums Fentanyl einerseits und der neuroleptischen Komponente andererseits. Dies hat zu Methoden geführt, bei denen während der Operation — aufgrund ungenügender neuroleptischer und hypnotischer Effekte während des Eingriffs — wiederholt Fentanyl appliziert wurde, ohne daß man eine genaue Kenntnis über die Schmerzschwelle oder — wie in bestimmten Situationen — über die Bewußtseinsschwelle besaß. Aus verschiedenen Untersuchungen geht außerdem hervor, daß die sympathische Stimulation während einer Neuroleptanaesthesie gewöhnlich anhält, selbst wenn die Fentanyldosis ausreicht, um den Schmerz als solchen auszuschalten. Im Lichte neuer Informationen wissen wir, daß Fentanyl sehr hoch dosiert werden muß, um vegetative Reaktionen zu vermeiden. Für eine streßfreie Reaktion während einer Fentanylanaesthesie werden hohe Dosierungen benötigt — jüngste Berichte sprechen von 50 μg/kg KG [4]. Stanley [11] fand heraus, daß bei Patienten mit Koronarerkrankung eine Reaktionslosigkeit bei 25 μg/kg KG erreicht wurde und bei Patienten mit septischem Schock bei 13 μg/kg KG [12]. Derartige Dosen liegen über den bei einer Allgemeinanaesthesie applizierten Gaben und machen normalerweise eine längere postoperative Beatmung oder

den Einsatz von Naloxon erforderlich, das von sich aus schon das Risiko einer sympathischen
Stimulation mit einem Anstieg des Stoffwechsels und von Nebenwirkungen auf den Kreislauf
in sich birgt.

Es ist offenkundig, daß unsere Methoden zur Sicherstellung einer gefahrlosen Anaesthesie noch der Verbesserung bedürfen und daß die Neuroleptanaesthesie keine allgemeingültige
Lösung für ein anaesthesiologisches Problem ist. Dies hat zu einer erneuten Überprüfung des
derzeitigen weit verbreiteten Einsatzes von Neuroleptmethoden geführt, und wir kommen
deshalb mehr und mehr auf die alten Methoden der „balanced anaesthesia" von Crile und
Lundy zurück. Das heißt also, wir versuchen, die Vorteile der stark wirksamen Analgetika
wie beispielsweise Fentanyl miteinander zu kombinieren und sie mit geringen Mengen von
Inhalationsanaesthetika in N_2O/Sauerstoff zu ergänzen. Bei manchen Patienten führen wir
eine zusätzliche Leitungsblockade, insbesondere eine Epiduralblockade, durch, die bis zu
relativ hohen Abschnitten reicht.

Grund und Zweck einer Kombination von Narkotika mit Inhalationsanaesthesie

Der Vorteil von intravenös applizierten Pharmaka besteht u.a. in der raschen Wirkung und
unkomplizierten Applikation. Sie sind deshalb zur Einleitung ausgezeichnet geeignet. Eine
Kombination von intravenös verabreichten Barbituraten mit einer angemessenen Initialdosis
eines Analgetikums wie Fentanyl sowie orales Besprühen der Stimmbänder und — falls notwendig — eine geringe Dosis Enfluran in Sauerstoff macht die Intubation bei den meisten Patienten zu einem nichtstimulatorischen Vorgang ohne extreme Nebenwirkungen aufgrund
sympathischer Stimulation (Tachykardie, erhöhter Blutdruck). Die Anaesthesie wird dann
mit Enfluran und N_2O in MAC-Konzentrationen fortgeführt und — wo nötig — mit Muskelrelaxanzien ergänzt. Auf diese Weise wird die Anaesthesietiefe durch das Inhalationsanaesthetikum in niedriger Fraktionierung (3/4—1 MAC) gesteuert.

Ernsthafte Nebenwirkungen werden nur selten beobachtet und nach Beendigung der
Narkose werden keine Analgetikaantidote zur Stimulation der Atmung benötigt. Darüberhinaus ist diese Methode unabhängig von der Zeitdauer des chirurgischen Eingriffs, da die Zu-
führung des Inhalationsanaesthetikums jederzeit gestoppt werden kann. Wir haben festgestellt, daß diese Methode insbesondere für stark gefährdete Risikopatienten geeignet ist, bei
denen eine mögliche geringfügige Herabsetzung der myokardialen Kontraktilität durch Enfluran nicht kritisch ist. Im Falle von Patienten mit Hypertonie und/oder ischämischer Herzerkrankung halten wir diese Methode für besser als den Einsatz hochdosierter Narkotika.
Durch das Fehlen einer sympathischen Stimulation wird das Verhältnis zwischen myokardialem Sauerstoffbedarf und -angebot verbessert. Neuere Untersuchungen aus unserer Abteilung
haben eindeutig gezeigt, daß bei einer Anaesthesie mit Enfluran und N_2O in Sauerstoff die
Plasmakonzentrationen von Adrenalin und Noradrenalin im Vergleich zur „klassischen" Neuroleptmethode signifikant niedriger sind (Järnberg, persönliche Mitteilung).

Epiduralblockade in Kombination mit Allgemeinanaesthesie

Obwohl eine Inhalationsanaesthesie mit Enfluran oder Halothan mit einem geringeren Sym-
pathikotonus verbunden ist als eine Neuroleptanalgesie, ist eine streßfreie Reaktion nicht
vollkommen zu erreichen. Deshalb ist eine Epiduralblockade von Th_4 bis S_5 notwendig [3].

Die tiefer gelegene Blockade von Th_6 bis S_5 verhindert teilweise die Streßreaktionen. Dies wurde vor kurzem von Reiz (1980, persönliche Mitteilung) bei Patienten mit Cholezystektomie bestätigt. Eine hoch angelegte Epiduralblockade an Hunden zeigte bei verminderter Koronardurchblutung und nach einem Infarkt eine bessere Verteilung des koronaren Blutstroms zum Endokard [5, 9]. Dieser Effekt geht wahrscheinlich nicht auf einen von der Epiduralblockade ausgehenden systemischen Effekt zurück, sondern auf Veränderungen des sympathischen Tonus der Koronargefäße [10]. Damit lassen sich die klassischen guten Resultate einer hoch angelegten Epiduralblockade mit Allgemeinanaesthesie bei Patienten mit größeren vaskulären Eingriffen teilweise durch einen unmittelbaren myokardialen Effekt erklären sowie durch eine allgemeine hämodynamische Beeinflussung aufgrund einer Verminderung der Nachlast, eines herabgesetzten Sauerstoffbedarfs und der Abnahme des Wanddrucks – alles Faktoren, die zu einem besseren Ausgleich zwischen Sauerstoffbedarf und Sauerstoffangebot im Myokard führen. Die Herabsetzung des mittleren arteriellen (und des diastolischen) Drucks und die dadurch bedingte Beeinflussung der Koronarduchblutung werden durch einen besseren diastolischen koronaren Blutstrom und eine geringere Anfälligkeit für subendokardiale Ischämie aufgrund einer Linksverschiebung der koronaren Perfusionsflußkurve mit gleichzeitiger höherer Koronarreserve wohl kompensiert [14]. Die Epiduralmethode erlaubt den postoperativen Einsatz von Morphium – also eine epidurale Schmerzkontrolle – ein wichtiger Aspekt bei der Versorgung des Patienten.

Zusammenfassend läßt sich sagen, daß es im Lichte neuer Informationen über Streß und Stoffwechsel im Zusammenhang mit anaesthesiologischen Methoden an der Zeit ist, unsere weit verbreiteten Standardverfahren mit Analgetika und neuroleptisch wirksamen Pharmaka einer erneuten Überprüfung zu unterziehen. Des weiteren erscheint es durch die neuesten Konzepte bezüglich Regulation der Koronardurchblutung bei ischämischer Herzerkrankung während der Anaesthesie nur logisch, wenn wir uns Kombinationen von Inhalationsanaesthetika mit hoch angelegter Epiduralblockade zuwenden.

Literatur

1. Crile GW, Lower WE (1921) Surgical shock and the shockless operation through anoci-association. Saunders, Philadelphia
2. De Castro J, Mundeleer P (1959) Anaesthesia sans sommeil, 'La neuroleptanalgesia'. Acta Chir Belg 58:69
3. Engqvist A, Brand MR, Fernandez A, Kehlet H (1977) The blocking effects of epidural analgesia on the adrenocortical and hyperglycemic responses to surgery. Acta Anaesth Scand 21:330
4. Kehlet H, Brand MR, Prauge-Hansen A, Alberti K (1979) Effect of epidural analgesia in metabolic profiles during surgery. Br J Surg 66:543
5. Klassen GA, Braunwell RS, Bromage P, Zborowska-Shnis DT (1980) Effects of acute sympathectomy by epidural anaesthesia in the canine coronary circulation. Anaesthesiology 52:8
6. Laborit H, Huguenard P (1954) Pratique de l'hibernotherapie en chirurgie et en medecine. Paris Masson
7. Little DM, Stephen CR (1954) Modern balanced anaesthesia. A concept. Anaesthesiology 15:246
8. Lundy JS (1942) Clinical anaesthesia. Saunders, Philadelphia
9. Ottesen S, Renck H, Jynge P (1979) Cardiovascular effects of epidural analgesia. Acta Anaesth Scand 23: [Suppl] 69
10. Reiz S (1980) Haemodynamic and cardiometabolic effects of thoracic epidural block. Anaesthesia and betablockade. Lindgren & Söner, Gothenburg
11. Stanley T, Berman L, Green O, Robertson D, Roizen M (1979) Fentanyloxygen anaesthesia for coronary artery surgery: Plasma catecholamine and cortisol responses. Anaesthesiology 5:139

12. Stanley T, Reddy E (1979) Fentanyl-oxygen anesthesia in septic shock. Anesthesiology 51:100
13. Traynor C, Hall GM (1981) Endocrine and metabolic changes during surgery: anaesthetic implications. Br J Anaesth 53:153
14. Verrier ED, Edelist G, Consigny PM, Robinson S, Hoffman JIE (1980) Greater coronary vascular reserve in dog anaesthetized with halothane. Anaesthesiology 53:445

Sachverzeichnis

Anaesthesiologie und Intensivmedizin

Anaesthesiology and Intensive Care Medicine

vormals „Anaesthesiologie und Wiederbelebung"
begründet von R.Frey, F.Kern und O.Mayrhofer

Herausgeber: H.Bergmann (Schriftleiter)
J.B.Brückner, M.Gemperle, W.F.Henschel,
O.Mayrhofer, K.Peter

Springer-Verlag Berlin Heidelberg New York

Anaesthesiologie und Intensivmedizin

Anaesthesiology and Intensive Care Medicine

vormals „Anaesthesiologie und Wiederbelebung"
begründet von R. Frey, F. Kern und O. Mayrhofer

Herausgeber: H. Bergmann (Schriftleiter),
J. B. Brückner, M. Gemperle, W. F. Henschel,
O. Mayrhofer, K. Peter

Band 141

Experimentelle Anaesthesie – Monitoring – Immunologie

Band 3
ZAK Innsbruck 1979: Freie Themen: Experimentelle und klinisch-experimentelle Anaesthesie, Technik und Monitoring, Anaesthesie und EEG. Panel I: Immunologische Aspekte.
Freie Themen: Immunologie
Herausgeber: B. Haid, G. Mitterschiffthaler
1981. 183 Abbildungen, 32 Tabellen.
XIII, 252 Seiten (7 Seiten in Englisch).
DM 98,-. ISBN 3-540-10944-7

Band 142

Herz Kreislauf Atmung

Band 4
ZAK Innsbruck 1979: Freie Themen: Kontrollierte Blutdrucksenkung, Anaesthesie bei Cardiochirurgie, Haemodynamik, Atmung
Herausgeber: B. Haid, G. Mitterschiffthaler
1981. 263 Abbildungen, 51 Tabellen. XIV, 335
Seiten. DM 128,-. ISBN 3-540-10945-5

Band 143

Intensivmedizin – Notfallmedizin

Band 5
ZAK Innsbruck 1979: Hauptthema II:
Anaesthesie und Notfallmedizin. Hauptthema III: Grenzen der Intensivmedizin. Freie
Themen: Intensivmedizin, Parenterale Ernährung und Volumenersatz, Säure-Basen-Haushalt
Herausgeber: B. Haid, G. Mitterschiffthaler
1981. 269 Abbildungen, 95 Tabellen. XV, 373
Seiten (13 Seiten in Englisch). DM 148,-.
ISBN 3-540-10946-3

Band 144

Spinal Opiate Analgesia

Experimental and Clinical Studies
Editors: T. L. Yaksh, H. Müller
1982. 55 figures, 54 tables.
ISBN 3-540-11036-4

Band 145
J. D. Beyer, K. Messmer

Organdurchblutung und Sauerstoffversorgung bei PEEP

Tierexperimentelle Untersuchungen zur regionalen Organdurchblutung und lokalen Sauerstoffversorgung bei Beatmung mit positiv-endexspiratorischem Druck
1982. 17 Abbildungen, 18 Tabellen. X, 84 Seiten.
DM 54,-. ISBN 3-540-11220-0

Band 146
H. Harke

Massivtransfusionen

Hämostase und Schocklunge
1982. 78 Abbildungen, 50 Tabellen.
XIV, 196 Seiten. DM 65,-. ISBN 3-540-11467-X

Band 148

Regionalanaesthesie

Zentraleuropäischer Anaesthesiekongreß 1981
Berlin „ZAK 81"
Herausgeber: J. B. Brückner
1982. Etwa 123 Abbildungen, etwa 45 Tabellen.
Etwa 390 Seiten. DM 83,-. ISBN 3-540-11744-X

In Vorbereitung
Band 147
L. Tonczar

Kardiopulmonale Wiederbelebung

1982. ISBN 3-540-11760-1

Springer-Verlag Berlin Heidelberg New York

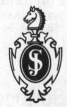